新生物学丛书

药物基因组学理论与应用

主　编　卢兹凡　李　萌
副主编　郭晏海　雷小英

科学出版社

北　京

内 容 简 介

近年，随着"精准医学"的提出，药物基因组学发展加速，相关知识内容需求旺盛。本书的篇章安排和编写内容广泛性、难易程度，主要以药学、生物学和医学本科生的接受程度作为依据。整体篇章安排中，全书分为药物基因组学的理论和药物基因组学与临床应用两篇共12章。第一篇，在讲解基因组学相关内容的基础上，全面阐述了药物基因组学的核心理论；第二篇是药物基因组学在临床主要疾病的应用，主要疾病包括心血管疾病、肿瘤、自身免疫性疾病、糖尿病、中枢系统疾病，每章内容包括药物基因组学在疾病病因和疾病治疗两个方面的应用；文末附录有PDA批准的药物基因组学临床应用目录和我国试用指南。全书内容丰富，具有较高的参考价值。

本书可作为药学、生物学和医学领域相关专业教师、学生，以及临床相关医护人员的参考书。

图书在版编目（CIP）数据

药物基因组学理论与应用/卢兹凡，李萌主编. —北京：科学出版社，2018.5

（新生物学丛书）

ISBN 978-7-03-057268-4

Ⅰ.①药… Ⅱ.①卢… ②李… Ⅲ.①药物–应用–基因组–基因疗法 Ⅳ.①R394.6

中国版本图书馆 CIP 数据核字(2018)第 083812 号

责任编辑：罗 静 岳漫宇 田明霞 / 责任校对：王晓茜
责任印制：张 伟 / 封面设计：刘新新

科学出版社 出版

北京东黄城根北街 16 号
邮政编码：100717
http://www.sciencep.com

北京凌奇印刷有限责任公司印刷
科学出版社发行 各地新华书店经销

*

2018 年 5 月第 一 版 开本：B5 (720×1000)
2025 年 1 月第三次印刷 印张：16 3/4
字数：338 000

定价：118.00 元

（如有印装质量问题，我社负责调换）

丛 书 序

当前，一场新的生物学革命正在展开。为此，美国国家科学院研究理事会于2009 年发布了一份战略研究报告，提出一个"新生物学"（New Biology）时代即将来临。这个"新生物学"，一方面是生物学内部各种分支学科的重组与融合，另一方面是化学、物理、信息科学、材料科学等众多非生命学科与生物学的紧密交叉与整合。

在这样一个全球生命科学发展变革的时代，我国的生命科学研究也正在高速发展，并进入了一个充满机遇和挑战的黄金期。在这个时期，将会产生许多具有影响力、推动力的科研成果。因此，有必要通过系统性集成和出版相关主题的国内外优秀图书，为后人留下一笔宝贵的"新生物学"时代精神财富。

科学出版社联合国内一批有志于推进生命科学发展的专家与学者，联合打造了一个 21 世纪中国生命科学的传播平台——《新生物学丛书》。希望通过这套丛书的出版，记录生命科学的进步，传递对生物技术发展的梦想。

《新生物学丛书》下设三个子系列：科学风向标，着重收集科学发展战略和态势分析报告，为科学管理者和科研人员展示科学的最新动向；科学百家园，重点收录国内外专家与学者的科研专著，为专业工作者提供新思想和新方法；科学新视窗，主要发表高级科普著作，为不同领域的研究人员和科学爱好者普及生命科学的前沿知识。

如果说科学出版社是一个"支点"，这套丛书就像一根"杠杆"，那么读者就能够借助这根"杠杆"成为撬动"地球"的人。编委会相信，不同类型的读者都能够从这套丛书中得到新的知识信息，获得思考与启迪。

《新生物学丛书》专家委员会

主 任：蒲慕明

副主任：吴家睿

2012 年 3 月

前　言

　　药物基因组学是后基因组计划中的重要组成内容，在医学和药学的转化与应用方面前景很大。虽然该领域的论著书籍国内外已有若干，但是它们的目标读者群是本领域的专业工作者，内容中有很多是直接引自科技论文的原始研究数据，没有对美国食品药品监督管理局（Food and Drug Administration，FDA）已经批准的项目及其相关背景知识进行一定的阐述，因此对于不十分熟悉功能基因组学的学生或者药学与临床医学工作者来说，有些难度。

　　2015 年 1 月美国总统奥巴马提出"精准医学"的概念，掀起了药物基因组学领域的热潮。我国国家卫生和计划生育委员会也出台了多项用于临床药物基因组学检测的试行方案，包括肿瘤靶向药物以及心血管等其他系统用药相关的基因检测方案和要求，说明药物基因组学技术已经逐渐在临床个体化用药中发挥作用。

　　作为从事药物基因组学的专业工作者，我们希望能够从认知规律出发，深入浅出地讲解该交叉学科相关的理论知识。本书分为总论和各论两大部分，其中，总论部分强调与药物基因组学更加相关的遗传学概念，避免过多遗传学基础理论的罗列；在遗传药理学相关的内容中，结合国家食品药品监督管理总局（China Food and Drug Administration，CFDA）的药物检测相关的要求进行全面梳理，增加本书的实用性和可读性；在各论章节中，注重从疾病致病机制，特别是遗传易感基因，到风险预测，以及药物作用靶点和药物作用效果相结合的角度，认识药物相关的基因多态性如何参与影响药物作用的疗效及毒性作用。最后将 CFDA 和美国 FDA 的药物检测相关内容作为附录，供读者参考。总之希望本书内容能够在具有易理解性与启发性的同时，兼具科学性与实用性。

　　期待获得读者的反馈与建议，我们将不断补充优化本书，用心打造一本受读者欢迎、内容不雷同的好读物。

卢兹凡

2017 年 10 月

空军军医大学（第四军医大学）

药学系药物基因组学教研室

目　录

第一篇　总论——药物基因组学基础理论与技术

第二篇　各论——疾病药物基因组学及应用

第一篇　总论——药物基因组学基础理论与技术

第一章 概　　论

药物基因组学（pharmacogenomics）是一门新型交叉学科，是后基因组计划中发展速度最快的一门学科。该门学科包含的具体内容也随着生命科学的发展不断地扩充与更新。简言之，其总发展目标是：让医学与药学相关的临床实践更加准确，特别是临床用药治疗方面，根据个体遗传背景与疾病突变的差异，选择正确的药物与治疗剂量，最终达到治疗效果好、毒性作用低的目标。近年随着新一代基因测序技术的发展与应用，药物基因组学的研究内容不断扩充，复杂性疾病的遗传易感位点也不断得到揭示，医学新模式越来越受到人们重视。

第一节　药物基因组学的概念与研究内容

药物基因组学是遗传药理学（pharmacogenetics）及功能基因组学（functional genomics）在药学临床实践与药物研究中的具体应用。在 21 世纪人类全基因组测序完成后，通过对个体基因多态性的检测，认识不同人种及相同人种的不同个体在药物识别靶点及药物吸收、代谢、毒性反应等方面的差别，从而实现个体化与合理化用药指导，增加给药准确性，同时避免药物毒性反应，提高临床用药的效能；此外，随着功能基因组学的不断发展，借助全基因组序列测序结果与分析、比较，揭示了更多有价值的基因序列的多态性与疾病易感性之间的关联，可实现对多病因复杂疾病的遗传易感性预测，加快实现基因组学最新研究成果服务于人类健康的目标。

除了上述药物基因组学研究内容外，在药物研发中，结合特定疾病发现的重要突变驱动基因与蛋白质，从药物作用的靶点出发，进行新药研究与设计，可缩短药物研发时间；另外，在具体药物临床试验中，根据患者反应状况，将人群进行分类，可提高药物研发成功率。药物基因组学在一定程度上将影响甚至颠覆传统药物研发的模式。

概括来说，该门学科主要回答了以下几个方面的问题：①为什么不同人群对同一种药物的反应有差异；②这种差异能否在基因组水平上被科学预测，用来指导临床正确和安全用药；③这些新的基因组多态性的信息是否可以作为创新药物发现的依据，降低研发风险；④通过检测个体基因多态性，能否实现对多种疾病风险的预测及预防。

第二节 药物基因组学的发展历程

药物基因组学的诞生源于遗传药理学和基因组学的发展。其发展历程可人为分成两个主要阶段,第一阶段是利用经典正向遗传学手段从表型分析出发,发现个体对药物吸收、代谢、分布的过程均受到某个遗传相关的特定基因序列的影响,称为遗传药理学部分;第二阶段是随着现代生物学技术的发展,通过基因到表型的反向遗传学方法,发现了更多影响上述药物代谢相关的遗传基因,阐明了这些基因编码蛋白质的功能,它们分别编码相关的代谢酶、转运体、受体蛋白等。当人类基因组计划完成后,发现了更多反映个体遗传多态性的标志序列,它们在一定程度上影响了个体对药物应答的效果或毒性作用的差异,用于个体化用药指导。最具代表性的是抗肿瘤的靶向药物的应用,药物发挥作用是通过阻断特定肿瘤驱动突变的癌基因,因此针对靶基因的突变检测成为临床用药前的必需指标。

下面大致介绍两个主要发展阶段的内容。

遗传药理学是在遗传学表型的偶然发现中,认识到特定基因的突变或缺失产生药物代谢功能的异常。早在 1909 年英国牛津大学医学教授 Archibald E. Garrod(1858—1936),首次发现代谢障碍与基因(突变)之间存在着确定关系,这些患者具有家族性遗传倾向,利用遗传学研究手段发现,由于编码尿黑酸氧化酶的基因突变或缺失,尿黑酸不能被氧化分解而从尿液直接排出,尿液变成黑色,称为"黑尿病"。自此他研究了多种基因与酶之间的关系。他认为每一种药物都是一种外来毒性物质,当服用量够大时,均会造成毒性伤害;而且一种对大多数人都是安全剂量的药物,可能对少数个体是毒药。1931 年,Archibald 进一步提出个体对药物反应的差异是遗传基因结构差异所致,从而奠定了遗传变异是发生药物不良反应(adverse response,ADR)的基础这一概念。

20 世纪 50 年代,几项意外临床事故与研究(转化医学雏形:临床发现问题,回到基础研究解决,最后解决或明确问题)促进了遗传药理学的诞生:1952 年,Evans 等发现丁酰胆碱酯酶(butyrylcholinesterase)缺乏个体,使用氯琥珀酰胆碱后易发生呼吸暂停;1956 年,Carson 等发现葡萄糖-6-磷酸脱氢酶(glucose-6-phosphate dehydrogenase,G6PD)缺乏个体,使用抗疟疾药伯氨喹后易发生溶血性贫血;1960 年,Evans 等观察到,N-乙酰基转移酶(N-acetyl transferase,NAT)缺乏个体,使用异烟肼后易发生外周神经炎,异烟肼的代谢由于遗传差异可分为快、慢乙酰化代谢型。20 世纪 80 年代后,随着分子生物学的发展,N-乙酰基转移酶、丁酰胆碱酯酶、G6PD 等的基因在体外得到了克隆和表达;进一步发现一些药物代谢酶的遗传缺失(如细胞色素 P450:CYP2D6、CYP2C9、CYP2C19 等)可导致患者对药物呈现不同的代谢方式,从而影响药物代谢快慢、毒性作用,甚至药效。从此，研究人群遗传变异对药物的不同反应成为了遗传药理学的基本内容。20 世纪 90 年代以后，人类基因组计划（Human Genome Project，HGP）的实施和完成从根本上改变了遗传药理学的研究方式，带动遗传药理学进入了一个快速发展时期。

在第二阶段，借助人类基因组计划的成果，药物基因组学进入了一个新的时代。

人类基因组计划是人类生命科学史上最伟大的工程之一，是人类第一次系统、全面地解读和研究人类遗传物质 DNA 的全球性合作计划，被誉为生命科学领域的"阿波罗计划"。当全部人类基因组序列被破译后，发现编码序列只占整个染色体序列的 1.5%；95%以上的序列为非编码序列。在非编码序列中，一部分是基因的内含子和调控序列，另一部分是重复序列。重复序列 DNA，根据其重复频率和次数，分为高重复序列 DNA（highly repetitive DNA）（重复次数＞10^5）和中等重复序列 DNA（重复次数 $10\sim10^5$）；决定人类个体差异的物质基础就是基因组 DNA 的差异。任意两个人之间的 DNA 核苷酸差异仅占基因组的 0.3%。按照人类基因组共有 30 亿个碱基对计算，将有 300 万个核苷酸位点的不同。它决定了个体遗传的差异性，包括高低、胖瘦、肤色等。更重要的是，不同个体对疾病发生的易感性不同。单核苷酸多态性（single nucleotide polymorphism，SNP）作为新一代的遗传标记，用于研究 SNP 基因型与药物反应关系，已经是药物基因组学的主要研究内容。

人类基因组计划的目的是通过解读人类基因，认识生命奥秘与疾病发生的机制，从而把基因组的研究成果更好地应用到人类医疗和健康服务领域中。然而生命的复杂性让人类深刻认识到，基因序列的解读只是认识生命的第一步，功能基因组学的研究内容还很多，挑战还很大。药物基因组学属于功能基因组学的方向之一，这些功能基因组计划主要包括"国际人类基因组单体型图计划""环境基因组计划""肿瘤基因组计划"等。药物基因组学是离为人类健康服务目标最近的领域，也正因为如此，这门学科的研究才更受到商业资本的垂青，也进一步加速了这门学科的发展。

药物基因组学的理论和技术，可以直接应用于个体进行药物代谢、动力学相关的基因型预测，指导合理化用药，降低毒性作用；此外，也可用于靶向药物用药前药物靶点的检测并进行药效预测与评估，提供有效治疗方案。药物基因组学的产生从根本上改变了传统药物研发的模式，直接从药物靶标发现出发，认识疾病发生的重要突变[驱动突变（driver mutation）]基因，开发阻断或激活这些重要靶标的个性化药物，使药物研发的风险和时间大大降低。其在药物研发中最成功的应用案例，就是抗肿瘤的靶向药物的设计与开发。这一学科催生了许多新的制药公司，并带动了其发展，包括一系列从疾病的基因诊断到靶点筛选，以及药物相关的诊断试剂研发的公司。

第三节　药物基因组学与精准医学新时代

药物基因组学作为基因组学、遗传学与药学、临床医学的交叉学科，同时是一门工具学科，在某种程度上又是商业化运作的前沿学科，体现了现代生物学技术与商业价值之间的结合，体现了现代社会科技创新的新模式。

不得不承认，人类对科技成果的转化效率并不十分满意，包括美国在内的现代科技的引领国家发现并意识到，无论是在全基因组测序的研究领域还是在其他基础研究领域，与大规模资金的投入相比，可以直接运用到为人类健康服务的产品并不多。肿瘤研究是科技资金投入最大的领域，虽然有了一定的进步，但总体研究水平和认知能力远不足以解决这类危害人类健康疾病的治疗与诊断所面临的诸多难题。世界范围内的投资者、管理者及科技从业者，都在重新思考科技创新的出路和发展方向。虽然自由探索生命未知的基础研究方向仍然十分必要，但是以服务于人类健康并解决人类健康问题为出发点和目标，需要不同领域科学家更多地共同努力。因此近年来美国政府在科技资源分配方面做了较大的调整，在一定程度上减少了基础研究的科研经费，一方面鼓励各领域更前沿的科技创新；另一方面在转化与应用领域，采用联合多领域、协同攻关的大科学研究模式，最具代表性的就是如下计划。

2015年1月30日奥巴马正式宣布了2016年准备投资215亿美元的健康计划，称为"精准医学计划"（Precision Medicine Initiative）（图1-1）。其目标是联合多个学科，通过认识基因、环境和生活方式等多个方面，在临床实践中，实现对疾病的个体化预防和治疗。新的医疗方式将结合个体差异因素，包括基因、环境与

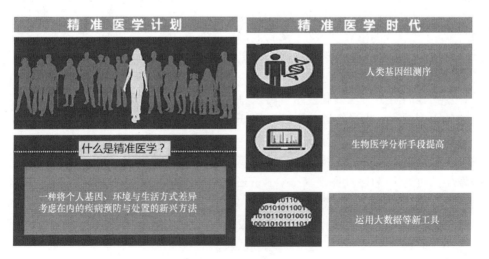

图1-1　精准医学计划

生活方式等多个方面，为临床医生提供一套更好的工具，协助他们理解个体健康与疾病的复杂作用机制，使临床医生更加准确地预测和判断，以便针对个体治疗采取更有效的措施。

精准医学最短期的目标是在肿瘤患者的治疗方面，结合个体基因背景差异，利用肿瘤组织特定的基因突变特征，选择疗效好、毒性作用小的方案。这项计划的具体落实需要利用基因组学知识，收集百万人群的基因与健康管理方面的大数据并进行分析，最终获得大数据支持下的更精准治疗方案。这项计划具体落实方式包括：130亿美元用于大样本人群的健康与疾病相关的数据与资料；70亿美元用于肿瘤重要基因突变发掘与治疗有效性的检测；其余资金用于公共健康数据的管理与数据隐私等方面的管理化规范。从中可以看出精准医学与其说是现阶段提出的宏伟战略，不如说是基因组计划完成后，后基因组学与功能基因组学发展至今的产物。在获得大量新的基因组数据与健康和治疗效果的数据的基础上，政府作为整体健康计划的统筹代表，做出了符合现阶段科技发展潮流的倡导与规划。

在精准医学计划中，整理出药物基因组学的主要内容，方便广大临床工作者及科研人员参考使用，这也是我们推出本书的初衷。特别是在肿瘤个体化治疗方案选择中的应用，随着大规模的肿瘤特异性突变位点的发现，联合多样本数据的分析，将会有更多针对特定患者个体化用药的治疗方案产生。中国政府也对精准医学相关的方向进行了大胆布局和经费支持，相继出台了个体化用药相关的试行指南，很多计划都在执行当中。

第四节　药物基因组学的未来趋势

从药物基因组学发展过程了解到，遗传学与基因组学的进步推动了人类对药物吸收、代谢、分布相关的基因功能的认识。特别是对个体基因多态性标记的不断认识与提高，让更多药物的发现与治疗领域都出现了革命性改变。随着基因测序技术成本的降低，以及未来数据处理分析能力的不断提高，在全球范围内精准医学战略的逐步实施下，更多有价值的个体基因多态性会被揭示，这些多态性在多种疾病发生中的功能性与重要性将会不断被阐明。药物基因组学的概念与范围也会被拓宽，其趋势可概括为以下几个方面。

1）复杂疾病的遗传风险的预测将更加准确，同时结合环境与营养等因素，对复杂疾病做到早预防、早治疗。

利用多种生物技术手段，包括全基因组关联分析（genome-wide association study，GWAS），结合多种组学技术，包括代谢物组学、表观遗传组学等，从疾病发生的机制角度阐明遗传学基础；同时联合临床人群的多种干预性措施，获得循证医学数据，联合多数据分析手段，最终获得更加准确的个体疾病风险预测和干预治疗的手段，从根本上提高对重大疾病发生的预防效果。

2）肿瘤等重大疾病的驱动突变（driver mutation）基因的发现，让药物设计和发现的过程更加高效。

很多复杂疾病根本上是遗传突变的积累，但是这些不同突变类型中，哪些是伴随突变，哪些是致病突变，需要大数据的分析之后，结合生物学功能验证，最终确立是否为有效药物的靶点，实施有效的药物治疗和干预。

3）在已有的临床药物治疗中，结合个体遗传背景，进行药物靶点、药物代谢、药物分布相关基因的检测，预测药物疗效并降低毒性，选择适合个体的有效剂量给药，节省医疗开支，造福患者和社会。

（卢兹凡）

参 考 文 献

Ashley E A. 2015. The precision medicine initiative: a new national effort. JAMA, 313(21): 2119-2120.

Blau C A, Liakopoulou E. 2013. Can we deconstruct cancer, one patient at a time? Trends in Genetics, 29(1): 6-10.

Huser V, Sincan M, Cimino J J. 2014. Developing genomic knowledge bases and databases to support clinical management: current perspectives. Pharmacogenomics and Personalized Medicine, 7: 275-283.

Levi A, Garraway J, Karla V B. 2013. Precision oncology: an overview. J Clinical Oncology, 31(15): 1803-1805.

Lu Y F, Goldstein D B, Angrist M, et al. 2014. Personalized medicine and human genetic diversity. Cold Spring Harbor Perspectives in Medicine, 4(9): a008581.

Ogino S, Fuchs C S, Giovannucci E. 2012. How many molecular subtypes? Implications of the unique tumor principle in personalized medicine. Expert Rev Mol Diagn, 12: 621-628.

Ogino S, Lochhead P, Chan A T, et al. 2013. Molecular pathological epidemiology of epigenetics: emerging integrative science to analyze environment, host, and disease. Mod Pathol, 26: 465-484.

Shrager J, Tenenbaum J M. 2014. Rapid learning for precision oncology. Nat Rev Clin Oncol, 11(2): 109-118.

第二章　基因组多态性遗传学基础及多态性标记

　　药物基因组学研究人类基因组多态性与药物反应多样性之间的关系，利用人类基因组学信息揭示个体间药物反应差异的原因，对精准用药和药物研发有重要意义。个体间药物反应差异性可以从基因组差异中找到答案。基因组的遗传与变异在延续物种的同时，也使物种基因组呈现多样性，以致表型呈现多样性，在应对复杂多变的环境中，物种得以"适者生存"。也正是基因组的多态性使人群出现药物反应差异性。例如，一种药物对大部分人疗效显著，但对少数人疗效不佳，这些人甚至出现严重不良反应。根据国家药品不良反应监测中心 2017 年发布的《国家药品不良反应监测年度报告（2016 年）》，2016 年全国药品不良反应监测网络收到药品不良反应/事件报告 143 万份，与 2015 年相比增长了 7.4%；其中新的和严重药品不良反应/事件报告 42.3 万余份，占同期报告总数的 29.6%，与 2015 年相比增加了 1.4 个百分点。2016 年国家基本药物化学药品和生物制品报告按类别统计，报告数量排名前 5 位的分别是抗感染药、心血管系统用药、抗肿瘤药、消化系统用药、镇痛/解热/抗炎/抗风湿/抗痛风药，占基本药物化学报告的 72.2%。这说明药物反应差异及不良反应（ADR）普遍存在。

　　人类基因组多态性既来源于基因组中重复序列拷贝数的不同，又来源于 DNA 序列的变异，以及双等位基因的转换或替换，甚至还包括基因表达、表观遗传修饰等水平的多态性。目前药物基因组学的研究从基因组多态性标记入手，通过分析多态性标记频率与药物反应的相关性，揭示个体药物反应差异的基因组学因素。基因组多态性标记按受关注和被研究的先后，可分为 3 大类：①限制性片段长度多态性（restriction fragment length polymorphism，RFLP）；②短串联重复序列（short tandem repeat，STR）多态性；③单核苷酸多态性（single nucleotide polymorphism，SNP）。其中 SNP 具有基因组多态性的广泛代表性，是近年来研究和应用最多、实用性最强的一种基因组多态性标记。SNP 既是人基因组多态性标志物，又是影响药物反应的潜在因素（部分 SNP 影响基因功能，与药物反应有关系）。因此，本章在介绍药物基因组学遗传学基本知识的同时，重点介绍基因组多态性标志物 SNP 概念、特点和应用，为学习药物基因组学打下基础。

第一节　基因组多态性遗传学基础

人类基因组之间存在差异，这种差异与个体间药物反应性差异密切相关，是药物基因组学研究的主要内容。在学习药物基因组学之前，需要先了解人群基因组多态性的遗传学基础、多态性基本概念和多态性标记方法。

一、药物基因组学相关的遗传学基本概念

（一）人类基因组概念

人类基因组应是人体所有遗传信息的总和，包括两个相对独立且相互关联的基因组：细胞核基因组（nuclear genome）和线粒体基因组（mitochondrial genome）。人类基因组结构庞大、复杂，基因区域约占 1.5%，非编码区占 90% 以上，远远多于编码区（图 2-1）。

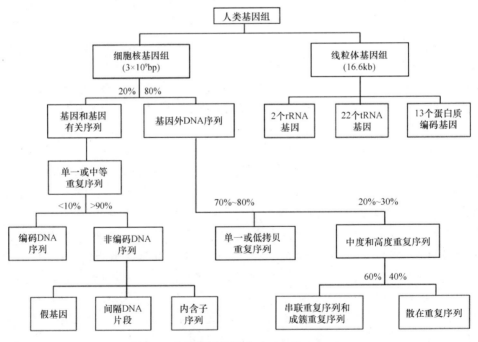

图 2-1　人类基因组组成（王小荣，2008）

细胞核基因组由于含有人类绝大多数遗传信息，是人类基因组计划、功能基因组学和药物基因组学等的研究重点，因此通常所讲的"人类基因组"一般是指细胞核基因组。本书所讲的"人类基因组"是指一套人类核基因组，约含 3×10^9

碱基对（base pair, bp）。正常人体细胞中染色体为二倍体，共 46 条染色体，包括 44 条（22 对）常染色体和 2 条性染色体（X 染色体和 Y 染色体），人类基因组分布于 22 条常染色体以及 1 条 X 染色体和 1 条 Y 染色体等 24 条染色体中。人类基因组约有 3 万个基因。成人身体约有 10^{13} 个细胞，每个细胞都含有相同的基因组拷贝，只有某些特别类型的细胞，如终极分化状态的血红细胞等，缺少细胞核。

基因是 DNA 分子上具有遗传效应的特定核苷酸序列的总称，是具有遗传效应的 DNA 分子片段。基因序列只占总染色体 DNA 长度的 1.5%，而非编码区占染色体 DNA 序列的绝大部分，其中一些 DNA 序列具有特殊功能，包括调控基因表达、增强同源染色体配对与重组、维持染色体结构、调节 mRNA 加工、DNA 复制等功能。染色体序列不仅可以通过复制把遗传信息传递给下一代，还可以使遗传信息得到表达。

人与人基因组序列约 99.7% 相同，只有约 0.3% 的差异，而人之间头发、肤色、眼睛等性状，以及疾病易感性和药物反应性的不同，均与基因组差异有关系。因此，基于人类基因组学信息，发现药物反应相关的基因差异，成为人类基因组学研究的重要内容之一。人类基因组计划是美国科学家于 1985 年提出的，旨在阐明人类基因组脱氧核糖核酸（DNA）30 亿个核苷酸的序列，发现所有人类基因并确定其在染色体上的位置，破译人类全部遗传信息，使人类在分子水平上全面认识自我。该计划于 1990 年正式启动，2000 年 6 月 26 日人类基因组草图的完成被认为是人类基因组计划成功的里程碑。2005 年人类基因组计划的测序工作完成。人类基因组计划的完成为药物基因组学研究提供了重要的信息资源。

（二）染色体结构及其位置标识方法

染色体（chromosome）是染色质在细胞分裂过程中经过紧密缠绕、折叠、凝缩、包装而形成的高度螺旋化的 DNA-蛋白纤维；染色质（chromatin）是细胞间期核内的一种易被碱性染料着色的无定形的伸展开的 DNA-蛋白纤维。因此，染色体和染色质是真核生物遗传物质在不同细胞周期中的两种形态。由于药物基因组学研究涉及多态性位点在染色体上的位置标识，下面简要介绍染色体相关知识。

1. 染色体结构

有丝分裂中期是观察染色体的最佳时期。每个中期染色体都由两条染色单体组成，各含一条 DNA 分子，两条染色单体又在着丝粒相互连接，着丝粒将染色体分成两个臂（图 2-2A）。一个完整的染色体包括着丝粒、染色体臂和端粒（图 2-2B）。着丝粒不仅在 DNA 复制后连接子代染色体，而且能在细胞分裂时将子代染色体牵引到各自的细胞核中。染色体臂是染色体的主体，一条染色体被着丝粒分为短臂（p）和长臂（q）。利用显带技术，可将染色体的长臂、短臂分别以着丝粒为起点，分为若干区带和亚带。端粒是真核生物线形染色体末端由 DNA 和蛋白质组成的复合体，人类端粒 DNA 由数百拷贝的重复序列 5′-TTAGGG 组成，并在双链分子 3′端有一段延伸序列。一般认为，DNA 每复制一次，其子链就缩短一次，经若干分裂周期后，当染色体端粒缩短至临界长度时，细胞即进入程序化死亡。端粒的功能是防止非活性的 DNA 末端降解和保证染色体的稳定性。随着年龄的增长和细胞分裂次数的增加，端粒的长度逐渐缩短。端粒的复制需要一个特殊的逆转录酶，即端粒酶，端粒酶在大多数机体组织、良性肿瘤、非永生细胞系中是无活性的，只在正常的生殖细胞、造血干细胞和恶性肿瘤细胞中才有活性，因此认为端粒酶可能在恶性肿瘤的发生和维持中起重要作用。

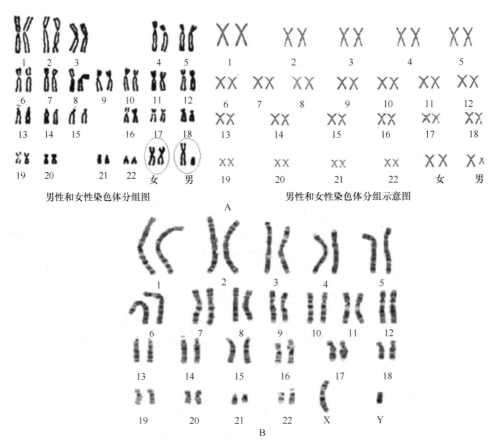

男性和女性染色体分组图　　　　　　男性和女性染色体分组示意图

A

B

图 2-2　人染色体形态

A. 正常男性和女性细胞分裂前的"X"形染色体，每个"X"形染色体由一条染色体复制而成，中部由一个共用着丝粒相连，互为姐妹染色单体。这种结构只短暂地呈现于细胞正准备分裂时。B. 男性细胞刚分裂完成后的细胞染色体形状染色体 DNA 首先与组蛋白结合成核小体，每个核小体包括核心颗粒和连接丝两部分。核心颗粒包括各两分子的组蛋白 H2a、H2b、H3、H4 组成的八聚体蛋白核心和在核心外围约 1.75 圈（链长约 140bp）的 DNA；连接丝则主要包括组蛋白 H1、一些非组蛋白和 20～100bp 长短不一样的 DNA。核小体一个个紧密聚集形成管状结构，称为螺线管；螺线管再螺旋化，称为超螺线管；超螺线管再进一步螺旋化和折叠，就形成了染色体（图 2-3）。经过这样高度压缩，一个人体细胞中长达 1.8m 的 DNA 链才能容纳于直径只有 6μm 的细胞核中。

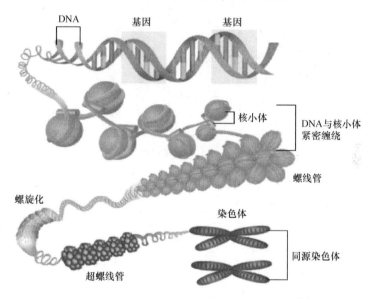

图 2-3　DNA 和核小体经折叠形成染色体（彩图请扫封底二维码）

2. 染色体上的位置标识方法

有多种染色体显带方法，如用氮芥喹吖因荧光染料显带称为 Q 显带，用 Giemsa 染料染色称为 G 显带（图 2-4），用其他方法还可以得到与 G 显带明暗相反的反带（reverse band）（图 2-4），还有高分辨染色体显带技术，这些显带方法为研究染色体和人类基因定位创造了条件。

染色体上的位置是药物基因组研究中的重要参数。根据人类细胞遗传学命名的国际体制（ISCN）规定，每条染色体都以显著的形态特征（着丝粒、染色体两臂的末端和某些带）作为界标而区分为若干个区，每个区内又含一定数量、一定排列顺序、一定大小和染色深浅不同的带，这就构成了每条染色体的带型。区和带的命名从着丝粒开始，向臂的远端序贯编号。"1"最靠近着丝粒，其次是"2""3"等。界标处的带应看作此界标以远区的"1"号带。在标示一带时需要包括 4 项：①染色体号；②臂的符号；③区号；④在该区内的带号。这些项目依次列出，

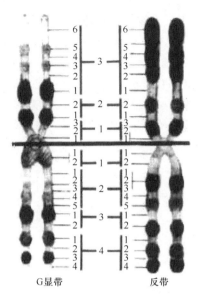

G显带　　　　反带

图 2-4　人 1 号染色体区带图

无需间隔或标点符号。例如，1 号染色体短臂（p）包括 3 个区：1 区 3 条带，2 区 2 条带，3 区 6 条带；长臂（q）包括 4 个区：1 区 2 条带，2 区 5 条带，3 区 2 条带，4 区 4 条带，那么 1p36 表示 1 号染色体短臂 3 区 6 带。在高分辨的染色体中，带可能被细分为亚带、次亚带。因此，1p36.21 表示 1 号染色体短臂 3 区 6 带 2 号亚带中的第 1 次亚带。这为染色体的识别、鉴定和人类基因定位提供了条件。

（三）等位基因及基因型

同源染色体（homologous chromosome）：在二倍体细胞（如人细胞）中，形态、结构基本相同的染色体，并在减数第一次分裂四分体时期彼此联会（图 2-5），最后分离到不同生殖细胞（即精子、卵细胞）中的一对染色体，这一对染色体一条来自母方，另一条来自父方，彼此称为同源染色体。

等位基因（allele）是指位于一对同源染色体的相同位置上控制某一性状的一对基因（图 2-6）。等位基因可以指一个同源染色体的一个特定基因，也可以指一对同源染色体相同位置上的一对基因（两个同源基因），还可以指群体中同源染色体上相同位置的基因，因此，"等位基因"的具体指代应根据所指同源基因而定。等位基因的种类可能有两种或两种以上，如染色体某位置的等位基因上存在一个多态性位点 G 和 A，以该多态性作为等位基因标签，就可将该等位基因分为 G 和 A 两种；若同源染色体相同位置上在人群中存在 3 种或 3 种以上的等位基因，则称为复等位基因。复等位基因在生物界广泛存在，如人类的 ABO 血型遗传。由于二倍体生物中等位基因总是成对存在，每个个体最多只能具有复等位基因中的两个成员。复等位基因存在于同种生物群体的不同个体中，决定同一性状内多种遗传差异，增加了生物多样性。

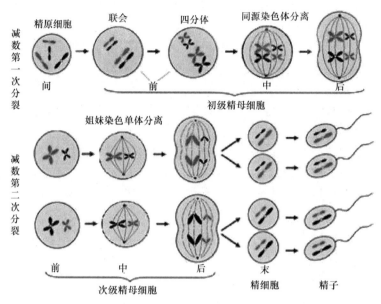

图 2-5 精原细胞减数分裂形成精子过程示意图（彩图请扫封底二维码）

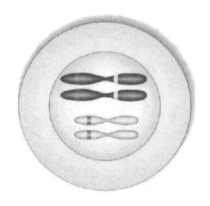

图 2-6 等位基因示意图（彩图请扫封底二维码）

相同位置的基因互相称为等位基因

基因型又称遗传型，是某一生物个体全部基因组合的总称。但是人类 3 万对等位基因型是无法表示的，因此在遗传学研究中的基因型往往是指控制某一性状的一对等位基因的组合形式，如白化病的基因型是 CC，它表示一对不能产生酪氨酸酶的等位基因型。一种基因型决定相应性状的表现型。实际上表现型也是指生物体所有性状的总和，但整个生物体的表现型是无法具体表示的，因此实际使用的表现型是指某一基因型发育的某一具体性状。表现型由内在的基因型决定，也受环境因素的影响，因此，基因型、表现型与环境之间的关系，可用公式来表示：表现型=基因型＋环境。

在研究基因的多态性时，也沿用基因型概念来描述多态性位点的组合类型，如某一多态性位点为 G 和 A 两种情况，那么一个细胞中该多态性的基因型可能有 GG、GA 或 AA 三种之一。

若细胞中一对同源染色体上的一对多态性位点的类型相同（即基因型为 GG、AA），则该个体称为该多态性位点的纯合子。若两个等位基因不相同（GA 基因型），则该个体称为杂合子。在杂合子中，显性等位基因使隐性等位基因的性状得不到表现。而某些成对基因为共显性基因，即彼此间没有显性和隐性的关系，各自表达各自的蛋白质，呈现各自的性状。例如，人类的 ABO 血型系统：AB 血型的相应基因型为 AB，其中 A 等位基因决定 A 蛋白，B 等位基因决定 B 蛋白，因此个体表现为 AB 血型；只有 A 而无 B 等位基因的人的血型为 A 型；只有 B 而无 A 等位基因的人的血型为 B 型；既无 A 又无 B 等位基因的人的血型为 O 型。需要强调的是，在研究中，等位基因的不同可以由于大量序列差异被划分为多种类型，也可因一个多态性位点被划分为不同的等位基因。如果以 SNP 位点为研究目标，那么其所在等位基因就可以以 SNP 的变化划分为相应不同的等位基因。

（四）人类基因命名规则

根据国际人类基因命名委员会（Human Gene Nomenclature Committee，HGNC）颁布的《人类基因命名指南》，人类基因命名遵循的主要规则概括如下。

1）基因名称由基因符号表示，基因符号的第 1 个字符必须是字母，随后的字符可以是字母或字母与数字的组合。

2）基因符号应为大写的拉丁字母或大写拉丁字母和阿拉伯数字的组合，如 GPR1。

3）基因符号应不超过 6 个字符。基因符号在书写时应用斜体或加下划线，但在目录中例外。

4）基因符号书写时应在同一行，不允许在基因符号中使用上标、下标。

5）基因家族中各成员的符号，以主要（主干）符号为基础加阿拉伯数字表示，如 G 蛋白偶联受体基因家族的 3 个成员分别表示为 GPR1、GPR2 和 GPR3。特别庞大的基因家族则需要用数字和字母的组合来表示，如 CYP1A1、CYP21A2 和 CYP51A1 分别表示细胞色素 P450 超家族中的 3 个成员。基因家族的新成员在其功能未证实之前，可用 w 做后缀表示其暂时的工作名称，如白介素 27 的工作名称表示为 IL27w。

6）等位基因由人类基因组变异研究协会负责命名。一般用 3 个字符以内的大写字母或阿拉伯数字表示，与基因符号在同一行书写，中间用星号（*）相隔，如符号 *PGM1*1* 表示 *PGM1* 的等位基因 1。

7）假基因用同源基因名称后面加上序号和"*P*"作为后缀表示，如 *OR5B12P* 表示嗅觉受体家族 5 亚家族 B 第 12 号假基因。

8）HGNC 建议基因与其蛋白质产物的命名和书写应统一，基因用大写斜体，蛋白质产物用大写正体。

（五）基因频率和基因型频率

基因频率是指在一个群体中某一基因占其等位基因总数中的比例。种群中某基因频率=种群中该基因数目/种群中该基因的等位基因总数×100%。例如，某一群体中一等位基因的基因频率为40%，那么在种群所有成员中，2/5的染色体带有这种等位基因，其他3/5的染色体带有该等位基因的其他类型。例如，如果显性基因 A 的频率为 p，隐性基因 a 的频率为 q，则 $p+q=1$，即任何一个基因座位上全部基因频率的总和等于1。图2-7为等位基因频率示意图。

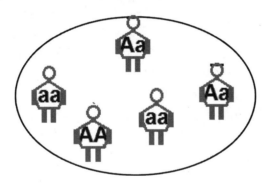

图 2-7 等位基因频率示意图

A 等位基因频率 4/10=0.4=40%；a 等位基因频率 6/10=0.6=60%；全部基因频率的总和：40%+60%=1

基因型频率是指在一个群体中某种基因型个体占该群体个体总数的比例。种群中某基因型频率=该基因型个体数/该种群的个体数×100%。图 2-7 中基因型 AA 的基因型频率（P_{AA}）为 1/5=20%，Aa 基因型频率（P_{Aa}）为 2/5=40%，aa 基因型频率（P_{aa}）为 2/5=40%。全部基因型频率的总和等于 1：$P_{AA}+P_{Aa}+P_{aa}=20\%+40\%+40\%=1$。

（六）Hardy-Weinberg 遗传平衡定律及群体等位基因频率和基因型频率计算

英国数学家哈迪（Hardy）于 1908 年和德国医生温伯格（Weinberg）于 1909 年发现群体的基因频率和基因型频率具有随世代遗传而保持平衡不变的现象。

Hardy-Weinberg 遗传平衡定律：一个极大的随机交配的种群中，在没有突变、选择和迁移的条件下，群体的等位基因频率和基因型频率可以世代保持不变，而且，无论群体起始基因频率和基因型频率如何，经过一代随机交配后，群体的基因频率和基因型频率都保持不变，成为遗传平衡的群体。该定律奠定了现代群体遗传学重要的理论基础。通过该定律可以推导出各类基因频率和基因型频率计算公式。同时通过检验群体是否处于 Hardy-Weinberg 平衡状态，判断群体间是否具有可比性（如病例组与对照组设计是否合理）。

1. 常染色体上一对等位基因 A、a 的遗传平衡定律公式

设群体中 A 的基因频率为 P，a 的基因频率为 Q。由于种群中个体的交配是随机的，而且没有自然选择，每个个体都为下一代提供了同样数目的配子，两性个体之间的随机交配可以归结为两性配子的随机结合，而且各种配子的频率就是基因频率。雄性个体产生的 A 配子频率为 P、a 配子频率为 Q，雌性个体产生的 A 配子频率为 P、a 配子频率为 Q。根据基因的随机结合，用下列式子可求出子代的基因型频率：♂(P_A+Q_a)×♀$(P_A+Q_a)=P^2_{AA}+2PQ_{Aa}+Q^2_{aa}=1$，即 AA 的基因型频率为 P^2，Aa 的基因型频率为 $2PQ$，aa 的基因型频率为 Q^2。

例 1. 已知常染色体上某基因存在多态性位点 A/G 隐性遗传病。据检测，人群中 AA 基因型频率大约为 1/10 000，请问在人群中多态性为 A 的基因的基因频率，以及此基因的携带者（即 AG 基因型）的基因型频率各是多少？

解析：设多态性为 A 的基因的基因频率为 Q，携带者基因型为 AG。因为 AA 的基因型频率=Q^2=1/10 000，所以 A 的基因频率=Q=0.01，又因为 $P+Q=1$，所以 P=0.99，因为 AG 的基因型频率=$2PQ$，所以 AG 的频率=2×0.99×0.01=0.0198。

2. 伴性基因遗传平衡定律公式

以人类伴 X 染色体的色盲基因遗传为例。因为女性的染色体组成为 XX，男性的染色体组成为 XY，Y 染色体上无该等位基因，所以，在男性群体中，其基因频率与基因型频率相同，也和表现型频率一样，设 X_B 的频率为 P，X_b 的频率为 Q，则有 X_B 的频率=X_BY 的频率=P，X_b 的频率=X_bY 的频率=Q，且 $P+Q=1$。由于男性中的 X_B、X_b 均来自于女性，在女性群体中，X_B 的频率也为 P，X_b 的频率也为 Q，$P+Q=1$。位于 X 染色体上的等位基因，基因型的平衡情况是：$P^2(X_BX_B)+2PQ(X_BX_b)+Q^2(X_bX_b)=1$。由于男性和女性的 X_B 基因频率相同，二者的 X_b 基因频率也一样，故在整个人群中，X_B、X_b 的基因频率也分别为 P、Q。整个人群中男性产生的配子及比例分别为 1/2[$P(X_B)+Q(X_b)$]、1/2Y，女性产生的配子及比例分别为 $P(X_B)$、$Q(X_b)$，由式（2-1）可推出子代各种基因型的基因型频率：

$$♂\{1/2[P(X_B)+Q(X_b)]+1/2Y\}×♀[P(X_B)+Q(X_b)]$$
$$=1/2P^2(X_BX_B)+1/2Q^2(X_bX_b)+PQ(X_BX_b)+1/2P(X_BY)+1/2Q(X_bY) \quad (2-1)$$

X_BX_B 频率　X_bX_b 频率　X_BX_b 频率　X_BY 频率　X_bY 频率

由上述可知，在整个人群中、男性群体中、女性群体中 X_B 的频率均为 P，X_b 的频率均为 Q。在整个人群中、男性群体中、女性群体中的各基因型频率如表 2-1 所示。

表 2-1 人群伴性基因遗传的基因型频率

人群	X_BX_B	X_BX_b	X_bX_b	X_BY	X_bY
在整个人群中	$1/2P^2$	PQ	$1/2Q^2$	$1/2P$	$1/2Q$
在男性群体中				P	Q
在女性群体中	P^2	$2PQ$	Q^2		

例 2. 人的色盲是 X 染色体上的隐性性遗传病。在人类群体中，男性中患色盲的概率约为 8%，那么，在人类中色盲基因的频率及在女性中色盲的患病率各是多少？

解析：设色盲基因 X_b 的频率=Q，正常基因 X_B 的频率=P。已知人群中男性色盲概率为 8%，由于男性个体 Y 染色体上无该等位基因，X_b 的基因频率与 X_bY 的基因型频率相同，故 X_b 的频率=8%，X_B 的频率=92%。因为男性中的 X 染色体均来自于女性，所以在女性群体中 X_b 的频率也为 8%，X_B 的频率也为 92%。由于在男性中、女性中 X_B、X_b 的基因频率均相同，故在整个人群中 X_b 也为 8%，X_B 的频率也为 92%。在女性群体中，基因型的平衡情况是：$P^2(X_BX_B)+2PQ(X_BX_b)+Q^2(X_bX_b)=1$。这样在女性中色盲的患病率应为 Q^2=8%×8%=0.64%。

答案：在人类中色盲基因的频率是 8%，在女性中色盲的患病率是 0.64%。

例 3. 据调查，某小学的小学生中，基因型的比例为 X_BX_B（42.32%）、X_BX_b（7.36%）、X_bX_b（0.32%）、X_BY（46%）、X_bY（4%），则在该地区 X_B 和 X_b 的基因频率分别是多少？

解析：女性基因型在人群中的比例为 X_BX_B（42.32%）+X_BX_b（7.36%）+X_bX_b（0.32%）=50%；

男性基因型在人群中的比例为 X_BY（46%）+X_bY（4%）=50%，男女比例相同；

X_B 频率=42.32%+1/2×7.36%+46%=92%或 X_B 频率=2X_BY=2×46%=92%；

X_b 频率=1/2×7.36%+0.32%+4%=8%或 X_b 频率=2X_bY=2×4%=8%。

上述等位基因频率和基因型频率的概念同样适用于多态性标记的基因组多态性研究。以多态性标记来划分等位基因，其基因频率及基因型频率是药物基因组学研究中的基本数据。通过多态性基因频率可以发现某多态性标记与某药物反应的相关性，为后续的研究提供重要的信息。因此，多态性标记的等位基因频率和基因型频率是药物基因组学研究中必须获得的数据，而获得这些数据首先要选择基因组多态性标记，然后才能检测多态性标记，获得其基因频率。下面介绍人类基因组多态性标记的概念、种类、特点等基本知识。

二、人类基因组多态性及多态性标记

人类基因组结构相对稳定，正常情况下都有 46 条染色体，有相同数量的基因和基因分布，也有基本相同的核苷酸序列。正是基因组结构的稳定性保证了人类生物学特点的基本稳定性。然而人类基因组又是一个会变异的体系。在长期进化的过程中，基因组的 DNA 序列不断地发生变异，这些变异可能是中性的、有益的或有害的，它们中的一些被保存下来，导致群体间、个体间基因组的差异，即人类基因组多态性。没有两个个体的基因组是完全相同的。基因组多态性决定着个体间不同水平多态性，如表型多态性、染色体多态性、酶和蛋白质多态性、抗体多态性等。人类基因组多态性使个体间对环境刺激产生不同的反应（反应差异性），如个体对药物的反应差异性。因此，通过人类基因组多态性研究可以在基因水平发现个体药物反应差异的因素，对药物开发和精准使用具有重要意义。

（一）基因组多态性

DNA 是生命的遗传物质，其核苷酸排列顺序决定了蛋白质氨基酸排列顺序。人体基因组 DNA 因人而异，同一个体内两套基因组序列也不完全相同。即使是同一个体的一对等位基因，甚至是正常的等位基因，也可能有差别。人体基因组 DNA 平均 200～1000 个核苷酸对就有一个不同。常见的 DNA 多态性如下。

1. 序列多态性

序列多态性是指两条同源染色体上同源 DNA 序列长度相等或相近，但由于个别核苷酸存在差别而引起的多态性。序列多态性包括由单一核苷酸替换、插入或缺失造成的 DNA 分子多态性，也包括由多个核苷酸插入或缺失造成的序列多态性，其中单核苷酸替换被称为单核苷酸多态性（SNP）。SNP 是人类基因组中数量最多的一种多态形式，人类基因组有 300 多万个 SNP，平均每 1000 个碱基中就有一个 SNP。SNP 是一种双等位基因形式（群体基因组 SNP 位点呈现两种形式）的多态性，而微卫星 DNA 序列重复则是多等位基因的多态性。人们曾认为微卫星比 SNP 能提供更多的信息用于基因作图和连锁分析，但人类基因组中 SNP 的数量远远多于微卫星，相当一部分 SNP 还直接或间接与个体间的表型差异、人类对疾病的易感性或抵抗力相关，这使人们重新认识到检测 SNP 更为重要。遗传学家已经利用 SNP 构建出第三代高密度的人类基因图谱，以阐明人类表型差异及疾病易感性的分子机制。

2. 序列长度多态性

序列长度多态性是指引起序列长度差异的多态性。包括序列重复造成的序列长度多态性（如重复序列），以及大片段核苷酸序列插入、缺失引起的多态性（如拷贝数变异）。

重复序列是以各自的核心序列首尾相连多次重复。个体间重复序列的重复单元拷贝数差异所形成的多态性被称为重复序列长度多态性。小卫星 DNA 和微卫星 DNA 广泛分布于真核生物基因组中，多位于基因组的非编码区和染色体的近端粒区。小卫星 DNA 通常不超过 20kb，由长 15～65bp 的基本单位串联重复而成，重复次数呈高度多态性；微卫星 DNA 也由重复序列串联构成，但其基本单位只有 1～8bp，如 $(TA)_n$、$(CGG)_n$ 等，重复 10～60 次，重复数呈高度多态性。微卫星 DNA 的整个串联长度小于 400bp，人基因组中约为 10^5 个。微卫星 DNA 又称短串联重复（STR）或简单重复（SSR）。小卫星 DNA 和微卫星 DNA 的重复次数在人群中是高度变异的，这决定了它们长度的高度差异性，因而在基因作图、定向克隆、亲子鉴定、疾病机制的连锁分析和疾病诊断以及肿瘤生物学、群体遗传学、进化生物学遗传分析中应用广泛。小卫星 DNA 和微卫星 DNA 为数众多，分布广泛，当用限制性内切酶切割它们的所在区域时，只要酶切位点不在重复区内，个体之间基因组酶切片段就可呈现各种长度不同的片段，通过电泳可以检测分析这些片段多态性。

另一种重复序列是短的散在重复序列，如 Alu I 重复序列。Alu I 重复序列广泛存在于哺乳动物中。Alu I 家族有一个 282bp 的一致序列，可分为两个相似但不完全相同的亚组分，Alu I 左组分和 Alu I 右组分，两者中间由富含 CG 的二核苷酸序列连接，人类基因组中有 30 万～50 万个拷贝。在 Y 染色体中有人类特有的 Alu I 序列，其多态性分布在不同人群中存在明显差别。目前 Alu I 多态性已用于疾病基因的连锁分析和人类进化研究，利用 Alu I 多态性构建的进化树具有更高的可信度。

拷贝数变异（copy number variation，CNV）是由基因组发生重排导致的，一般是指在人类基因组中广泛存在的，长度为 1kb 到数千 kb 的大片段的缺少、插入、重复和复杂多位点变异等引起的基因拷贝数增加或减少。人类继承父母基因时，一些基因或基因片段能在一些人身上被复制 5～10 次或被完全删除，这种 CNV 有时不会产生明显的效果，但它们能影响到人类疾病和发育。CNV 是基因组结构变异（structural variation，SV）的重要形式。CNV 位点的突变率远高于单核苷酸多态性，是人类疾病的重要致病因素之一。由于 CNV 在人与人之间突变率高，并且目前人类基因组 CNV 的数据不足以及检测技术的限制，CNV 基因组多态性在药物基因组学研究中的应用远低于 SNP。

（二）多态性产生的机制

DNA 复制错误是多态性产生的原因之一。基因组结构的相对稳定是生物种系得以维持和延续的前提，细胞自身也存在一套完整的修复系统以保证遗传忠实性。但在生物进化过程中，会出现偶然的 DNA 复制错误，如单个核苷酸的替换（substitution）、单个或多个核苷酸的缺失（deletion）和插入（insertion）、两个或多个碱基对的双链 DNA 片段倒位（inversion）、一段 DNA 序列的双倍重复（duplication）等。

单个核苷酸替换使密码子发生改变在基因组中最为常见。一个有意义的密码子通过一次核苷酸替换可能变成 9 种其他的密码子，如 CCU（Pro，脯氨酸）可以经 6 种非同义替换变成 UCU（Ser，丝氨酸）、ACU（Thr，苏氨酸）、GCU（Ala，丙氨酸）、CUU（Leu，亮氨酸）、CAU（His，组氨酸）、CGC（Arg，精氨酸）及 3 种同义替换变成 CCC、CCA、CCG。

在人类基因组中，碱基的缺失和插入也是一种常见的突变形式。缺失和插入的机制之一是两条染色体间的不等位交换，结果在一条染色体上有一个片段缺失，而在另一条染色体上则出现相应的添加。一般来说，较大片段的插入和缺失是由这种机制造成的。机制之二是复制滑动（replication slippage），即模板链与其拷贝之间发生相对移动，使部分模板被重复复制或者被遗漏，结果新的多聚核苷酸链重复单位多一些或少一些。这类事件常发生在含有邻接串联重复序列的 DNA 域中，滑动的结果是缺失还是插入依赖于到底是哪条链被切除和被修复，以及在修复过程中究竟是哪条链被当作模板。不仅 DNA 链在复制时会滑动，DNA 聚合酶也会滑回到原先已复制过的区段，使串联重复数迅速增加。一般认为，微卫星 DNA 串联重复主要由复制滑动产生，而较长片段的重复如小卫星 DNA 则主要由染色体不等位交换造成。

转座（transposition）或逆转录转座（retrotransposition）是另外一种导致突变的形式。利用重组的过程将片段从基因组的一个位置转移到另一个位置称为转座。转座的特征是转移片段两端各有一个短的同向重复序列。具有能改变其基因组位置潜能的核心序列称为转座子（transposable element）。复制型转座的 DNA 转座子，其原有转座子拷贝依然存在，一个新拷贝出现在基因组的其他位置；保守型转座的 DNA 转座子，通过剪切粘贴过程使原有转座子移至新位点；逆转录转座过程通过 RNA 介导，逆转录转座的第一步是转录合成出逆转录转座子的 RNA 拷贝，然后在逆转录酶的催化下，以 RNA 为模板，合成第一链 DNA 形成 DNA-RNA 杂交体，同样还是由逆转录酶催化，再以第一链为模板合成第二链 DNA，最终的双链 DNA 包含逆转录因子内部区及两端长末端重复序列的完整拷贝，最后将逆转录转座子的新拷贝插入基因组中。

生殖细胞中的染色体间的重组遗传（即染色体间的重新组合），以及同源染色体的非姐妹染色单体之间的交叉互换，也引起基因组多态性。基因重组被认为是一个与真核细胞减数分裂时同源染色体 DNA 片段的交叉及互换有关的过程。在有丝分裂后期，同源染色体分离。不同的同源染色体在分向两极时，相互间是独立的，重组是随机的，因而父方、母方来源的染色体的随机组合能产生大量基因组变异。人有 23 对染色体，故父母双方之间可有 2^{23} 种组合形式。另外，在受精过程中，具有不同基因组合形式的无数个精子中，只有一个与卵细胞结合，这种结合也是随机的。理论上，任何一种基因组合形式的精子都有平等的机会与卵细胞结合，因而这一过程也可产生基因组多态性。

（三）多态性的生物学意义

自 20 世纪 80 年代以来，人们开始用基因组多态性标记制作不同分辨率的人类基因组图谱，这些高密度遗传图谱为疾病基因的定位和克隆奠定了基础。基因组多态性研究在疾病基因的遗传分析中的应用主要体现在两个方面：①检测到的多态性位点就是某个疾病的病因所在，这种多态性位点与疾病的关联关系存在于整个患病群体中；②某多态性位点并不导致疾病，但它与实际致病基因存在连锁关系，可通过连锁分析定位致病基因。致病基因及其产物可能作为药物作用的靶点，为新药和药物作用机制研究提供新的途径。

DNA 不仅是主要的遗传物质，还是生物进化史的忠实记录者。人类基因组中存在大量的非编码序列，这些序列的突变是近乎中性的，在人类进化的历史长河中，人类基因组以惊人的稳定速率积累着这类突变。比较研究相应 DNA 区段的变异速率和序列间差异，可以获取人的进化信息，为人类起源、进化和人群的迁移提供遗传学证据。

（四）人类基因组多态性标记

为了研究基因组多态性与个体药物反应差异的关系和机制，必须采用能反映基因组多态性的标志物。人类基因组多态性标记是指能反映生物个体或种群间基因组中某种差异的特异性 DNA 片段，也就是说基因组序列差异本身就起到标记的作用。通过检测特定序列差异就可以研究基因组多态性与药物反应差异。人类基因组多态性既来源于基因组中重复序列拷贝数的变异，又来源于单拷贝序列的变异，以及双等位基因的转换或替换。根据多态性标记被研究和使用的先后次序，将基因组多态性标记分为 3 大类：限制性片段长度多态性标记、重复序列多态性标记、单核苷酸多态性标记。

1. 第 1 代多态性标记——限制性片段长度多态性标记

限制性片段长度多态性（RFLP），位点数目大于 10^5，用限制性内切酶特异性切割 DNA 链，DNA 多态性可使酶切位点发生位移或酶切位点变异，酶切产生不同长度的片段（等位片段），可用凝胶电泳显示多态性，利用限制性片段长度多态性的信息与疾病表型间的关系进行连锁分析，可找到致病基因，如亨廷顿病就是通过这种方法找到的。但每次酶切片段数量有限，因此相对整的基因组而言，提高的信息量有限，不能满足全基因组研究需要。

2. 第 2 代多态性标记——重复序列多态性标记

重复序列多态性（RSP），特别是短串联重复序列（short tandem repeat，STR），如小卫星（minisatellite）DNA 和微卫星（microsatellite）DNA，主要表现为重复序列拷贝数的变异。小卫星 DNA 由 15～65bp 基本单位串联而成，总长通常不超过 20kb，重复次数在人群中是高度变异的。这种可变数目串联重复序列（VNTR）决定了小卫星 DNA 长度的多态性。微卫星 DNA 的基本序列只有 1～6bp，通常只重复 10～60 次。因微卫星 DNA 片段短、扩增效率高、判型准确等特点，特别适合个体鉴定，已广泛应用于法医学个体识别。例如，Y 染色体短串联重复序列（Y-STR）检验技术在刑侦领域应用，可以帮助警方锁定排查范围，犯罪嫌疑人 DNA 检测结果与 Y-STR 数据库比对，可以直接定位到相关家庭。

3. 第 3 代多态性标记——单核苷酸多态性标记

1996 年 Lander 提出了单核苷酸多态性（SNP）的遗传标记系统，SNP 是散在的单个碱基置换，而单核苷酸缺失、插入与重复序列不属于 SNP。在人类基因组中 SNP 可达到 300 万个，平均约每 1000 个碱基对会有一个。较前两种多态性标记，SNP 可以代表并标注更为丰富的基因组多态性差异。

SNP 多为单个碱基的置换，而且在 CG 序列上出现频繁。由于 SNP 通常是一种双等位基因的（biallelic），或二态的变异，在基因组中数量巨大，分布相对均匀，检测易于实现自动化和批量化，因而被认为是新一代的遗传标记。

第二节　基因组多态性标记——单核苷酸多态性

药物基因组学以群体为研究对象，从分子水平阐明药物与基因的相互关系，其主要研究工具是基因多态性标记。单核苷酸多态性（SNP）是继第一代 RFLP 和第二代 STR 之后出现的第三代遗传标记。SNP 以其在基因组中数量大、分布广、遗传稳定,而且易实现高通量、自动化检测的特点,在包括药物基因组学研究在内的多种遗传学研究中得到广泛应用。

一、单核苷酸多态性

(一)单核苷酸多态性概念

SNP 是指染色体 DNA 序列中某个位点上由于单个核苷酸(腺嘌呤 A、胸腺嘧啶 T、胞嘧啶 C、鸟嘌呤 G)的置换而引起的多态性,且在群体中的发生频率不小于 1%。SNP 不包括碱基的插入、缺失及重复序列拷贝数的变化。SNP 属于二等位基因的多态性标记。SNP 有两种基本多态性类型:一是转换类型,即嘧啶转换为嘧啶(C↔T)或嘌呤转换为嘌呤(G↔A);二是颠换类型,即嘧啶与嘌呤互换(C↔A、C↔G、T↔G、T↔A)。人类两种 SNP 中转换和颠换的频率之比为2:1。在已知的与人类疾病相关的突变中,CpG 岛的 SNP 出现率较高,约占全部SNP 的 25%,而且多为 C→T。其原因可能是 CpG 中的胞嘧啶 C 常被甲基化,甲基化的胞嘧啶(5-甲基胞嘧啶)可被脱去氨基形成胸腺嘧啶。

(二)SNP 分类

根据 SNP 在基因中的位置可分为 3 类:编码区 SNP(coding region SNP,cSNP)、基因周边 SNP(peripheral SNP,pSNP)和基因间 SNP(intergenic SNP,iSNP)。cSNP 比较少(仅占 1/5),大多数 SNP 位于基因组的非编码区。其中位于基因编码区和基因调控区的 SNP 最有意义,它们能够导致基因功能改变。

在 cSNP 中根据对遗传性状的影响,又将 cSNP 分为两种:一种是同义 cSNP(synonymous cSNP),即 SNP 所致编码序列的改变并不影响其表达的氨基酸序列,变异碱基与未变异碱基代表的氨基酸"含义"相同;另一种是非同义 cSNP(non-synonymous cSNP),即碱基序列的改变将导致编码氨基酸的改变,从而导致蛋白质序列的改变,可能最终影响蛋白质的功能。

(三)SNP 对基因功能的影响

研究表明,不同区域的 SNP 都可能会影响基因表达,但其作用模式不尽相同,一般分为以下几个不同区域进行研究。

1. 非同义编码 SNP 对基因功能的影响

非同义编码 SNP(non-synonymous coding SNP,nscSNP)会直接改变基因编码蛋白的氨基酸序列组成,其功能影响取决于变异氨基酸位点是否对蛋白质结构或功能起到至关重要的作用。对人的研究发现,蛋白激酶 Ch(PRKCH)基因内的一个 nscSNP（1425G/A），等位位点从 G 到 A 的改变会导致 PRKCH 的活性增强，PRKCH 在动脉粥样硬化处的血管内皮细胞和泡沫状巨噬细胞内表达量增加，因此会导致患脑梗死的风险提高。

编码区不同位置的 nscSNP 也会对蛋白质功能产生或轻或重的影响。Chasman 和 Adams（2001）研究表明，大部分的疾病或者有害的 nscSNP 都只是影响蛋白质的稳定性，只有 26%～32%的 nscSNP 会对蛋白质功能产生影响。

2. 同义编码 SNP 对基因功能的影响

同义编码 SNP（synonymous coding SNP，scSNP）本身并不改变蛋白质氨基酸序列，但这部分 SNP 同样会影响疾病或药物反应性等性状。对于 scSNP 影响基因功能的分子机制研究较少，但是其作用主要来自于对 mRNA 二级结构、蛋白质折叠及细胞定位的影响。Kimchi-Sarfaty 等（2007）发现多药耐药 *MDR1* 基因中的 C1236T 和 C3435T 两个同义编码 SNP，并不会造成 mRNA 和蛋白质表达量的差异，但是能影响其蛋白质产物 P-gp 的底物结合特异性。SNP 影响蛋白质折叠的机制可能为：无义突变虽然不改变氨基酸组成，但是由于蛋白质翻译存在的密码子偏好性，从常用的密码子转变为发生多态性之后的不常用密码子，会导致核糖体通过 SNP 周围 mRNA 片段时的速度发生改变，而细胞内的蛋白质折叠过程一般被认为是与翻译过程同步进行的，因此这些 scSNP 会影响 P-gp 翻译、折叠及其转移到细胞膜的时间。

3. 基因内含子区 SNP 对基因功能的影响

内含子在真核生物基因组中占有很大比重，因此分布在内含子区域的 SNP 也很多，但是内含子 SNP 的致病风险明显低于编码区和基因调控区，但位于第 1 个内含子的 SNP 及在内含子前后边界的第 1 个、第 2 个 SNP，比其他内含子 SNP 有更大的效应，这可能与内含子中 SNP 影响剪接位点活性有关。而第 1 个内含子的剪接错误对 mRNA 造成的影响最大，由于翻译的先后顺序，在靠近 5′端的 mRNA 变化对蛋白质功能的影响可能更大。

4. 基因调控区 SNP 对基因功能的影响

基因的调控区主要包括启动子、5′UTR 和 3′UTR，这些区域有很多基因表达调控序列元件，如转录因子结合位点、miRNA 结合位点等，这些序列元件与调控因子（转录因子、miRNA 等）的结合都需要特定的序列组成，这些位点的 SNP 可能会导致调控因子的结合能力发生改变，从而影响正常的基因表达调控。

研究表明，不同区域致病 SNP 的比例不同，编码区 SNP 致病可能性大于非编码区，而在非编码区中，启动子区域和 3′UTR 集中了很多致病 SNP（图 2-8），这两个区域的 SNP 致病性可能来自于对基因表达的影响。

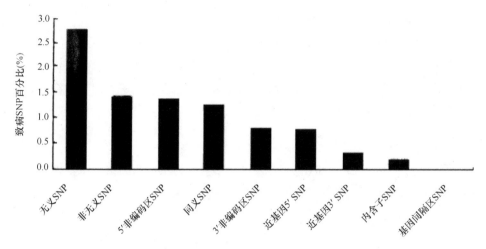

图 2-8　不同区域致病 SNP 百分比

（四）SNP 的特点

1. 频率高、数量多、分布广

在人类群体中，SNP 的发生频率至少大于 1%（小于 1% 被认为是点突变或罕见变异，由于样本规模的限制，不易被检测），属于常见变异，便于检测。据估计，在人类 DNA 的 30 亿个碱基对中，平均每 300～1000 个碱基对就存在一个 SNP，因此一个个体应至少携带 300 万个 SNP。但也有学者根据实验和理论研究结果推测人类基因组中大约有 1000 万个 SNP。这些 SNP 分布于整个基因组中，多态性信息含量高，可以在任何一个待研究基因的内部或周围找到，为在各染色体区段对变异进行精确扫描，以发现疾病相关 SNP 提供了可能性。

2. 遗传稳定

由于每一代细胞中每一个核苷酸的变异频率极低（10^{-8}），且碱基变异是随机性的，新突变不会影响 SNP 的稳定性。例如，若比较两个基因组，300 万个差异中只有 120 个是新突变，因此 SNP 的单碱基等位基因十分稳定。与 SNP（尤其是 cSNP）的高度稳定相比，串联重复的微卫星位点的高变异率容易引起群体遗传学分析困难。这种稳定性使得将 SNP 作为遗传标记进行疾病关联分析成为可能。

3. 存在标签 SNP

由于基因间存在连锁遗传，多个 SNP 位点可能连锁在一个长片段上遗传，即多个 SNP 形成单体型区域，因此用其中少量的标签 SNP 就可以代表一段区域的多态性，减少检测 SNP 的数量。

4. 适于高通量、自动化基因分型

SNP 是二等位基因，即二态性标记。虽然理论上一个单核苷酸位点的变异也存在 3 种可能性，甚至 4 种可能性，但实际发现 SNP 为二态。因此 SNP 分析中直接以序列的变异作为标记，只需做+/–或 0/1 的分析，有利于实现大规模、高通量、自动化的检测。

5. 部分 SNP 影响基因功能

部分位于基因内部的 SNP 可能会直接影响产物蛋白质的结构或基因表达水平，因此，它们本身可能就是效应性的候选多态性位点。

（五）SNP 的数量和频率

最有可能直接影响基因产物的 SNP 是可以改变氨基酸序列的编码区 SNP 或可控制蛋白质表达的调控区 SNP。人类基因组有 30 亿个碱基对，整个人类基因组中约有 300 万个 SNP，平均每 1000 个碱基中就有 1 个不同。大多数 SNP 位于非编码区：内含子及基因的 5′非翻译区和 3′非翻译区的 SNP，而编码区 SNP（cSNP）数量少，约是非编码区 SNP 的 1/5。

研究发现，每个基因平均存在 4 个 SNP，估计与药物反应相关的基因约占总基因组 3 万个基因的 10%，即 3000 个基因，那么就有 12 000 个 cSNP。在这些基因中，大约有 4800 个（40%）SNP 可能改变氨基酸序列，这是最有希望的 SNP。对于候选基因 SNP 的普查发现，75%可以改变氨基酸序列的 SNP 的等位基因频率小于 15%，平均值大约为 7%。因此，要检测到该类 SNP 至少需要 40 例样本（表2-2）。由表 2-2 可以看出，待研究的 SNP 的频率影响着样本规模，并直接关系到研究的可行性。因此一般选择频率大于 5%的 SNP 进行研究，这类 SNP 属于常见变异。尽管有理由相信微效应的罕见变异对药物反应性也有意义，但由于样本量的限制，无法检测到这种罕见变异。

表 2-2　发现各种频率 SNP 的可能性与所检测个体数的关系

个体数	SNP 频率				
	>1%	>2%	>5%	>10%	>20%
2	4%	8%	19%	34%	59%
5	10%	18%	40%	65%	89%
10	18%	33%	64%	88%	99%
20	33%	55%	87%	99%	>99%
40	55%	80%	98%	>99%	>99%

注：表中数据表示检出概率

（六）SNP 基因型和基因分型

同源染色体上相同位置 SNP 的每种碱基类型称为一个等位位点（类似等位基因）。除性染色体外，人体内的常染色体都有两条同源染色体，一个人所拥有的一对等位位点的类型称为基因型（genotype）。例如，某一 SNP（A/G）位点，一个个体在这一位点上的基因型则可能是 AA、AG 或 GG（图 2-9）。测定个体某 SNP 的基因型，就称为 SNP 基因分型（genotyping）。SNP 基因型既可以指个体的某个 SNP 的等位位点的基因型，也可以指某个体细胞中同源基因组中多个 SNP 等位位点的基因型。多种 SNP 测定技术均可检测确定个体的 SNP 基因分型，这类检测就称为 SNP 基因分型检测。

同源染色体 ···CTAGTT···
         ···GATCAA···

同源染色体 ···CTGGTT···
         ···GACCAA···

图 2-9 SNP 的基因型示意图

阴影部分的碱基为两个染色体上相同位置 SNP，A 和 G 互为等位基因，其基因型为 AG

二、单体型

人类基因组中密布有 300 万个 SNP，在药物基因组学研究中直接对它们一一检测，工作量巨大。实际上，群体染色体中有些同源序列上的多态性位点存在单体型现象，可以大大减少 SNP 的检测数量。

（一）单体型概念

位于一条染色体特定区域的一组相互关联，并倾向于以整体遗传给后代的单核苷酸多态性的组合，称为单体型（haplotype），又称单倍体型。理论上讲，在一个染色体区域如果有 n 个 SNP，理论上就有 2^n 个单体型。例如，在一段含有 6 个 SNP 区域中，理论上应该有 $2^6=64$ 种单体型，但由于 SNP 间存在连锁的遗传现象，实际上人群中只存在少数几个常见的单体型。如图 2-10 所示，6 个 SNP 区域只有 3 种常见的单体型，这 3 种单体型占所有单体型频率的 90%，用两个 SNP 代表即可。

（二）单体型块

染色体在一代代的传递中同源片段会发生重组（在精子和卵子的形成过程中，同源染色体发生配对并交换遗传物质，称为重组），这一过程并不是随机的，染色体的断裂、重组都发生在特定的位点。多代之后祖先染色体片段的原始序列形式

```
            1    2    3    4    5    6      频率
  ----A----C---- A----T----G --- T----     40%
  ----A----C---- C----G--- C --- T----     30%
  ----G----T---- C----G----G --- A----     20%
  --------  其他稀有单体型  ----------      10%
```

图 2-10　单倍体图示

图中的第一个 SNP 位点有两种等位位点 A 和 G，第四个 SNP 位点为 G 和 T，对这两个 SNP，可能出现 4 种单体型（AT、AG、GG、GT），但实际上只有 AT、AG 和 GG 是常见的，也就是说，这些 SNP 相互之间是高度相关的，主要排列形式有 3 种。但是当一个新的突变出现而且频率较高时，这一区域的单体型也会发生变化，因为只有突变和重组才能"打破"突变位点与其始祖单体型之间的相关关系

被重组打乱，群体中个体之间染色体上形成未发生重组区域与重组区域相互隔开的现象，这些未重组区域（一段序列完整遗传）称为单体型块（haplotype block）。如果群体中某同源染色体的一段区域在历史上从未发生重组，并且只存在几个单体型，我们就称这一区域为单体型块，或称单体型区域、单体型片段等。在单体型块中的 SNP 位点，相互之间是高度连锁相关的（近乎连锁在一起遗传）。重组区域称为重组热点。例如，Daly 等（2001）在位于染色体 5q31 上一个长约 500kb的区段内，对 103 个 SNP（人群中的频率>5%）进行分析，发现这一区段被分为11 个长 3～92kb 的单体型块，在每个单体型块中，2～4 个单体型就可以涵盖该区段 95% 的单体型种类。并且单体型变异率较低的区域，连锁遗传明显，单体型变异率较高的区域，连锁遗传趋势较小。

一般单体型块具有如下特点：单体型块的大小为 1kb 至数百 kb；一个单体型块由几种常见单体型组成，用几个标签 SNP 就可确定每种单体型。

（三）标签 SNP

当一个人群中某一染色体区域的单体型块被确定后，就可以准确地分析出哪些 SNP 是确定单体型结构所必需的，哪些是多余的。确定单体型结构所必需的SNP 就称为单体型标签 SNP（haplotype tag SNP，htSNP），简称标签 SNP。利用htSNP 可以使基因组多态性分型检测的工作量大大降低。例如，Johnson 等（2001）在研究的 9 个基因中，发现 2～5 个 htSNP 最多可以确定 6 个常见单体型，基因型检测的工作量就从 122 个 SNP 减少到了 34 个。

一般情况下，最多 5 个 htSNP 就可以确定一个区段内 2～6 个常见单体型，而这些常见单体型和它们的 htSNP 却代表了至少 80% 的单体型，也就是说，htSNP基因型的鉴定确保了所有常见变异型都能被纳入基因与疾病相关性研究中。而以单个 SNP 为基础的相关性研究难以实现这一要求。标签 SNP 的确定可通过计算机算法软件来完成。

（四）单体型的推断

对一个群体的单体型分型和单体型频率的推断是单体型应用的关键（图 2-11）。目前，单体型的推断方法主要有 3 种：实验法、系谱推断法和统计算法。其中被广泛应用于大规模人类基因组单体型推断的是统计算法。该法可以分为 3 种：一是由 Clark（1990）提出的在无相关个体间利用基因分型数据推断单体型的算法。常用软件为 HAPAR，把输入的单体型变成 0、1、2 编码的方式即可，简单易用。二是最大似然算法。基于此方法的常用软件为 PL-EM 软件。该软件以群体处于哈迪-温伯格平衡状态为假设前提，采用 EM 算法进行样本单体型频率的似然估计。该软件与 Clark 算法罗列所有可能的单体型不同，它可以直接求得单体型频率。此外，该软件对样本中个体检测顺序并不敏感。三是贝叶斯法。该法主要是用蒙特卡罗-马尔可夫链的方法进行推断。基于此方法的常用软件为 PHASE2 和 fastPHASE 两款简单易用的软件。

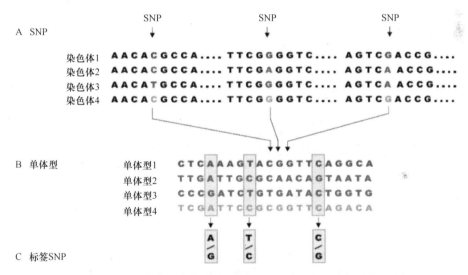

图 2-11　SNP、单体型和单体型标签 SNP 的关系（彩图请扫封底二维码）

A 图，4 个同源染色体区域的一段同源 DNA 序列中的 SNP 位点。这 4 个 DNA 序列大部分是相同的，但是有 3 个位点的单核苷酸出现变异，即 3 个 SNP 位点。每个 SNP 有两种 SNP 等位基因；图中第一个 SNP 等位基因有 C 和 T 两种。B 图，SNP 形成的 4 种单体型，每个单体型都由周围多个 SNP 等位基因组成。这里显示了 20 个 SNP 形成的基因型，可能跨越长达 6000 个碱基的 DNA 序列。人群中大多数染色体的这段 DNA 序列呈现出 1～4 这 4 种单体型。C 图，标签 SNP，只需对这 20 个 SNP 中的 3 个标签 SNP 位点进行基因分型就足以确定这 4 种独特单体型。例如，如果一个染色体中这 3 个标签 SNP 的模式为 A–T–C，那么就代表是单体型 1。注意：人群中的很多同源染色体都带有相同的单体型

（五）单体型的生物功能

蛋白质的功能常常由它的折叠构象决定，而折叠构象由氨基酸的线性序列组

成，这些线性序列又由单体型中的 DNA 变异决定。很多证据显示，在单个基因的顺式位置（如在相同的单体型中），多个突变能够相互组成一个超级等位基因，而且对表型起到很大的作用，增加了表观性状的多样性。有很多关于单体型作用的例子，如影响肠道乳糖酶活性的基因，影响人类脂蛋白脂肪酶表达的基因，增加前列腺癌患病风险的 *HPC2/ELAC2* 基因，影响哮喘的基因等，这些都与单体型遗传有关。因此，单体型具有重要的生物学意义。

（六）单体型的统计优势

在遗传疾病的关联分析中，单体型分析方法能够捕获祖先的单体型分布，所以由 SNP 位点组成的单体型，常常比单个标记分析更有效力。在疾病-对照研究中，当 SNP 处在连锁不平衡中，且在双等位基因中有一个易感位点时，单体型分析比单个位点分析更有效率。

总之，在复杂疾病的遗传机制及药物基因组学的研究中，单体型将继续扮演一个重要角色，特别是随着对单体域的进一步定义和理解，国际人类基因组单体型图计划大量有价值的数据的积累，以及更多分析方法的开发，单体型与性状的相关性检出将会获得丰硕成果。

三、SNP 在药物基因组学中的应用

SNP 已经在人类基因组多态性遗传图谱的绘制、遗传疾病基因的搜寻、药物设计和安全用药、法医学以及人类起源、迁移、进化等方面得到广泛应用。下面简要介绍 SNP 在药物基因组学中的相关应用。

（一）人类基因组单体型图的绘制

国际人类基因组单体型图计划的目标是构建人类 DNA 序列中多态性位点的单体型图，简称 HapMap，以描述遗传变异的常见类型，加速对人类疾病遗传因素的研究。HapMap 将为研究人员提供影响人类健康和疾病以及对药物、环境反应相关基因的关键信息。由这一项目所产生的一切数据将供免费使用。该计划正式开始于 2002 年 10 月 27~29 日的 HapMap 计划第一次会议，2005 年完成。由日本、英国、加拿大、中国、尼日利亚和美国的科学家合作完成。

大多数常见的疾病，如糖尿病、癌症、心脏病、抑郁症、哮喘等，是众多基因及环境因子共同作用的结果。尽管人与人之间 DNA 序列有 99.9%是一致的，剩下的 0.1%由于包含了遗传上的差异因素，非常重要。这些差异造成人们罹患疾病的不同风险和对药物的不同反应。发现这些与疾病相关的多态性位点，是了解引起人类疾病的复杂原因的最重要途径之一。

为了构建单体型图,对来自 3 个不同人种的 270 份样本的约 390 万 SNP 进行全基因组规模的基因分型检测。项目第一阶段构建出了 60 万个 SNP 在人类基因组中均匀分布的图谱。第二阶段,样本中的 210 万新的 SNP 被基因分型。目前,单体型图计划已经完成,但是后期目标是要使总密度达到每 500 碱基有一个 SNP,绘制更加精密的单体型图谱。人类基因组单体型图的绘制完成,将有助于发现与感染疾病和个体治疗反应相关的遗传多态性位点,以及与长寿和抗病能力有关的遗传变异,使研究人员可以更清楚地了解疾病和衰老的起因,进而寻找更新更好的疾病预防、诊断和治疗的方法。这些研究还有助于实现个体化医疗,使患者得到最佳治疗。

一般研究者要通过比较患者和非患者基因组来发现两组单体型频率不同的染色体区域,从中发现疾病相关基因。理论上,如果研究者对全部 1000 万个 SNP 位点都进行基因分型,也能够寻找到这样的区域。但是,目前用这种方法进行鉴定的成本过高。而单体型图计划将鉴定出 25 万~50 万个标签 SNP,从而可提供与 1000 万个 SNP 位点信息量大致相同的图谱,为在全基因组寻找疾病或药物反应相关基因提供了重要信息。

(二)指导用药与药物设计

由于 SNP 能充分反映个体间的遗传差异,因此,通过 SNP 与个体对药物反应的相关性研究,可阐明遗传因素对药物疗效的影响,从而建立与基因型相关的治疗方案,实施个体化用药。另外,随着 SNP 与药物基因组学研究的深入,根据特定基因型设计药物将成为可能。例如,肾上腺素受体基因上 13 个 SNP 所形成的不同单体型,与哮喘病治疗药物的药物反应显著相关。SNP 与药物反应的相关分析能够显示出在不同个体的药物作用靶标或药物代谢途径中某个酶的差异。这样就可以预测出哪种药或疫苗(vaccine)对哪些携带特殊基因型的个人最有效,医生就可以根据不同患者对药物的不同反应,进行个体化治疗,提高治疗效果。

(三)SNP 与疾病易感基因的相关性分析

当某些 SNP 遗传标记的频率在患者与非患者中的差异明显时,表明这些标记可能与这种疾病相关。随着单体型图的完成,以及大量代谢通路和其中相关分子上大量 SNP 的确认,SNP 遗传标记在人类疾病研究中将显示出极高的潜在价值。已经有高血压、哮喘、类风湿关节炎、肺癌、乳腺癌、前列腺癌等许多易感基因通过 SNP 的相关研究被发现。

四、SNP 命名和常见标识

NCBI 的 dbSNP 数据库是启动最早、收集数据最多的公共数据库。dbSNP 数据库一般都有两个身份识别码（ID）：ss 编号和 rs 编号，前者为研究者提交的所有 SNP 都生成的编码，称为 NCBI 分析编码（NCBI assay ID）；后者是在对所有数据比较分析后，为独特 SNP 生成的编码，称为参考 SNP 编码（reference SNP ID）。理论上一个 rsSNP 可能对应多个不同的 ssSNP，rsSNP 应该是唯一的。但是实际上不同 rs 编号的 SNP 也不一定代表不同的 SNP，这是 NCBI 目前数据存在的问题之一。NCBI、UCSC 和 Sanger 中心的基因组标识都对 rs 编号的 SNP 进行了基因组定位，SNP 数据库的数据采集不如 GenBank 那样严格，因此常有数据不完整、可靠性有局限等问题。为了解决这些问题可以参考一些其他数据库，如 TSC（The SNP Consortium）提供 SNP 等位基因频率数据，UCSC 可以获得定位 SNP 的旁侧序列。

关于 SNP 位点命名并没有统一规则。通常有以下几种形式。

1. NCBI 的 rs 编号

NCBI 对所有提交的 SNP 进行分类考证之后，都会给出一个 rs 编号，也可称为参考 SNP 编码，并给出 SNP 的具体信息，包括前后序列、位置信息、分布频率等。具体内容参考 NCBI 网站：http://www.ncbi.nlm.nih.gov/snp/。

需要注意：首先，由于基因信息的不断完善和补充，很多原来的 SNP 位置信息都在发生变化，如 C188T 这样的 SNP 位置信息，只需把它当成一个名字而已，千万不要真对着 188 这个位置去找 SNP。查到位置有疑议，很可能就是基因信息的更迭造成的。其次，NCBI 的同一个 SNP 可能拥有两个 rs 编号。

2. 突变信息之间加上位置信息

cDNA 序列中的 SNP 位点命名形式是，突变信息之间加上 cDNA 的位置，如 C299T；DNA 序列中的 SNP 位点命名形式是，突变信息之间加上 DNA 位置，如 A3245G；氨基酸序列中的 SNP 位点命名形式是，突变氨基酸信息之间加上氨基酸位置，如 Glu231Lys。一般前面的为野生型碱基，后面的为变异碱基，如 C188T 中的 C 为野生型碱基，T 为变异碱基。

3. 按发现顺序命名

一种形式是基因名和等位基因（数字）被星号分离，星号后的阿拉伯数字为特定的等位基因，如 *CYP2D6*10*、*CYP2C9*3* 等。还有一些前面加个 *m*，表示突变，如 *CYP2C19m2* 等。这些形式并未统计，但第一种使用较多。具体命名法可参考 CYP 系列 SNP 的命名网站（http://www.cypalleles.ki.se/）。

（郭晏海）

参 考 文 献

程罗根. 2015. 人类遗传学导论. 北京: 科学出版社.

国家食品药品监督管理总局. 2017. 国家药品不良反应监测年度报告(2016年). http://www.sda. gov.cn/WS01/CL0844/172167.html [2017-4-28].

姜远英. 2006. 药物基因组学. 北京: 人民卫生出版社.

王起山, 潘玉春, 胡艳玲. 2008. 单体型关联分析方法研究进展. 上海交通大学学报(农业科学版), 26(3): 256-257.

王小荣. 2008. 医学遗传学基础. 北京: 化学工业出版社: 120-143.

韦纳, 加布里埃尔, 斯蒂芬斯. 2010. 遗传变异分析实验指南. 张根发, 谭信, 杨泽, 等译. 北京: 科学出版社.

许超. 2012. SNP 对基因表达影响的生物信息学模型. 苏州: 苏州大学硕士学位论文.

Chasman D, Adams R M. 2001. Predicting the functional consequences of non-synonymous single nucleotide polymorphisms: structure-based assessment of amino acid variation. J Mol Biol, 307(2): 683-706.

Clark A G. 1990. Inference of haplotypes from PCR-amplified samples of diploid populations. Mol Biol Evol, 7(2): 111-122.

Daly M J, Rioux J D, Schaffner S F, et al. 2001. High-resolution haplotype structure in the human genome. Nat Genet, 29(2): 229-232.

Johnson G C, Esposito L, Barratt B J, et al. 2001. Haplotype tagging for the identification of common disease genes. Nat Genet, 29(2): 233-237.

Kimchi-Sarfaty C, Oh J M, Kim I W, et al. 2007. A "silent" polymorphism in the MDR1 gene changes substrate specificity. Science, 315(5811): 525-528.

Lander E S. 1996. The new genomics: global views of biology. Science, 274(5287): 536-539.

The International HapMap Consortium. 2005. A haplotype map of the human genome. Nature, 437(7063): 1299-1320.

The International HapMap Consortium. 2007. A second generation human haplotype map of over 3.1 million SNP. Nature, 449(7164): 851-861.

第三章　药物基因组学基本研究方法

药物基因组学研究的主要任务是寻找与药物反应相关联的 SNP，为药物反应机制研究、个体化用药和药物研发提供重要信息。寻找药物反应相关 SNP 的研究涉及两方面主要内容。第一方面是采用专业的 SNP 检测技术发现和分析样本基因组中的 SNP，获得群体中 SNP 的等位基因频率和基因型频率。SNP 检测技术主要有核酸扩增技术、基于核酸杂交的 SNP 检测技术和新一代核酸测序技术。近年来这些检测技术发展迅速，先进技术不断涌现，其中核酸扩增技术已由普通 PCR 和实时荧光定量 PCR（real-time quantitative PCR，qPCR）技术，发展出数字 PCR（digital PCR，dPCR）技术；核酸测序技术已从以 Sanger 技术为代表的低通量第一代测序技术发展到高通量、单核酸分子测序的第二代和第三代测序技术，使得在全基因组范围内的大规模 SNP 检测成为可能。第二方面的内容是应用不同研究方案，如采用基于群体的关联分析，对候选基因或全基因组进行关联分析，从中发现药物反应相关 SNP。下面分别介绍常用 SNP 检测技术原理和药物基因组学的基本研究方法和策略。

第一节　基因研究技术

我国国家卫生和计划生育委员会医政医管局为进一步提高临床实验室开展药物代谢酶和药物靶点基因检测技术及肿瘤个体化用药基因检测技术的规范化水平，于 2015 年 7 月制定了《药物代谢酶和药物作用靶点基因检测技术指南（试行）》和《肿瘤个体化治疗检测技术指南（试行）》。药物基因组学主要涉及基因扩增及相关技术、基因杂交技术及基因测序技术等。

一、基因扩增及相关技术

核酸研究已有 100 多年历史，20 世纪六七十年代，人们致力于基因的体外分离技术研究。1985 年，美国科学家 Kary Mullis 申请了聚合酶链反应（polymerase chain reaction，PCR）相关的第一个专利，并发表了第一篇 PCR 学术论文。1988 年，Saiki 等在从温泉中分离的一株水生嗜热杆菌中提取到一种热稳定 DNA 聚合酶，极大地提高了 PCR 扩增效率。从此 PCR 技术被广泛应用于分子生物学研究。

（一）常规 PCR-凝胶电泳

常规 PCR 由高温变性→低温退火→适温延伸三步骤反复循环构成。首先，待扩增双链 DNA 模板经加热变性（92～98℃）氢键断裂，形成单链 DNA；其次，单链 DNA 模板与其互补寡核苷酸引物对退火（37～68℃）结合；最后，*Taq* DNA 聚合酶按 DNA 序列 5′端到 3′端方向延伸（58～75℃，72℃最佳），合成模板 DNA 互补链，直到完成 DNA 合成。新合成 DNA 也可作为模板，因而 PCR 产物以 2^n 指数形式扩增，如图 3-1 所示。

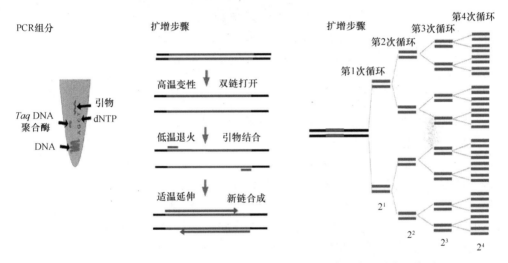

图 3-1　PCR 以 2^n 指数形式扩增特异靶标核酸分子（彩图请扫封底二维码）

常规 PCR 扩增结束后，使用琼脂糖凝胶电泳等按照核酸片段大小分离产物，再以溴化乙锭等核酸双链嵌入染料染色，经紫外线光源可视化 PCR 扩增产物。通过与已知大小的 DNA 标准品比较而分析产物片段大小。PCR-电泳法属于定性或半定量分析，比较适合对 DNA 较大片段的插入/缺失（I/D）多态性或融合基因鉴定。

血管紧张素转化酶（angiotensin converting enzyme，ACE）是肾素-血管紧张素系统关键酶，可以将内皮细胞表面及血浆内无活性的血管紧张素 i 转化为具有缩血管和刺激醛固酮分泌的血管紧张素 ii。ACE 编码基因 16 号内含子上存在大小为 288bp 的插入/缺失多态性，其中 DD 型个体血浆 ACE 活性升高。不同基因型个体对 ACE 抑制剂如福辛普利、赖诺普利或卡托普利表现出药效差异。PCR-琼脂糖凝胶电泳可对 *ACE* 基因此处 I/D 状态进行分析，进而指导血管紧张素转化酶抑制剂（ACEI）类药物个体化用药，如图 3-2 所示。

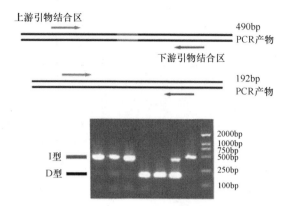

图 3-2　利用特异 PCR 引物，经 PCR 扩增后利用琼脂糖凝胶电泳检测 ACE 编码基因 16 号内含子上 288bp 大小的插入/缺失（I/D）多态性（彩图请扫封底二维码）

（二）PCR-RFLP 分析

限制性核酸内切酶能识别特定核苷酸序列，并在特定核苷酸间进行磷酸二酯键水解。限制性核酸内切酶对序列的识别十分严格，单一碱基变化亦可使其酶切活性无效。限制性片段长度多态性（RFLP）分析是第一代 DNA 分子标记经典技术。若某一限制性核酸内切酶识别位点恰好处于待检基因 SNP 位点区，则此内切酶只会切割其特异识别的基因型。对于位于某特定限制性核酸内切酶特异识别区域的 SNP 位点，可以使用 PCR-RFLP 进行 SNP 分型。如图 3-3 所示，利用 PCR 引物扩增得到包含有此 SNP 位点的 PCR 产物；再经限制性核酸内切酶作用，将其特异识别的基因型序列进行水解酶切；再以凝胶电泳区分 PCR 产物有无酶切特异片段而判定基因型。PCR-RFLP 方法无需特别的仪器，只需在 PCR 扩增后加以酶切处理，实验过程也相对简单。但受限制性核酸内切酶识别区限制，可检测的 SNP 较有限。为减小此种限制，可通过 PCR 带入新序列，对一些与特定限制性核酸内切酶识别区有类似序列的 SNP 位点进行分析。

发生 *PIK3CA*（磷脂酰肌醇 4,5-二磷酸-3-激酶催化亚基α，phosphatidylinositol-4, 5-bisphosphate 3-kinase catalytic subunit alpha）基因特定突变的肿瘤患者对表皮生长因子（EGF）受体靶向药物如西妥昔单抗发生耐药。如图 3-3 所示，位于 *PIK3CA* 基因 20 号外显子的点突变 H1047R（3140A＞G），碱基序列为 TGCAC[A/G]，其野生型与 *Fsp* I 内切酶识别序列 TGC^GCA 仅差 1 个碱基。为利用 PCR-RFLP 进行基因型分析，在不影响突变点扩增的情况下，将 PCR 上游引物 3′端设计为 TGCGC-3′共 32 个碱基。PCR 扩增产物经 *Fsp* I 内切酶处理后，位点 1047 为野生型时会被切割出一个 30bp 的片段，而突变型则无，进而实现对不同基因型的区分。

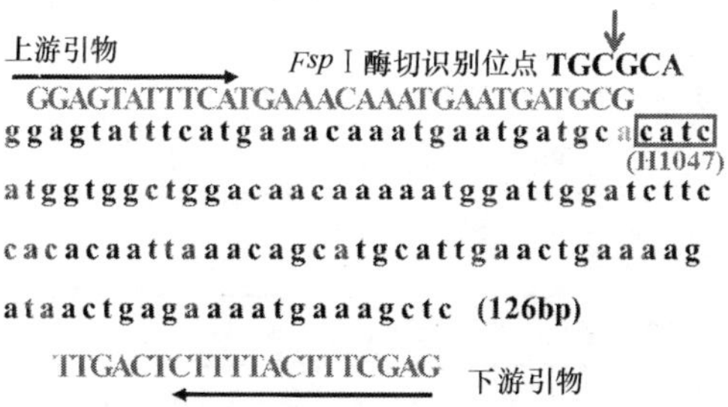

上游引物 ——→ *Fsp* I 酶切识别位点 TGCGCA

GGAGTATTTCATGAAACAAATGAATGATGCG
ggagtatttcatgaaacaaatgaatgatgca cate
(H1047)
atggtggctggacaacaaaaatggattggatttc
cacacaattaaacagcatgcattgaactgaaaag
ataactgagaaaatgaaagctc (126bp)

TTGACTCTTTTACTTTCGAG 下游引物

图 3-3 利用 PCR-RFLP 技术对 *PIK3CA* 基因 20 号外显子点突变 H1047R（3140A＞G）进行基因型检测（改编自 Li et al.，2016）（彩图请扫封底二维码）

（三）ARMS-PCR 法

扩增阻碍突变系统（amplification refractory mutation system，ARMS）又称等位基因特性 PCR（allele-specific PCR，AS-PCR）或等位基因特异性扩增（allele-specific amplification，ASA），是一种利用 *Taq* DNA 聚合酶无 3′→5′外切酶活性，当引物序列 3′端碱基序列错配导致此物延伸变慢，甚至终止合成链延伸时，检测已知突变基因的技术。ARMS-PCR 通过设计靶基因待检点野生型和突变型的针对性特异引物进行 PCR 扩增，突变型引物与靶基因野生型序列会因碱基错配而无法延伸，无 PCR 扩增产物，而突变型靶基因则可以延伸；同理，野生型引物只与野生型靶基因有 PCR 扩增。最后，只需通过分析有无相应的 PCR 产物即可判断基因型。ARMS-PCR 基因分型检测灵敏度能达到约 1%，甚至更低，是目前实验室常用的基因突变检测方法。但是当待检基因突变位点或类型较多时，则需设计相应更多引物，这使得出现非特异性结合的概率大大提高。

鼠类肉瘤滤过性毒菌致癌同源体 B1（BRAF）是 Ras-Raf-MEK-ERK 信号通路重要的转导因子，参与调控细胞内多种生物学事件，如细胞生长、分化和凋亡。*BRAF* 基因突变产物始终处于激活状态，引起细胞增殖，进而使 BRAF 突变肿瘤患者接受表皮生长因子受体抑制剂——西妥昔单克隆抗体和帕尼单克隆抗体等的疗效减弱，甚至无效。以 ARMS-PCR 检测 *BRAF* 基因点突变 T1799A（V600E）时，设计 PCR 扩增引物 Fo 与 Ro，再设计突变型扩增引物 Rimut 与野生型扩增引物 Fiwt，分别得到 200bp、144bp 和 97bp 的 PCR 产物，如图 3-4 所示。

（四）实时荧光定量 PCR

实时荧光定量 PCR（qPCR）是一种经由普通 PCR 发展而来的高灵敏、特异的基因定量分析技术。qPCR 是在常规 PCR 反应体系中加入特定荧光染料或荧光基团，利用仪器监测荧光信号积累，以 *Ct* 值（threshold cycle）对未知模板起始浓

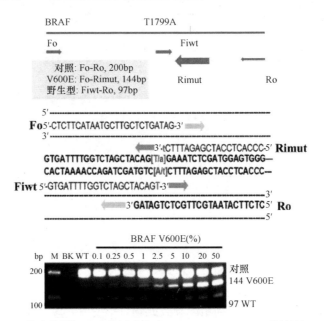

图 3-4 ARMS-PCR 技术检测 *BRAF* 基因点突变 T1799A（V600E），能达到 0.5%的检测灵敏度（改编自 Huang et al.，2013）（彩图请扫封底二维码）

度进行定量分析。如图 3-5 所示，通常用已知浓度标准品的拷贝数和 *Ct* 值建立标准曲线，以此计算未知样本初始拷贝数。由标准曲线所建立的方程式斜度能反映 PCR 扩增效率，其线性相关系数（$R^2 > 0.99$）可确保实验过程和数据的可信度。

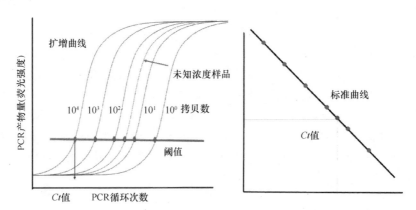

图 3-5 实时荧光定量PCR通过加入特定荧光染料或荧光基团来实时监测PCR扩增产物的累积情况（彩图请扫封底二维码）

荧光强度达到设定的阈值所需的循环数称为 *Ct* 值，样本中原始拷贝数越多，荧光强度升高得越快，相应的 *Ct* 值就越小。以梯度浓度标准样品的 *Ct* 值产生的标准曲线计算出方程式，使用这个方程式计算未知样品初始模板量

　　实时荧光定量 PCR 现已开发出 DNA 双链结合染料掺入法、水解探针法、杂交探针法、荧光引物法等扩增产物实时定量监测技术。双链 DNA 染料 SYBR Green Ⅰ能特异性地掺入 DNA 双链发射荧光，而不掺入 DNA 链的 SYBR Green Ⅰ染料则无荧光，因而其荧光强度会随着 PCR 产物的增加而增强。核酸染料使用方便，但无模板选择性，易与非特异性双链 DNA 结合，通常使用溶解曲线分析反应的特异性。TaqMan 寡核苷酸探针实时荧光定量 PCR 技术基于荧光共振能量转移（fluorescence resonance energy transfer，FRET）原理，在 TaqMan 探针寡核苷酸 5′ 端标记荧光报告基团，3′端标记荧光猝灭基团。利用 *Taq* DNA 聚合酶 5′→3′外切酶活性，在 PCR 过程中水解与靶序列结合的 TaqMan 探针寡核苷酸，使荧光基团得以游离，释放荧光信号。从而使与靶序列杂交的探针在扩增过程中释放荧光。TaqMan 探针寡核苷酸只与模板 DNA 发生特异性结合，因此提高了荧光信号的特异性。实时荧光定量 PCR 技术灵敏度高，操作简便快捷，所用仪器容易普及，易于推广使用，使得它可以进行诸如基因拷贝数和 mRNA 表达水平分析，结合其他技术还可进行基因分型定量分析。例如，将 qPCR 与 ARMS 结合而发展得到的 ARMS-qPCR 技术可以实现 *BRAF* 基因 T1799A（V600E）点突变的高灵敏度定量分析，如图 3-6 所示。

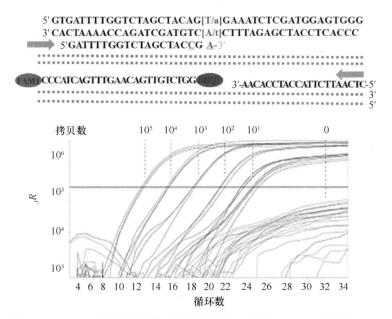

图 3-6　利用 ARMS-qPCR 并结合高灵敏度错配碱基校正功能 *Taq* DNA 聚合酶——SNPase 实现对外周血内肿瘤细胞游离 DNA 中 *BRAF* 基因 T1799A（V600E）点突变的高灵敏度定量分析（改编自 Stadler et al.，2015）（彩图请扫封底二维码）

（五）高分辨率熔解曲线法

高分辨率熔解曲线（high-resolution melting，HRM）是一种用 LC Green 等饱和荧光染料对 PCR 产物进行高分辨率熔解曲线峰图分析，用于基因变异、单核苷酸多态性分析的基因检测技术。PCR 扩增产生的双链 DNA 经加热熔解，同时对嵌入 DNA 双链而发出的荧光强度在升温过程中进行实时监测，随着 PCR 产物的熔解，荧光信号将随着双链 DNA 的解链而逐渐减少。特异性 PCR 产物有其特定的温度熔解，此温度由序列本身的碱基组成和片段大小决定。饱和荧光染料能结合 DNA 双螺旋结构中的全部小沟，因而双链 DNA 变性过程不存在荧光分子的重排，扩增片段中细微的碱基差异都能从熔解曲线的变化中体现出来。HRM 分析不受碱基突变位点和种类的限制，可用于突变扫描、基因分型、序列匹配、DNA 甲基化等方面的研究，且 PCR 扩增后无需开盖即可进行检测，灵敏度高，特异性好。

KRAS 属 RAS 癌基因家族，是表皮生长因子受体（epidermal growth factor receptor，EGFR）下游分子，可有节制地传递细胞生长分化信号。*KRAS* 基因催化活性区突变，使 RAS 蛋白不依赖 EGFR 激活而持续活化，促进细胞癌变。当直肠癌和头颈部癌患者存在 *KRAS* 基因 2 号外显子 12 号和（或）13 号密码子突变时，使用 EGFR 抑制剂西妥昔单抗和帕尼单抗无效。*KRAS* 基因此处突变位点集中，且碱基突变类型较多，较难设计 ARMS 扩增引物，检测特异性也较难保证。使用 HRM-PCR 技术检测，只需针对此基因位点设计一对 qPCR 引物，PCR 扩增后，直接进行 HRM 分析即可，如图 3-7 所示。

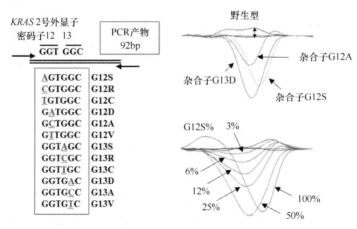

图 3-7　利用 HRM 技术实现对肿瘤细胞 *KRAS* 基因 2 号外显子 12 号和（或）13 号密码子突变检测（改编自 Krypuy et al.，2006）（彩图请扫封底二维码）

（六）数字 PCR

与传统 PCR 不同，数字 PCR（digital PCR，Dig-PCR，dPCR）（图 3-8）通过对样本进行分散处理，使每个反应单元中最多只包含一个目标分子（模板），再加入荧光标记探针和 DNA 聚合酶，进行平行、批量 PCR 扩增。检测每个反应体系荧光信号，存在靶标模板的反应单元有荧光信号，无靶标模板的反应单元则无相应荧光信号，通过统计荧光信号阳性反应体系数量读出原始溶液中待测分子数量，即 PCR 扩增结束后有荧光信号（产物）记为 1，无荧光信号（产物）记为 0，有荧光信号的反应单元中至少包含一个拷贝的目标分子。理论上，目标 DNA 浓度极低时，有荧光信号反应单元数目等于目标 DNA 分子拷贝数。

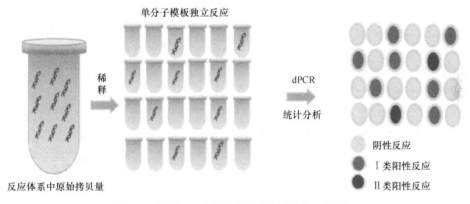

图 3-8　数字 PCR 过程（彩图请扫封底二维码）

假设原始样品总管含有两个变异分子、若干未变异分子。足够倍数稀释后，使每个细分样品管中至多含一个分子。将细分样品管进行 PCR，含有变异分子的两个样品管的荧光信号将放大上百万倍，检测器可通过数个的办法"数出"变异分子数，进而推断出起始样品中变异分子的绝对数量

实时荧光定量 PCR（qPCR）以 Ct 值为定量分析基础，认为在指数扩增开始阶段样品间的细小误差尚未放大且扩增效率恒定。当 PCR 到达循环阈值时：

$$N_t=N_0(1+E)Ct \qquad (3\text{-}1)$$

式中，N_0 为初始模板拷贝数；N_t 为第 t 个循环时产物拷贝数；E 为扩增效率。式（3-1）两边取对数：

$$logN_t=logN_0(1+E)Ct \qquad (3\text{-}2)$$

一个特定 PCR，扩增效率 E 和第 t 个循环时拷贝数 N_t 均为定值，因此，Ct 值与初始模板拷贝数 N_0 的对数成反比关系。然而，影响 PCR 扩增效率的因素有很多，如酶和引物浓度等，因此很难保证扩增效率不变，导致定量 PCR 结果的准确度和精密度难以保证。

数字 PCR 中，当靶标 DNA 浓度极低时，阳性反应单元数目即为靶标 DNA

分子数量。每个反应单元含两个或两个以上目标分子概率可通过泊松分布（Poisson distribution）分析：

$$P=(\lambda^{k}/k!)e^{-\lambda} \tag{3-3}$$

式中，λ 为每个反应单元包含靶标 DNA 分子的平均数量；P 为特定 λ 时，每个反应单元中包含 k 个靶标 DNA 分子的概率。λ 受限于溶液稀释系数 m，有 $\lambda=cm$，c 为样品靶标 DNA 分子数。当 $k=0$（不含目标 DNA 分子）时，式（3-3）简化为 $P=e^{-\lambda}=e^{-cm}$，P 是阴性反应单元数与反应单元总数比值，即：

$$(n-f)/n=e^{-cm} \tag{3-4}$$

式中，n 为反应单元总数；f 为有阳性反应单元数。

式（3-4）两边取对数（ln）得到：

$$cm=\ln(1-f/n) \tag{3-5}$$

从数字 PCR 反应单元总数和阳性反应单元数及样品稀释系数，就可以得到样本原始 DNA 数量。数字 PCR 不依赖于扩增曲线循环阈值，不受扩增效率影响，也无需标准品和标准曲线，是一种绝对定量技术。数字 PCR 的检测灵敏度主要取决于反应单元数目 n。理论上每个反应单元至多有一个拷贝的 DNA 分子，相同体积情况下，$n=10^{2}$ 时，该方法最大分辨率为 1/100，即样品浓度最低为 1%可以被检出。如果 $n=10^{4}$，就可从 10^{4} 个背景分子中检测到 1 个靶分子，即样品浓度最低为 0.01%可被检出。因此，反应单元的数目越多，数字 PCR 的灵敏度越高，准确度也就越高。数字 PCR 主要优点在于其有 0.0001%～0.001%的超高灵敏度，可完成复杂背景下靶标序列的高特异性检测；不必依赖对照品或标准品，可对目标拷贝数直接进行精确的鉴定。

分子生物学基础研究和临床应用需要更精确和更灵敏的测量技术发展。一些基于常规 PCR 扩增的基因分析技术往往需要开管检测，常常会产生气溶胶，而引起实验室扩增产物污染，且具有灵敏度低、无法定量等局限性；qPCR 可通过校准物的标准曲线，进而确定未知样品浓度，可进行定量分析。qPCR 的主要问题在于受到 PCR 扩增效率影响而无法实现对原始拷贝数的绝对定量；dPCR 不依靠任何校准物或外标，仅通过判断设定的循环数后扩增是否发生，直接计数目标分子数，是真正的绝对定量。这些不断涌现的新技术推动了基因检测及相关领域的快速发展。

二、基因杂交技术

互补的核苷酸序列通过 Watson-Crick 碱基配对形成稳定的杂合双链 DNA 分子的过程称为杂交。核酸分子杂交可以根据所使用的探针对已知靶序列实现灵敏而特异的分析，在基因诊断中的应用也日趋增多。

（一）荧光原位杂交

荧光原位杂交（fluorescence *in situ* hybridization，FISH）是 20 世纪 80 年代末在放射性原位杂交技术的基础上发展起来的一种非放射性分子细胞遗传技术，利用荧光标记DNA探针与组织切片或细胞中DNA靶序列，依据基因碱基互补配对原理进行杂交，进而在荧光显微镜下实现对染色体上基因/DNA的定性、定位、相对定量分析。当待检组织切片或细胞中靶DNA与核酸探针同源互补时，则二者经过变性—退火—复性，即可杂交形成靶DNA与核酸探针的杂交体。再利用核酸探针上标记的报告分子，如生物素、地高辛，与荧光素标记的特异亲和素之间的免疫化学反应，经荧光检测体系对待测基因或DNA进行分析。FISH可以分析DNA或基因间的相对位置，并加以空间精确定位，进而实现基因缺失、基因融合、基因扩增等多种检测。另外，比较基因组杂交（comparative genomic hybridization，CGH）与光谱核型分析（spectral karyotyping，SKY）等FISH衍生技术，也正在越来越多地在临床诊断领域中发挥作用。

研究表明，在 20%～30% 的乳腺癌患者中存在 *HER2* 基因明显扩增或过表达。临床上，此类乳腺癌患者通常生存率低、肿瘤恶性程度高、进展迅速、易于发生淋巴结转移、化疗缓解期短，对他莫昔芬（tamoxifen）和很多细胞毒性化疗药耐药等，但大剂量蒽环类、紫杉类药物疗效好。*HER2* 基因表达可以采用 FISH、免疫组织化学（immunohistochemistry，IHC）、扩增显色原位杂交（CISH）和荧光定量 PCR 等进行检测。临床实验室通常首先采用 IHC 方法进行 HER2 蛋白检测，再以 FISH 进行 *HER2* 基因检测确认。

（二）基因芯片

随着越来越多的物种基因组信息，特别是人类基因组计划（Human Genome Project，HGP）的完成，基因序列数据得到了前所未有的增长。对大量遗传信息进行高效、快速的检测、分析十分必要。基因芯片（又称 DNA 芯片、生物芯片）技术应运而生，通过微加工技术，将数以万计、百万计特定基因探针序列，有序地固定于硅片、玻片等支持物上，构成 DNA 探针阵列。随后与标记的样品分子进行杂交，通过检测每个探针分子的杂交信号强度进而获取样品分子的数量和序列信息。随着探针固相原位合成技术、照相平板印刷技术及激光共聚焦显微技术的发展，基因芯片技术能同时将大量探针固定于支持物上，所以可以一次性对样品大量序列进行高通量检测和分析。而且，通过设计不同的探针阵列、使用特定的分析方法可使该技术具有多种不同的应用价值，如基因表达谱测定、突变检测、多态性分析、基因组文库作图及杂交测序等。

三、基因测序技术

快速和准确获取生物体遗传信息对于生命科学研究十分重要。尽管基于PCR扩增或DNA杂交的一些特定基因序列检测技术已得到了较快发展及应用，但基因序列分析（测序）技术作为直接获得核酸序列信息的唯一手段，最能真实地反映基因组遗传信息，是基因序列检测的金标准。

20 世纪 70 年代，Sanger 双脱氧核苷酸末端终止测序法和 Gilbert 化学降解法基因测序标志着第一代测序技术的诞生。随后的 30 多年，基因测序技术向着更高通量、更快速度、更长读长、更低成本的方向飞速发展，陆续产生了以罗氏（Roche）/454公司的大规模焦磷酸测序技术、依诺米那（Illumina）/Solexa 公司的边合成边测序技术和美国 ABI/APG 公司的 DNA 连接酶测序技术为代表的大规模平行测序，即通常所说的第二代测序技术。近几年，生命科技（Life Technologies）/Ion Torrent公司的离子半导体测序技术和赫利克斯生物科学（Helicos BioSciences）公司的大规模并行-单分子合成测序技术，以及太平洋生物科学（Pacific BioSciences）公司的单分子实时（single molecule real-time，SMRT）测序技术和牛津纳米孔科技有限公司（Oxford Nanopore Technologies Limited）的纳米孔测序技术等以单分子和（或）实时测序为特征的第二代半或第三代测序技术发展迅速。

（一）第一代测序（双脱氧核苷酸末端终止测序法）

1977 年，Sanger 等提出的双脱氧核苷酸末端终止测序法与 Gilbert 等提出的化学降解法都是将预先得到的随机长度 DNA 片段通过凝胶电泳获取 DNA 序列。不同之处在于，Gilbert 法是用特定化学试剂标记碱基并用化学方法打断待测序列，而 Sanger 法则是用双脱氧核苷酸（ddNTP）随机中断合成待测序列，如图 3-9 所示，利用 DNA 聚合酶扩增待定 DNA 序列，直到掺入一种核苷酸链终止为止。每次测序包括 4 个单独反应，每个反应含有所有 4 种 dNTP，并混入限量的一种ddNTP。由于 ddNTP 缺乏 $3'$-OH，寡聚核苷酸各自在 G、A、T 或 C 处终止。调整 dNTP 和 ddNTP 相对浓度，可使反应得到一组不同长度的产物。通过高分辨率变性凝胶电泳分离大小不同的片段，凝胶处理后可用 X 光胶片放射自显影或非同位素标记进行检测。同一时期出现的测序技术还有焦磷酸测序法（pyrosequencing）、连接酶测序法（sequencing by ligation，SBL）、杂交测序法（sequencing by hybridization，SBH）等。

1986 年，美国应用生物系统公司（Applied Biosystems）以荧光信号接收和计算机信号分析代替了 Sanger 测序中核素标记和放射自显影检测，推出了首台商业化 DNA 测序仪——PRISM 370A。1995 年，该公司又在毛细管电泳基础上推出了

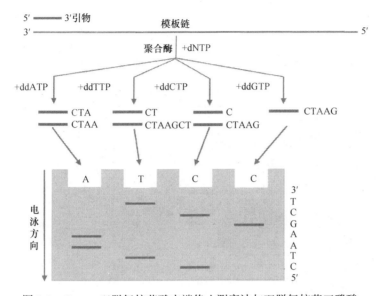

图 3-9 Sanger 双脱氧核苷酸末端终止测序法与双脱氧核苷三磷酸

在 4 个独立的 DNA 合成反应体系中加入特定 ddNTP，合成反应后对产物进行聚丙烯酰胺凝胶电泳
（polyacrylamide gel electrophoresis，PAGE）及放射自显影或荧光检测，根据电泳条带确定待测分子
核苷酸序列（改编自 Mardis，2013）

首台 Sanger-毛细管电泳测序仪——PRISM 310，提高了测序通量。Sanger 法仍是目前获取核酸序列最为常用的 DNA 测序方法，也是最为经典的一代测序技术。利用自动化的 Sanger 测序技术，人们进行了包括人类基因组在内的多个生物物种全基因组测序，开启了基因组（genomics）时代大门。

（二）第二代测序——大规模平行测序

21 世纪以来，以罗氏/454 公司的大规模焦磷酸测序技术、Illumina/Solexa 公司的边合成边测序技术和美国 ABI/APG 公司的 DNA 连接酶测序技术为代表的第二代测序，即对高通量的 DNA 单分子 PCR 克隆簇进行循环式（冲洗-扫描）边合成边测序技术诞生了。

1. 罗氏/454 公司的大规模焦磷酸测序技术

20 世纪末，Mostafa Ronaghi 等提出了焦磷酸测序，即利用 DNA 合成时引物链延伸所释放的焦磷酸基团激发荧光，通过峰值高低判断与其相匹配的碱基数量，基于实时荧光监测，焦磷酸测序实现了特定位点碱基负荷比例定量分析。如图 3-10 所示，当测序引物与模板 DNA 结合后，在 DNA 聚合酶、ATP 硫酸化酶、荧光素酶和三磷酸腺苷双磷酸酶的协作下，将每个 dNTP 聚合时释放的焦磷酸基团（PPi）与一次荧光信号释放偶联，通过检测荧光的释放和强度，达到实时测定 DNA 序列和定量分析序列变化的目的。由于荧光报告原理不同，其对于序列变异的检测灵敏度从 Sanger 测序的 20%提高到了 5%。2005 年，454 公司基于焦磷酸测序法，推出了第一个商业化运营的第二代测序平台——454 测序仪。

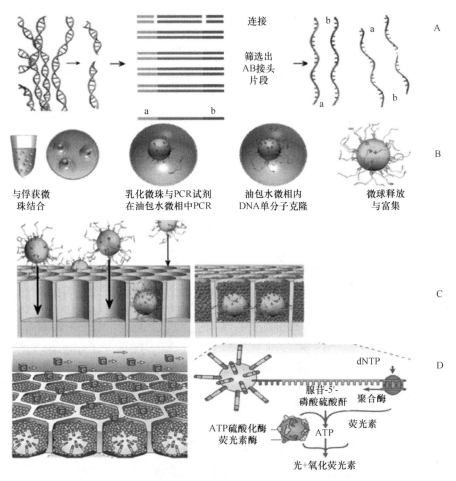

图 3-10 大规模焦磷酸测序流程示意图（彩图请扫封底二维码）

A. 技术中文库构建：序列片段化、添加接头（改编自 Metzker，2010）。B. 454 测序的乳滴 PCR：每个微 PCR 体系只有 1 个或无靶标分子（DNA），所得全部 DNA 序列均源于此靶标 DNA 序列。C，D. 微孔内的大规模焦磷酸测序（改编自 Metzker，2010；Mardis，2008）

2. Illumina/Solexa 公司的边合成边测序技术

2006 年，Illumina 公司开始收购测序技术研发公司 Solexa 公司，随后推出高通量测序仪 Genome Analyzer，简称 GA，其确切定义是循环可逆末端终止测序（cycling reversible terminator sequencing），即测序反应中 dNTP 的特殊修饰（图 3-11）阻断下一个碱基的延伸，只有在成像完成、消除阻断基因后才进入下一个测序循环。Illumina/Solexa 的边合成边测序（sequence by synthesis，SBS）将 4 种 dNTP 标记上不同荧光，利用 DNA 聚合酶合成互补链时，每添加一种 dNTP 就释放出不同荧光，根据捕获的荧光信号获得待测片段的序列信息，如图 3-12 所示。

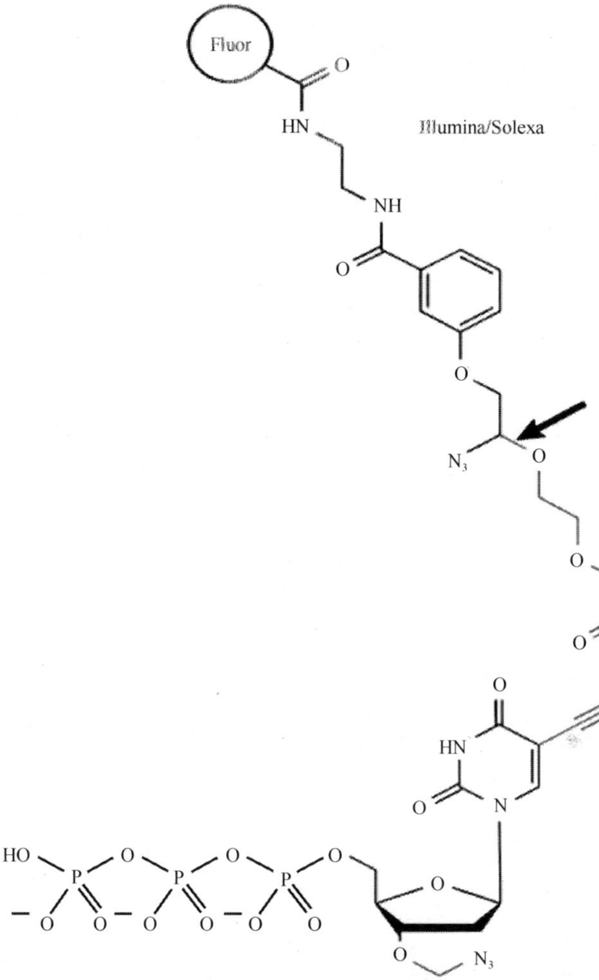

图 3-11　Illumina/Solexa 测序使用的可逆末端终止型 dNTP 修饰（改编自 Metzker，2010）
（彩图请扫封底二维码）

3. ABI/APG 公司的 DNA 连接酶测序技术

2006 年，美国应用系统生物公司收购了 APG（Agencourt Personal Genomics）公司。第二年便推出 SoLiD（sequencing by oligonucleotide ligation and detection）测序仪。与 454 和 Solexa 的测序原理不同，SoLiD 测序技术不是利用 DNA 聚合酶在合成过程中产生测序信号，而是利用 DNA 连接酶的连接反应来获得"双碱基"

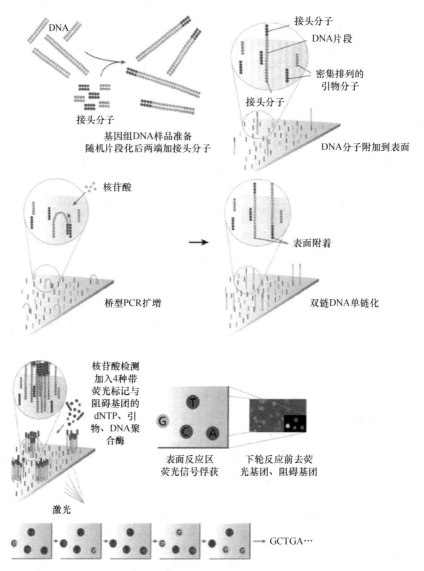

图 3-12　Illumina/Solexa 测序文库构建中的序列片段化、添加接头以及桥型 PCR 扩增、dsDNA
变性、边合成边测序（改编自 Mardis，2008）（彩图请扫封底二维码）

荧光数据，并通过多次连接以及连接引物的多次移位达到完整测序与校验的目的。
SoLiD 测序基本流程如图 3-13 所示，连接酶-边连接边测序是向体系中加入 DNA
连接酶、通用测序引物 n 和具有 3′-XXnnnzzz-5′结构的八聚核苷酸。在这个八聚
核苷酸中，第 1 位和第 2 位（XX）上的碱基是确定的，并根据种类的不同在第 6～
8 位（zzz）上加了不同的荧光标记。这种由两个碱基决定的测序方法称为双碱基
测序（two base encoding）。当八聚核苷酸由于第 1 位和第 2 位配对而被连接酶连

接上时，会发出荧光。记录荧光信息后，通过化学方法在第5位和第6位之间进行切割，猝灭荧光信号，以进行下个位置的测序。通过这种方法，每次测序的位置都相差五位，即第一次测第1位和第2位，第二次测第6位和第7位……在测到末尾后，将新合成的链变性、洗脱。而后用通用测序引物 $n-1$ 进行第二轮测序。通用测序引物 $n-1$ 与通用测序引物 n 的差别是，二者在与接头配对的位置上相差一个碱基，即通用测序引物 $n-1$ 在通用测序引物 n 配对位置上向3'端移动了一个碱基。因此在加入DNA连接酶和八聚核苷酸后，可以测定第0位和第1位、第5位和第6位……第二轮测序完成后，接下来再分别加入通用测序引物 $n-2$、通用测序引物 $n-3$、通用测序引物 $n-4$ 进行第三轮、第四轮、第五轮测序，最终可以完成全部位置的测定，并且每个位置均被测定了两次。

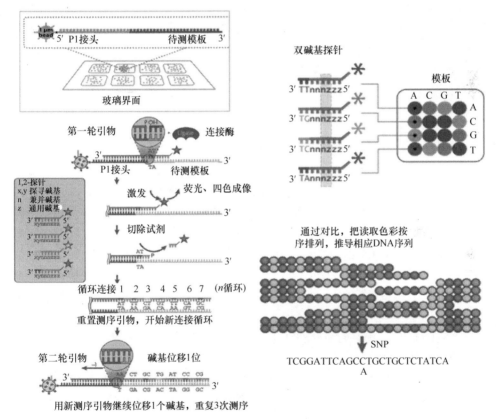

图 3-13　ABI/SoLiD 测序技术"双碱基"连接测序原理（改编自 Metzker，2010；Mardis，2008）
（彩图请扫封底二维码）

第二代测序技术通过进行模板预备—测序—成像—分析4步骤，一次大规模并行实现几十万到几百万个 DNA 单分子克隆进行边合成边测序，因而具有通量高、速度快等显著优势；但其依赖于 DNA 分子 PCR 克隆的特点决定了其自身的缺陷，即测序文库准备烦琐，而且 PCR 扩增的错误和偏好使测序结果不能如实反映原始 DNA 的序列信息和丰度对比；特别是反复的冲洗与扫描过程使测序耗费了大量反应试剂与时间，而且使得克隆内部各个分子间逐渐失去同步性，极大地限制了二代测序技术的读长。

（三）第二代半测序技术——单分子测序或连续测序

日新月异的测序技术和错综复杂的技术细节，使得很难对新型测序技术进行完整划分。第二代与第三代测序技术主要区别为：第二代测序技术为运用冲洗与扫描技术（wash-and-scan technique）确定 DNA 单分子克隆共识序列（consensus）的高通量测序方法。所谓冲洗与扫描，就是测序时每合成一个碱基或新增一个检测信号后，将 DNA 聚合酶和其他试剂冲去后进行扫描；而第三代测序技术则可直接进行单个分子的连续碱基读取，属于单分子测序方法。还有一些测序技术，从单分子测序角度，都实现了单个 DNA 分子序列的直接检测。但相邻两个信号读取时，碱基信号的释放都被目的性地中断以清除当前循环对下一个信号的影响，没有脱离冲洗（与扫描）过程。

1. 离子半导体测序技术

2010 年，Ion Torrent 公司（同年被生命科技公司收购）发布了第一台半导体测序仪。半导体测序（semiconductor sequencing）技术也是一种边合成边测序技术，但与第二代测序技术利用 DNA 合成（或连接）时的发光反应不同，半导体测序技术通过半导体材料感应 DNA 聚合时释放的特定信号。Ion Torrent 测序平台的核心是一块包含了数百万个孔和相应的底部感应器的半导体芯片，此芯片所使用的电子检测系统简化了测序过程，并大大降低了测序费用。Ion Torrent 测序反应检测的最小单元仍以 PCR 克隆为模板，而非单个分子。但合成反应只加入一种普通 dNTP，根据是否检测到小孔内 pH 的变化来判断是否在延伸链上加入了相应的核苷酸。离子半导体测序的优势在于合成反应只需使用非标记 dNTP，节约了除聚合酶外的各种生物酶，试剂成本低廉，更重要的是感应器对信号实现了实时检测，有利于提高测序速度，如图 3-14 所示。由于测序模板 DNA 克隆同步性随测序循环下降，离子半导体测序的读长依旧不能突破第二代测序极限。

2. 单分子测序平台

赫利克斯生物科学公司的 HeliScope Sequencer 技术是单分子测序先锋。HeliScope 测序仪主要利用 DNA 聚合酶装配双链 DNA 的原理，每次加入 DNA 聚合酶和一种荧光标记碱基，通过检测荧光来监测各处模板合成，达到测序目的。

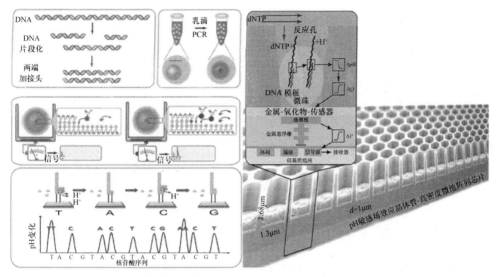

图 3-14　Ion Torrent 离子半导体测序平台基本原理（彩图请扫封底二维码）

dNTP 经 DNA 聚合酶催化发生聚合反应，每合成 1 个 dNTP 产生相同摩尔数焦磷酸盐（PPi），焦磷酸
盐水解产生 H^+。然后离子感受器把化学信号直接转化为数字信号，从而读出 DNA 序列

（改编自 Rothberg et al.，2011；http://www.forensicmag.com）

原理如图 3-15 所示，将待测 DNA 序列随机打断成小片段并在 3′端加上 Poly(A)，用末端转移酶在接头末端加上 Cy3 荧光标记。用小片段与表面带有 Poly(T) 的平板杂交。然后，加入 DNA 聚合酶和 Cy5 荧光标记的 dNTP 进行 DNA 合成反应，每一轮反应加一种 dNTP。将未参与合成的 dNTP 和 DNA 聚合酶洗脱，检测上一步记录的杂交位置上是否有荧光信号，如果有则说明该位置上结合了所加入的这种 dNTP。用化学试剂去掉荧光标记，以便进行下一轮反应。经过不断地重复合成、洗脱、成像、猝灭过程完成测序。

　　与第二代测序仪相比，HeliScope 测序最大的优势在于它不需要经过 PCR 进行模板的扩增。它的荧光捕获系统检测灵敏度非常高，能检测一个单分子合成所释放的荧光信号。由于不需经过预扩增，它可以避免很多因为 PCR 扩增而引入的不确定因素，而且可以通过两轮测序来提高测序的准确性，同时测序所消耗的试剂量也会大大降低。另外，HeliScope 也能够用于 RNA 测序，只需以逆转录酶替代 DNA 合成酶，这是对第一代、第二代测序的重大突破。

（四）第三代测序技术

　　第三代测序技术操作平台目前主要有太平洋生物科学有限公司的单分子实时测序技术和以牛津纳米孔科技有限公司为代表的纳米孔测序技术。目前，这些技术正处在不同的研发和应用阶段，并且在不同的应用中各有优点和缺点。

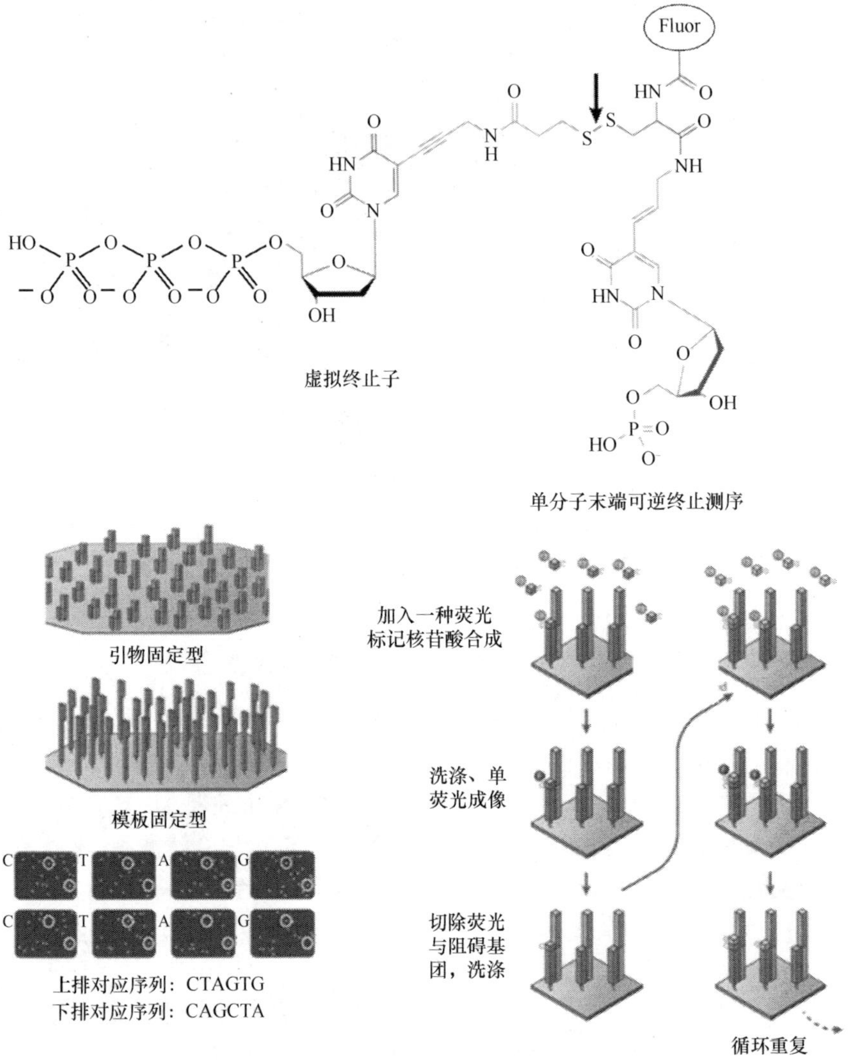

图 3-15 赫利克斯生物科学公司单分子测序反应原理（改编自 Metzker，2010）
（彩图请扫封底二维码）

1. 单分子实时测序技术

太平洋生物科学有限公司的单分子实时（SMRT）测序技术同样基于边合成边测序理念。与 Illumina/Solexa 和 Helicos BioSciences 技术不同，SMRT 测序技术中荧光标记的位置不是碱基而是与核苷酸相连的磷酸键，如图 3-16 所示。当合成酶在掺入碱基时切掉磷酸而释放出荧光基因，留下未修饰的 DNA 序列可继续延伸下一个碱基。因此，第三代的合成测序技术摆脱了烦琐的冲洗与扫描过程，加快了测序反应。

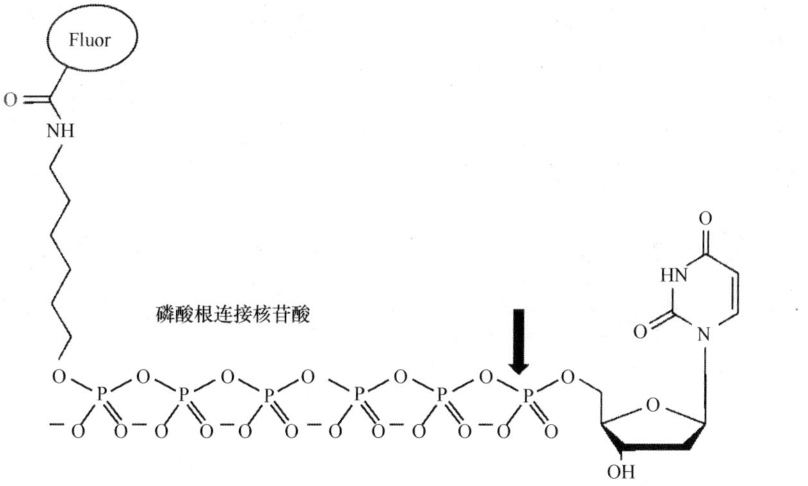

图 3-16　太平洋生物科学有限公司的单分子实时测序技术使用的核苷酸修饰（改编自 Metzker，2010）

实时观察 DNA 聚合酶的一个挑战是如何能在 DNA 合成期间检测到单个核苷酸的掺入。因为在显微成像实时记录 DNA 链上的荧光时，反应体系内荧光标记的核苷酸形成了非常强大的荧光背景，这种荧光背景使单分子的荧光探测成为不可能。SMRT 测序技术使用了一种直径为几十纳米的零模式波导（ZMW）"金属筛"来阻止可见激光（波长大约为 600nm）的完全透过，如图 3-17 所示。从底部射入的激光在进入 ZMW 后迅速衰减，因此只有下面的 30nm 空间被照射，成为检测敏感区。在每个 ZMW 中，单个 DNA 聚合酶分子锚定在底部玻璃表面。随后核苷酸进入 ZMW 中，并在阵列表面扩散。当 DNA 聚合酶检测到正确的核苷酸时，便将其掺入新生链中，这个过程需要几毫秒，而单纯的扩散只需要几微秒。这种时间差使掺入的核苷酸产生了很高的信号强度，类似于脉冲信号。因此，ZMW 有能力在荧光标记核苷酸的背景下检测单个核苷酸掺入事件。

2. 纳米孔测序技术

纳米孔测序依据纳米孔导电性的变化，即离子通过纳米孔时的导电作用产生的轻微电流，而电流量与纳米孔的大小及形状有关。A、T、G 和 C 每个碱基及甲基化胞嘧啶都有自己特有的电流振幅，因而当 DNA 链或单一核苷酸穿过纳米孔时，纳米孔会产生特有的变化，很容易通过特有的电信号识别出 DNA 序列。纳米孔测序技术提供了一个无需 PCR 扩增或化学标记的单分子 DNA 测序技术平台。牛津纳米孔科技有限公司研究用核酸外切酶技术来进行测序，如图 3-18 所示。利

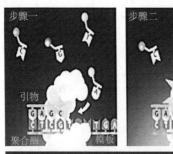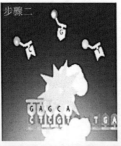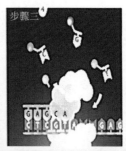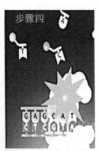

图 3-17　SMRT 测序技术中零模式波导（ZMW）检测孔（改编自 Mardis，2013）

（彩图请扫封底二维码）

激光作用区（体积为 20×10^{-21} L）仅覆盖反应区，游离核苷酸单体依然留在黑暗中

用核酸外切酶从 DNA 链上切下单个碱基，并使后者通过蛋白纳米孔。但核酸外切酶技术的困难在于其需要使酶按正确的顺序切下每个碱基，并使碱基进入纳米孔。为了让核酸外切酶水解 DNA 核苷酸间的磷酸二酯键后释放的碱基直接进入附近的 α 溶血素纳米孔，将核酸外切酶通过生物素连接到 α 溶血素纳米孔上。

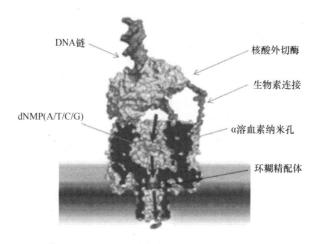

图 3-18　利用核酸外切酶的纳米孔测序技术（改编自 Branton et al.，2008）

（彩图请扫封底二维码）

DNA 链纳米孔直接测序技术是牛津纳米孔科技有限公司研究的另一类技术，让 DNA 链经过蛋白纳米孔，读取该 DNA 链上的单个核苷酸序列。当 DNA 链通过纳米孔时，隧穿电流会发生变化，并且每一种核苷酸都有其各自独特的横向电流，因此可以借助这些电流来测序，如图 3-19 所示。

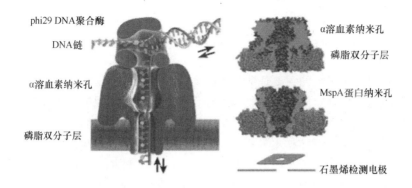

图 3-19　DNA 链纳米孔直接测序技术（改编自 Schneider and Dekker，2012）
（彩图请扫封底二维码）

四、总结与展望

分子诊断研究与应用的高速发展离不开分子生物学技术日新月异的进步。一些针对基因异常、病原微生物感染鉴定的传统技术由手工操作向全自动化转化，检测分析通量从单一标志物向高通量多组学的高灵敏度、精密度和特异性快速提升，因而在操作便捷程度上和分析性能上取得了长足进步。从 Sanger 测序技术诞生至今，测序技术不断推陈出新，形成了现在三代同堂的局面。新兴测序技术正在向着更高通量、更长读长、更高准确性、更快速度及更低价格飞速发展。第二代测序技术通过其高通量的优势相比第一代 Sanger 测序时间和费用大大降低。从 Sanger 测序法一次读取一条序列到毛细管测序的一次读取 96 条序列，再到第二代测序技术的一次读取几百万条序列，是对第一代测序技术的革命性变革。1995 年，自动测序仪检测一个碱基的成本约为 1 美元。1998 年，使用 ABIPrism® 3700 DNA Analyzer 检测一个碱基的成本为 0.1 美元，而第二代测序技术的测序成本更低。美国国家人类基因组研究所（National Human Genome Research Institute，NHGRI）预测，不久的将来测序成本还将下降为之前的百分之一。第二代测序技术平台已应用在众多领域，并积累了丰富的经验，如全基因组的从头（*de novo*）测序或重测序（resequencing）、染色质免疫共沉淀测序（Chip-Seq）、RNA 全测序（RNA-Seq）、基因组甲基化测序（methyl-Seq）等。但第二代测序技术在测序前要先对待测片段 PCR 扩增，增加了测序错误率。第三代测序技术通过增加荧光信号强度及提高仪器灵敏度等方法，不再需要 PCR 扩增，实现了单分子测序并继承了高通量测序优点。纳米孔单分子测序技术更是在原理上实现了本质变革，不再基于目前所用测序技术广泛使用的边合成边测序的思想。第三代测序技术已初露峥嵘，展现了单分子测序、大读长、短时间等不同优势，但由于其发展时间短，仍有许多问题需要解决。

第二节　基于 SNP 的药物基因组学基本研究方法

药物基因组学研究的主要任务是寻找与药物反应相关联的 SNP，为后续药物反应机制研究、个体化用药和药物研发提供重要依据。常用的人类遗传病研究方法有连锁分析法和关联分析法。前者适用于家系样本分析；后者不仅适用于家系样本分析，更适用于群体样本分析。由于药物基因组学研究常常面对的是群体样本资料，因而关联分析是药物基因组学研究中最常用的方法，而利用 SNP 进行药物基因组学关联分析研究的主要策略又有两种：一是候选基因关联分析；二是全基因组关联分析。这两种策略的设计原理都是建立在连锁不平衡的理论和相关性统计分析的基础上，不同的是研究目标范围和 SNP 规模不同。两者各有优势，相互补充。下面简要介绍这两种研究策略及连锁不平衡分析的基本概念。

一、药物反应相关 SNP 特征及研究方法

SNP 是指人群基因组中出现频率大于 1% 的单核苷酸变异，是一种稳定的基因组多态性标记，可用于包括药物基因组学研究在内的遗传学领域研究。用频率大于 1% 来界定 SNP 是为了便于观察研究，但实际上人类基因组中小于 1% 的单核苷酸变异要远多于大于 1% 的变异。一般将出现频率大于 5% 称为常见变异，小于 5% 为罕见变异，这些变异都有可能与药物反应相关。而根据 SNP 效应高低分为高效应 SNP、中效应 SNP、低效应（微效应）SNP 和无效应 SNP（中性 SNP）。药物反应相关 SNP 的数量、频率、致病效应强弱、遗传方式和外部因素共同决定药物反应发生的频率和强度。人类遗传病研究经验提示，单基因、罕见变异、致病效应高的变异与人类罕见疾病相关，而公认常见疾病与复杂疾病是多基因或多变异位点共同作用的结果，但是由常见变异还是由罕见变异引起的争论持续了几十年，仍未有一个明确的结果。一种假设是"常见疾病，主要由常见变异导致"，即 CDCV 假设；另一种假设是"常见疾病，主要由罕见变异导致"，即 CDRV 假设。第一种假设（CDCV）普遍被人接受，并取得了大量成功的研究成果；但越来越多的研究结果也提示罕见变异可能在常见疾病发生中发挥重要作用。无论遗传病相关变异的构成如何，对于药物基因组学来说，由于人类面对的绝大多数药物反应都是近代遇到的事件，以前从没有经历这种外界"压力"的选择，因此，我们认为大多数药物反应的发生可能是罕见变异与常见变异共同参与的结果，但是不排除某些极罕见药物反应，可能主要与强效应罕见的"明星"SNP 相关。

对于常见 SNP 的研究，由于容易获得足够数量的病例，采用关联分析方法发

现关联 SNP；而对于罕见 SNP，尤其是微效应的罕见 SNP，由于频率低，仅通过扩大样本量是不现实的。要提高罕见变异的检测功效，可采用家系样本的关联分析研究，因为疾病相关变异往往具有家族内频发的特征，通过这种设计可以富集罕见变异，有效增加罕见变异的检测功效。总之，SNP 的频率高低、效应强弱、相关疾病发病率高低等因素决定研究方法的选择。由于目前公共资源提供的 SNP 频率大于 1%，同时药物基因组学研究对象主要为用药后的散发病例，因此，药物基因组学研究主要采用群体关联分析，但在具备家系样本的条件下，也可采用基于家系的关联分析方法，有利于发现罕见病例相关的罕见 SNP。

药物基因组学研究策略可以参考人类疾病遗传学研究。在人类疾病遗传学研究中，寻找人类疾病相关基因或基因组区域的方法分为两类：连锁分析和关联分析。连锁分析是基于家系遗传的分析方法，是根据基因在染色体上呈直线排列，不同基因相互连锁成连锁群，遗传给下一代的原理，即应用致病基因与同一染色体上另一基因或多态性标记相连锁的特点进行致病基因定位的方法；关联分析既适合群体样本也适合家系样本，是基于基因位点间存在连锁不平衡和相关性的原理，发现与疾病相关的多态性标记的方法。实际上这两种分析方法都依据相邻DNA 变异趋于共同遗传给子代的原理，只是前者是在家系成员中发现与疾病基因相连锁的变异（但该变异的致病效应很强才能被发现）；而后者是在群体中发现与疾病相关的 SNP 变异位点，适用于发现那些致病效应不强的变异（图 3-20）。人染色体遗传并不是像铁链一样一成不变的，在遗传过程中会发生染色体重组（摩尔根的连锁-交换定律），从而改变多态性位点的组合模式。遗传代数越多，染色体发生重组的次数越多，多态性位点的原始组合模式被改变程度越大。假设有某一致病变异与许多其他多态性标记形成一种原始组合模式，对于只经历几代遗传的样本（如家系样本）来说，疾病变异位点和邻近较大范围内的其他变异位点可以保持较长的单体型，即超长片段连锁遗传，这样就可以用连锁分析跟踪寻找致病变异所在区域，当然这个区域可能很大，可达数百万 DNA 碱基对；而如果经过许多代遗传后，原始疾病变异与邻近变异形成的单体型就会缩得很短，只有与疾病变异相距较近的原始变异标记才可能"大概率"地与之连锁遗传，很多其他原始相关变异被重组后的无关变异取代，这时候用连锁分析无能为力，只能用关联分析去发现相关的 SNP 变异。

连锁分析适合家系样本研究。在连锁分析时，从有许多成员患病的家系中鉴定和收集资料，然后分析一套覆盖整个基因组和家系的标记（如 SNP），寻找那些患者共有的、有较高频率的染色体区域。连锁分析已经确定了大量的疾病位点，特别是具有孟德尔遗传特点的性状，多为罕见疾病。但是，连锁分析在寻找微效应多基因变异时的作用有限。微效应变异与常见疾病相关，如高血压、心脏病、糖尿病等，药物反应也被认为与微效应多基因变异相关。

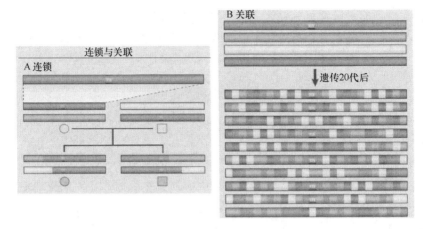

图 3-20 家系连锁分析与群体关联分析中多态性标记的遗传差异（彩图请扫封底二维码）

A. 连锁（linkage）中，突变 m 与长的基因组片段一起遗传给后代；B. 关联（association）中，突变 m 仅与紧邻的较短序列（如 m 两侧的蓝色区块）大概率地一起遗传给后代，m 点往往与附近多态性标记的出现呈相关性

关联分析适合无关个体的微效多基因变异的发现研究。首先收集具有特殊性状（如某药物反应）的病例样本（无遗传关系，即无关个体），选择相关基因或基因组 SNP，通过统计分析寻找那些与对照组频率差异显著的 SNP 等位基因或基因型。需要说明的是，关联分析也可进行相关个体的家系样本研究，但由于样本的相关变异位点间存在超长连锁，其检测效能并不比连锁分析强。关联分析中，为了减少待检测变异位点 SNP 数量，提高检测效能，通常在关联分析前要采用连锁不平衡（LD）检验方法，发现连锁在一起的 SNP 位点（即单体型），用单体型标签 SNP 及重要的独立 SNP 进行病例-对照的关联分析，发现病例组中的疾病相关等位基因。关联分析在高通量全基因组基因型分型技术问世之前，只能对目标基因进行"候选基因关联分析"，随着高通量测序技术的发展、基因型分型费用的降低，以及国际人类基因组单体型图（Haplotype Map）的公布，可以在全基因组范围进行数千个体的数十万 SNP 位点检测分型，发现复杂疾病的相关变异，这种方法称为全基因组关联分析（genome-wide association study，GWAS）。

关联分析依据数据类型可分为两类：基于无关个体的关联分析和基于家系数据的关联分析。

（1）基于无关个体的关联分析

病例-对照研究设计：主要用来研究质量性状，即是否患病，或是否有特定反应。

基于随机人群的关联分析：主要用来研究数量性状，如身高、体重、血压等。

（2）基于家系数据的关联分析

在研究基于家系的样本时，采用传递不平衡检验（TDT）等家系关联分析方法。

　　用家系数据进行遗传多态性标记与疾病数量表型和质量表型的关联分析，可以排除人群混杂对于关联分析的影响，但其在发现阳性关联的效能方面不如相同样本量的病例-对照研究有效。同时，由于大规模的家系数据很难获得，目前关联分析主要采用病例-对照研究（图 3-21）。

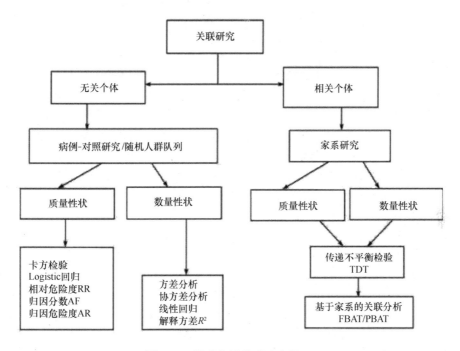

图 3-21　关联分析类型及流程

　　连锁分析和关联分析各有专攻，也有互补（表 3-1，图 3-22）。连锁分析可以从家系样本中确定与疾病连锁的 SNP，但连锁分析的局限性是成功率较低，并且所确定的疾病相关区域长度可达数百万碱基。而后续工作就需要关联分析进一步缩小范围，因为关联分析具有更细致的分析能力。关联分析首先在连锁分析确定的基因区域挑选一系列候选基因，然后针对候选基因区域的 SNP 进行样本的基因型分析（关联分析），找出病例组与对照组有显著差异的特异性 SNP 等位基因。

表 3-1　连锁分析与关联分析主要性能比较

分析方法	样本性质	研究策略	SNP 频率	SNP 效应	相关基因	疾病
连锁分析	相关个体	家系研究	罕见 SNP	强	单基因	罕见疾病
关联分析	无关个体 相关个体	病例-对照研究 家系研究	常见 SNP	强、中、微	多基因	常见疾病

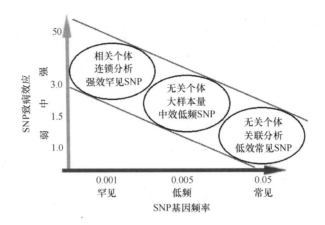

图 3-22　SNP 的基因频率和致病效应与相应检测方法的关系

　　由于关联分析是药物基因组学研究中主要的研究方法，下面分别介绍候选基因关联分析和全基因组关联分析的基本策略，并在介绍两种策略之前，先介绍关联分析所涉及的连锁不平衡分析。

二、连锁不平衡分析

　　在关联分析中，会有这样的问题，即某一群体基因组中的两个 SNP 位点（两者距离不限），当检测得到 SNP1 A 的频率、SNP2 G 的频率及两个位点 AG 同时出现的频率时，如何判断 A 与 G 是趋于连锁遗传还是各自独立遗传？这时就需要采用连锁不平衡分析回答这一问题。

（一）连锁不平衡的概念

　　连锁不平衡（linkage disequilibrium，LD）是指在某一人群中，同一条染色体不同座位上的两个基因间的非随机性相关，即不独立，这种情况也称为等位基因关联（allelic association）。即当位于同一条染色体的两个基因同时存在的概率明显大于人群中预测的随机概率时，就称这两个位点处于连锁不平衡（LD）状态。LD 越高说明两个基因是连锁遗传的可能性越大。

　　LD 的程度最初是用 D 值来描述的：假设同一条染色体相邻基因座位 1 和 2，座位 1 的等位基因为 A 和 a 两种，其频率分别为 f_A 和 f_a；座位 2 的等位基因为 B 和 b 两种，其频率分别为 f_B 和 f_b。当 f_A、f_a、f_B 和 f_b 均为 50% 时，两个基因间会出现 4 种可能的组合方式（也称单体型）：AB、Ab、aB、ab。如果 A、a 与 B、b 不存在连锁不平衡（即基因座位 1 和 2 的等位基因完全相互独立遗传，随机组合，各组合的概率为 f_{AB}：f_{Ab}：f_{aB}：f_{ab}=0.25：0.25：0.25：0.25），其中单体型 AB 的频

率 $f_{AB}=f_A \times f_B=0.25$，连锁不平衡值 $D=f_{AB}-f_A \times f_B=0.25-0.25=0$，说明 A 和 B 各自独立遗传，AB 组合是随机的；如果 A 与 B 存在完全连锁不平衡，即 A 与 B 连锁在一起向后代遗传，A 和 B 组合总是一起出现，$f_{AB}=0.5$，那么，连锁不平衡值 $D=f_{AB}-f_A \times f_B=0.5-0.25=0.25>0$。

理论上说，人群中 LD 强度与两个等位基因间的距离有关。距离越远，发生重组的机会越大，LD 越弱；反之，距离越近，发生重组的机会越小，LD 越强。但是实际上也存在靠得很近的标记间并不呈现 LD，而距离相当远（超过 100kb）的标记间反而出现 LD 的现象。

（二）LD 的度量方法

前面我们举例解释 LD 概念时，假设两个位点的两种等位基因频率均相等，而实际往往各等位基因频率不相等（$f_A \neq f_a$；$f_B \neq f_b$），因此简单用 D 值不能准确评价 LD 强度，而是对 D 进行归一化处理和统计学检验，得到连锁不平衡系数 D'（coefficient of linkage disequilibrium）和 r^2（squared allele frequency correlation）来判断 LD 强度。

$$|D'|=D^2/\min(f_A f_b, f_a f_B) \quad (D<0)$$
$$|D'|=D^2/\min(f_A f_B, f_a f_b) \quad (D>0)$$
$$r^2=D^2/(f_A f_a f_B f_b)$$

式中，$D=f_{AB}-f_A \times f_B$，$\min(f_A f_b, f_a f_B)$ 和 $\min(f_A f_B, f_a f_b)$ 分别表示选取 $f_A f_b$ 与 $f_a f_B$、$f_A f_B$ 与 $f_a f_b$ 两个数值中的较小者。D' 和 r^2 的取值都在 0（无连锁不平衡）到 1（完全连锁不平衡）之间。D' 是一个和频率无关的量，r^2 是一个和频率有关的量。

在关联分析中，大多使用 r^2 评价 LD 强度。r^2 代表两位点在统计学上的关系。$r^2=1$ 时，说明两位点没有被重组，且当等位基因频率相同时，两个位点构成的 4 种单体型最多只能出现两种（即 AB、ab）。r^2 值表示一个位点可反映另一个位点信息量的程度，$r^2=1$ 称为完美连锁不平衡（perfect LD），这时只观察一个标记即可提供另一个标记的全部信息。另外，r^2 在小样本中不会显著增加。因此，r^2 主要用于关联分析。

（三）影响 LD 的因素

1. 遗传漂变

群体较小，抽样误差就会很大，导致群体中基因频率随机波动的现象称为遗传漂变。一般认为群体越小，漂变效应越大，遗传漂变会使 LD 程度增加，单体型种类减少。

2. 奠基者效应

该效应是另一种形式的遗传漂变，即一个小群体从一个大群体中分离出去，并在此基础上逐渐发展起来，这是一种剧烈的漂变。例如，欧洲人祖先来自非洲，因此欧洲人群较非洲人群的多态性程度较低，而 LD 程度较高。这是因为欧洲人群在其发展历史中经历了"奠基者效应"，从而在自身基因中形成强的 LD 效应。

3. 人口增长与群体结构变动

快速的人口增长会降低遗传漂变，从而减弱 LD 强度。群体结构的很多方面都会影响 LD，群体的增长可引起 LD 程度的降低，在长期增长的群体中此现象更为明显。相反，从群体分离出的群体会增加 LD 程度（"奠基者效应"）。

4. 重组率的变化

在基因组的不同位置重组率不同。由于重组是打断 LD（打断两点连锁在一起的遗传）的主要原因，因此 LD 程度与重组率呈反比。目前已知重组在很大程度上局限于热点区域，因此 LD 主要发生在非重组区（该区域两点连锁在一起遗传概率高），而在重组热点区被断裂（该区域两点间不连锁、自由组合遗传的概率高）。

5. 基因转换和突变率的变化

基因转换是指染色体的部分片段在减数分裂的过程中转移到另一片段中的现象。基因转换也可打断 LD。现已证明人类基因转换的发生率较高，并且对紧密相邻标记的 LD 影响较大。另外，突变率的变化也会影响 LD，一些位点，尤其是位于 CpG 岛上的 SNP 有较高的突变率，与邻近位点的标记几乎不表现出 LD，看似发生在重组热点区的断裂现象。

（四）SNP 的 LD 分析

将 LD 应用到大规模的关联研究中，可定位复杂的疾病基因。在关联研究中，如果某一因素可增加某种疾病的发生风险，而该因素在疾病人群中的频率比在正常人群中高，就可认为该因素与疾病相关联。在关联分析中，主要是基于 LD 的关联分析。

1. 基于 SNP 的 LD 分析原理

SNP 为一种标记，通过连锁不平衡分析可以鉴定导致特定性状（如疾病或药物反应）的基因。基本原理：首先确定覆盖整个基因组的 SNP 标记，然后在特定群体中确定与该性状相关的 SNP 基因型，从而确定导致特定性状的基因组区域。如果某致病基因座与遗传标记（SNP）存在强的 LD，就可以通过比较遗传标记在患者与正常个体间的差异，最终得到该致病基因座在疾病发生中的相对危险度。例如，如果 SNP1 和 SNP2 呈强 LD，那么当 SNP2 上的等位基因 C 与疾病易患性有关时，将会观察到 SNP1 等位基因型 A 的频率在患者群体中高于对照群体。换句话说，等位基因 A 与该疾病性状相关，即单体型 AC 是与该疾病相关的风险因子。

2. 影响关联分析效力的因素

在基于 SNP 的 LD 关联分析中，主要的影响因素有：①所研究 SNP 位点的危险度；②疾病位点等位基因的频率；③标记位点等位基因的频率；④两者之间的 LD 强度；⑤群体是否处于 Hardy-Weinberg 平衡状态等。

3. LD 作图方式

LD 作图是将一段基因的所有 SNP 之间的 LD 关系标记在基因序列中，以观察点间的连锁程度和重组热点。作图方法有 LD 散点图（dot plot）、LD 矩阵图（LD matrix）和邻近 LD 窗口分析（adjacent LD window analysis）等。

（1）LD 散点图

以两个 SNP 间的 LD 值（D' 或 r^2）与其两点间的物理距离（单位为 bp）绘图。用于观察 SNP 间的 LD 延伸范围（extent of LD）。图 3-23 是 LD 衰变散点图（LD decay plot），在这个基因中 LD 的延伸在 1500bp 范围内。

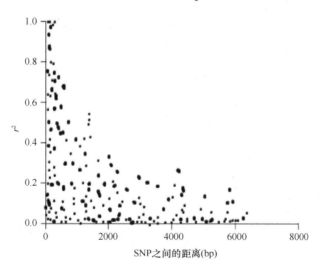

图 3-23　LD 衰变散点图（Flint-Garcia et al., 2003）

（2）LD 矩阵图

以 SNP 在基因序列中的位点组成阵列，将 SNP 间的 LD（D' 或 r^2）或 P 值填到相应的阵列中（或用颜色的深浅代替数值，使 LD 矩阵图更直观）。矩阵图可直接观察 SNP 间的 LD 与物理距离之间的关系。图 3-24 是 *CDKN1A* 基因 5′端调控区 21 个 SNP 间的矩阵图。

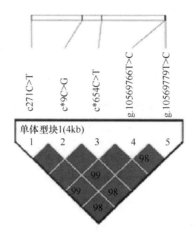

图 3-24　*CDKN1A* 基因中 SNP 间的 LD 矩阵图（Han et al.，2017）

方框中数值为成对 SNP 间的连锁不平衡系数 *D*′，5 个 SNP 在一个单体型上

（3）邻近 LD 窗口分析

邻近 LD 窗口分析是将相邻 SNP[1～2，2～3，3～4…用 SNP（0）表示]、间隔 1 个 SNP[1～3，2～4，3～5…用 SNP（1）表示]、间隔 2 个 SNP[1～4，2～5，3～6…用 SNP（2）表示]的物理距离与其对应的 LD 值绘制散点图，再将这些点连线。邻近 LD 窗口分析的作用是观察强 LD 区域，分析推断在扫描的基因组区域潜在的重组热点（即波谷或较低的 LD 区域）。图 3-25 是 21 个 SNP 间的邻近 LD 窗口分析结果，在 2800bp 处有较低的 LD 值及波谷，提示：在该位置可能有较高的重组率。

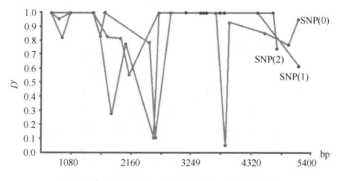

图 3-25　21 个 SNP 间的邻近 LD 窗口分析

三、候选基因关联分析

药物基因组学中的候选基因关联分析是研究已知基因遗传变异和药物反应表型之间的相关性。而全基因组关联分析（GWAS）是扫描整个基因组，目的是在全基因组范围内发现基因变异与疾病或药物反应性状的关联。候选基因的选择基于对疾病相关基因的生物学功能的认识，目标性强，易于实施；而 GWAS 不需要选择基因，但成本高。候选基因方法通常用于病例-对照研究，以发现候选基因的某一种等位基因与药物反应相关联，最终为药物开发和合理用药提供帮助。下面先对候选基因法进行重点介绍。

（一）候选基因研究

候选基因研究途径是利用实验方法或先前已知的药物代谢、转运、药效机制或发病机制来确定可能与药物反应相关的基因，寻找这些基因的 SNP，检验这些 SNP 与药物反应的相关性。如果相关，则可以假设这些基因变异可能导致个体的药物反应差异，可以进一步研究基因变异对药物反应的作用机制。药物代谢酶、药物转运体、药物靶标受体及其信号转导通路基因或致病基因等都是潜在的候选基因。

1. 药物代谢酶和药物转运体的基因

药物代谢酶和药物转运体基因与药物反应的关系被研究得最早、机制较为透彻。这些药物代谢酶和药物转运体与药物的吸收、分布、代谢和排出有关。其基因差异可能导致个体药物反应的差异，因而药物代谢酶和药物转运体基因就成为研究药物个体反应差异的候选基因。现在已经明确药物代谢酶突变体与药物不良反应有关，如细胞色素 P450（CYP）是代谢外来物（药物、环境致癌物、化学毒物）的主要酶系。超过 50%的药物经其代谢，如甲苯磺丁脲、苯妥英、华法林、托拉赛米、阿米替林、氟西汀、磺胺甲基异噁唑、胺甲基异噁唑、睾酮和氯沙坦等。对于神经系统或需要通过血脑屏障的亲脂性药物而言，肾脏排出的方式只有分泌，而且分泌量很小，因此需要细胞色素 P450 代谢转化为极性物质，促进其排泄。然而功能性缺陷的等位基因纯合子携带者代谢这类药物的能力下降，如异喹胍、美托洛尔、去甲替林、普罗帕酮等，故这种患者对这类药物非常敏感，临床用药要特别注意药物用量。

2. 药物通路和靶标蛋白的基因

目前用于治疗药物开发的靶标还相对较少，主要是细胞膜受体和酶等。研究者正利用基因组学的方法发现新靶标，用于药物开发。由于药物靶标通过与药物作用而发挥治疗效应，被认为是药物基因组学研究中重要的候选基因。靶标基因调控区的变异可能影响转录，增加或降低药物靶标数量和质量；而靶标基因编码区的变异可导致编码氨基酸序列改变，可能影响靶蛋白与药物的结合。在日本人群中进行的 20 个已知药物靶标 SNP 普查发现，每个基因平均有 16 个 SNP，这些 SNP 为相关药物研究提供了候选基因标记。

例如，血管紧张素转化酶抑制剂（ACEI）是降血压药物。若患者 *ACEI* 基因的第 16 位内含子出现一种缺失突变后，其转化活性比一种插入突变明显加强。另一项研究表明，如果患者携带插入突变 *ACEI* 等位基因，6 个月疗程的依那普利治疗有较好疗效，而有杂合子缺失突变的等位基因，则对该药物几乎不起反应。

5-羟色胺（5-hydroxytryptamine，5-HT）是一种神经递质，参与正常生理活动，5-羟色胺载体基因启动子的多态性可以引起该基因表达异常，从而影响到某些与5-羟色胺有关的疾病的治疗。另外，5-HT1B 受体第 124 位氨基酸的改变可以引起一条氨基酸链对舒巴坦（一种治疗偏头痛的药物）的亲和力增加 2 倍，而亲和力增加会导致药物不良反应，患者甚至可能出现冠状动脉痉挛的严重反应。

3. 致病基因

除药物代谢过程中的相关候选基因外，致病基因本身发生变异，也同样可以导致机体对药物的反应差异。例如，在阿尔茨海默病（AD）患者中的基因常为 *APOE4* 等位基因，出现这种基因通常预示着可能患 AD 概率高，且预后差。但是研究表明，*APOE4* 基因也与机体对他克林的反应性相关，如果患者携带 *APOE4* 基因，则经过他克林治疗后 80%的患者病情会得到改善，反之，如果患者不携带该基因，经过他克林治疗后则有 60%的患者病情出现恶化，但是到目前为止其机制尚不清楚。

另外，随着基因组技术的进步，可以很容易地在分子水平上对疾病进行分类。过去临床表现相同的疾病，可能会通过新的基因分类方法进一步细分。近来有关肿瘤分子病理学研究发现，不同肿瘤基因之间的表达模式差异十分显著，并且具有重要的临床意义。Walsh 等（2006）研究表明，分别由 *BRCA1* 或者 *BRCA2* 基因突变导致的乳腺癌之间有明显的分子分类学差异，有 170 多个基因表达不同。所以，不同类型的肿瘤对药物反应可能不同，而且一般说来分子水平的分类可以鉴定出由于致病机制不同而导致的药物反应差异。

总之，候选基因研究是药物基因组学研究的有效方法。但其主要缺点是依赖于对疾病发生机制和药物反应机制的了解程度，如果缺乏相关信息则会增加确定候选基因的盲目性。

（二）候选基因关联分析常用模式

1. 选择候选基因

如上述候选基因选择策略，要选择合适的候选基因必须基于对疾病和药物反应的生物、生理或机制等相关知识的了解。因此选择候选基因需要根据现有知识合理选取。但是，候选基因也可以通过全基因组关联分析来获得。例如，随着分析技术发展，通过全基因组关联分析（GWAS）和全基因组的数量性状位点（quantitative trait locus，QTL）定位研究，可以帮助发现基因组中与待研究性状相关的潜在区域，在这些潜在区域内或其附近可能存在潜在的候选基因。另外，基因芯片数据也可以让研究人员从病例组和对照组之间的差异基因表达中发现潜在候选基因。

2. 选取基因区域中 SNP

一般是利用 HapMap 数据库（http://www.hapmap.org）从候选基因区域查找 SNP。从候选基因序列中选取 SNP 的标准：①一般纳入标准为 $r^2 \geqslant 0.8$；②最小等位基因频率（minor allele frequency，MAF）>0.05。最小等位基因频率：在给定人群中不常见的等位基因发生的频率，如 TT、TC、CC 三个基因型，在人群中 C 的频率=0.28，T 的频率=0.72，则等位基因 C 的频率为最小等位基因频率，即 MAF=0.28。

3. 选择正常对照和疾病组

药物基因组学研究根据需要可以采用干预性研究（如临床试验）或观察性研究（如病例-对照、群组研究）。具体采用何种研究方法请参考 Licinio 和 Wong（2005）《药物基因组学：寻求个性化治疗》相关章节。如果拟观察研究临床药物不良反应与 SNP 相关性，通常用病例-对照研究，因为临床使用的大部分药物的不良反应是少量和偶发的事件，对这类已发生事件进行回顾研究，该研究方案更为适合。病例-对照研究中的样本量需要根据待研究 SNP 的基因型频率（由此可知暴露频率）、SNP 等位基因的危险度（变异引起特定药物反应的作用大小）和检验水准（一般为 $\alpha < 0.05$）等进行确定。计算方法可参考网站：http://www.empowerstats.com/。

4. SNP 检测分型和单体型（推算）构建

进行 SNP 检测和分型时，可根据 SNP 数量和样本量大小，选择上一节介绍的测序技术进行 SNP 检测分型。

单体型构建在获得 SNP 等位基因和基因型数据信息后，采用 SNP 单体型分析软件进行单体型预测和分析。网络上的 SNP 单体型分析软件资源包括：SHEsis 在线软件（http://analysis.Bio-X.cn/myAnalysis.php）、PHASE 在线软件（http://stephenslab.uchicago.edu/phase/download.html）、fastPHASE 软件等。

另外，需要注意：在 SNP 检测后还需要对样本进行 Hardy-Weinberg 平衡检验（检验水准 $\alpha=0.05$），以检验所观察病例组和对照组样本是否具有可比性，采用的软件有 Hploview 4.2。

5. 分析各 SNP 及标签 SNP 与疾病相关性，预测风险（危险因素和抵抗因素）

在上述检测的基础上，确定 SNP 等位基因频率、基因型频率及单体型频率在病例组和对照组的分布，发现与疾病性状相关的基因型或单体型。

一般分析步骤是：如果统计学分析发现某基因型或单体型在病例组和对照组之间的分布有差异，应进一步分析其与疾病发生风险的相关性、比数比（OR）及相应的 95% 置信区间（CI）。以上数据分析均可采用 SPSS 12.0 统计学软件。

1）相对危险度（relative risk，RR）是前瞻性研究（队列研究）中常用的指标，它是暴露组的发病率与非暴露组的发病率之比，用于说明前者是后者的多少倍，是用来表示暴露与疾病联系强度的指标。

如表 3-2 所示，暴露组的发病率为 $\pi_1=a/(a+c)$；非暴露组的发病率为 $\pi_0=b/(b+d)$；暴露因素的相对危险度 $RR=\pi_1/\pi_0$。

表 3-2　前瞻性研究（队列研究）

	暴露	非暴露	合计
病例	a	b	$a+b$
非病例	c	d	$c+d$
合计	$a+c$	$b+d$	N

若总体 RR 大于或小于 1，表示暴露因素对疾病有影响。

当总体 RR 大于 1 时，表示暴露因素是疾病有害因素，且 RR 越大，暴露因素对疾病影响越大。

当总体 RR 小于 1 时，表示暴露因素是疾病的保护性因素，且 RR 越小，暴露因素对疾病的保护作用越大。

当总体 RR 等于 1 时，表示暴露因素与疾病无关。

2）在回顾性研究（病例-对照研究）中，由于是从结果发病时间逆向寻找可能的原因（某暴露因素），不能确定因果关系，只能确定疾病与暴露因素有无关联，也无法计算发病率、死亡率等指标，也就无法计算 RR（表 3-3）。

由表 3-3 数据可见，在回顾性研究（病例-对照研究）中，显然缺乏计算 RR 需要的基本数据，但是可计算病例组的暴露率和非暴露率之比：

表 3-3　回顾性研究（病例-对照研究）

	暴露	非暴露	合计
病例	a	b	a+b
非病例	c	d	c+d
合计	a+c	b+d	N

$$\text{odds}_1=[a/(a+b)]/[b/(a+b)]$$

还可计算对照组的暴露率和非暴露率之比：

$$\text{odds}_0=[c/(c+d)]/[d/(c+d)]$$

而 odds_1 与 odds_0 之比即为比数比（odds ratio，OR；也称机会比、比数比）。

当所研究疾病的发病率较低时 OR 近似于 RR，故在回顾性研究中可用 OR 估计 RR。OR 值的解释与 RR 相近：若 OR 大于或小于 1，表示暴露因素对疾病可能有影响；当 OR 大于 1 时，表示暴露因素可能是疾病的有害因素，且 OR 越大，暴露因素对疾病的影响就越大；当 OR 小于 1 时，表示暴露因素可能是疾病的保护性因素，且 OR 越小，暴露因素对疾病的保护作用越大；当 OR 等于 1 时，表示暴露因素与疾病无关（表 3-4）。

表 3-4　OR 或 RR 值在暴露因素与疾病关联中的意义

OR 或 RR 值	意义
0～0.3	高度有益
0.4～0.5	中度有益
0.6～0.8	微弱有益
0.9～1.1	无影响
1.2～1.6	微弱有害
1.7～2.5	中度有害
>2.6	高度有害

四、全基因组关联分析

一般认为药物反应相关 SNP 多为效应中、低危险度，而且常为多基因共同效应，位点分布广。候选基因关联分析检测此类 SNP 的效率并不高，因为分析区域相对全基因组还是较短，一些相关 SNP 可能被漏检。因此，通过全基因组 SNP 扫描，有望发现更多药物反应相关 SNP，为深入研究药物反应机制和个体化用药提供全面的信息。全基因组关联分析（genome-wide association study，GWAS）是检测全基因组遗传变异与可观测性状之间遗传关联的研究方法，自 2005 年 *Science* 杂志发表第一篇 GWAS 研究——年龄相关性黄斑变性之后，陆续出现了有关冠心病、肥胖、糖尿病、三酰甘油、精神分裂症等 GWAS 研究报道。

（一）GWAS 实验技术流程

目前 GWAS 研究多采用两阶段方案（图 3-26）：首先采用覆盖整个基因组的高通量 SNP 分型技术对一批样本进行扫描，然后筛选出最显著的 SNP（如 $P < 10^{-7}$）供第二阶段扩大样本验证。GWAS 两阶段研究设计可减少基因分型工作量和花费，同时重复实验可降低假阳性率。GWAS 整体过程比较复杂，基本流程如下：①经过处理的 DNA 样品与高通量 SNP 分型芯片进行杂交；②通过特定的扫描仪对芯片进行扫描，将每个样品所有的 SNP 分型信息以数字形式储存于计算机中；③对原始数据进行质控，检测分型样本和位点的得率（call rate）、病例-对照的匹配程度、人群结构的分层情况等；④对经过质控的数据进行关联分析；⑤根据关联分析结果，综合考虑基因功能多方面因素后，筛选出最有意义的一批 SNP 位点；⑥根据需要确定验证 SNP 的数量，选择合适通量的基因分型技术在独立样本中进行验证；⑦合并分析 GWAS 两阶段数据。

GWAS 样本量：第一步，需要用数百样本找出有统计意义的 SNP；第二步，选择独立样本进行验证，需要用上千样本[参见 Zondervan 和 Cardon（2007）详细流程]。

（二）基于芯片的 GWAS

Affymetrix 公司针对人类全基因组 SNP 检测推出多款芯片，2007 年 5 月 Affymetrix 公司推出人全基因组 SNP 6.0 芯片，包含 90 多万个单核苷酸多态性（SNP）检测探针和更多数量的用于拷贝数变异（CNV）检测的非多态性探针。这种芯片可检测超过 180 万个基因组变异，既可用于全基因组 SNP 分析，又可用于 CNV 分析，方便研究者挖掘基因组序列变异信息。

Illumina 激光共聚焦微珠芯片平台为先进的 SNP 研究平台。Illumina 的 SNP 芯片有两类：一类是基于 Infinium 技术的全基因组 SNP 检测芯片（Infinium™ Whole Genome Genotyping），适用于全基因组 SNP 分型研究及基因拷贝数变异研究，一张芯片检测几十万个标签 SNP 位点，提供大规模疾病基因扫描（Hap660，1M）；另一类是基于 GoldenGate™特定 SNP 位点检测芯片，根据研究需要挑选 SNP 位点制作成芯片（48～1536 位点），是复杂疾病基因定位的最佳工具。

（三）基于高通量测序的 GWAS

基于芯片的 GWAS 取得了不少成功，但仍存在诸多局限，如存在"缺失的遗传力"，即利用关联分析检测到的全基因组水平的遗传变异位点只能解释小部分遗传力；在某些性状上，不同研究结果的一致性较弱；一些显著关联的遗传变异位点

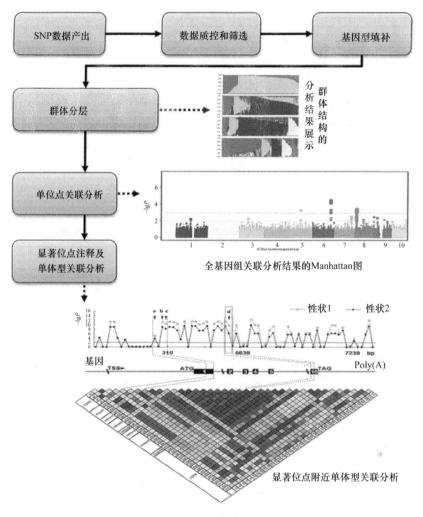

图 3-26　GWAS 实验技术流程

的功能较难解释等。高通量测序技术，也称第二代测序（next-generation sequencing，NGS）技术，可以快速、准确地产出高通量的变异位点数据，为解决以上问题提供了可行方案。随着高通量测序技术的发展，出现了一种广义 GWAS 概念，即在全基因组范围内，利用关联分析的原理和方法进行各种组学研究，不仅包括 SNP，还包括插入、缺失、结构变异（包括 CNV）、基因表达、表观遗传修饰等，从扩展的各类多态性标记中发现疾病相关变异。

　　由于 NGS 和 GWAS 两种技术成本高，基于群体的药物基因组学的全基因组测序研究投入很高。因此人们需要对实验设计进行优化，在保证不过多丧失检测效力和准确性的情况下，极大提高研究实施的可行性。目前常用的 NGS-GWAS

的策略主要有：①外显子组测序。对孟德尔遗传病的研究发现，外显子突变是其主要病因，而复杂疾病很可能是受相关孟德尔遗传病的致病变异所影响。因此，外显子组测序相当于对基因组水平的致病变异进行浓缩，只考虑外显子组，这样较易于解释生物学功能，且易于在医学上应用，是一种合理的优化策略。尤其是一些稀有变异与复杂性状的关联关系，可以通过外显子组测序的方法进行研究。②低覆盖度测序结合基因型填充的策略。该策略是利用已有的公共基因组数据，如千人基因组数据，来填充覆盖度较低的测序数据，使之达到有效进行 GWAS 研究的数据量。③家系病例或极端病例个体重测序。目前，随着公共数据库的不断累积和共享，外显子组测序、极低覆盖度重测序结合基因型填充策略，可能会在医药健康研究领域被广泛采用。

GWAS 具有强大发掘疾病相关多态性标记能力的同时，目前还具有不可回避的局限性：一是基于目前技术水平上的 GWAS 是一种发现常见疾病-常见变异（CDCV）的方法，其确定相关位点为常见变异，而且不能直接确定基因本身，对于稀有变异的发掘还处于开始阶段；二是要确定一个基因型与表型的因果关系还有许多困难；三是目前 GWAS 的费用仍然昂贵。

（四）展望

随着基因组测序成本的下降和统计方法的开发与完善，GWAS 将更多地应用于多种复杂性状的研究。随着现代遗传学、基因组学和其他生物技术的不断进步，GWAS 研究将在以下两个方面有所突破。

1. 多组学水平上的 GWAS 研究

表型变异不仅仅是由 DNA 序列多态性造成的，还受到基因表达水平的影响，基因表达差异产生各种蛋白质和代谢物的差异。基因组、转录组、蛋白质组及代谢组技术的提高，将为采用系统生物学手段研究复杂性状的遗传结构提供可能。其中，基于代谢物的全基因组关联分析（mGWAS）已经在拟南芥、玉米和水稻研究中取得进展，而药物反应的多组学研究还有待发展。

2. 多性状的 GWAS 研究

在复杂性状的 GWAS 研究中，一些遗传变异位点可能控制多个性状的遗传，分别研究每个性状的遗传结构显然会降低 GWAS 的功效。为此，一些经典的多元性状研究方法被应用于 GWAS 中，如基于似然函数的线性混合模型（LME）和广义估计方程（GEE）及这些方法的扩展。多性状的 GWAS 研究结果表明，多性状模型相对于单个性状分析能够提高关联位点检测功效。

目前，运用 GWAS 方法对复杂疾病的研究、早期预警及个性化医疗已开始起步。以高血压为例，高血压的传统疗法是服用抗高血压类药物，如噻嗪类利尿剂、β-受体阻滞剂、ACE 抑制剂、血管紧张素受体阻滞剂和钙离子通道阻滞剂等。全世界范围内约有 30%的患者只服用一种药物，40%服用两种，30%服用 3 种或以上。但是这类药物对收缩压或舒张压的控制率不到 35%，其根本原因之一在于个体遗传变异对药物反应的特异性，因此开展药物基因组学研究具有重要意义。早期的药物基因组学研究主要围绕单个候选基因与降压药物的作用关系，如 ACE、ADD1、NEDD4L、ADRB1 和 KCNMB 基因，而采用 GWAS 方法的药物基因组学研究，发现了更多高血压相关变异，如发现人类 12 号染色体 YEATS4 基因附近区段影响噻嗪类利尿剂的治疗效果，还发现多个影响氢氯噻嗪的治疗效果的多态性位点。随着高通量测序和数据分析技术发展，NGS-GWAS 策略将在药物基因组学研究和人类医学研究领域发挥重要作用。

（向安，郭晏海）

参 考 文 献

程罗根. 2015. 人类遗传学导论. 北京: 科学出版社.

段忠取, 朱军. 2015. 全基因组关联分析研究进展. 浙江大学学报(农业与生命科学版), 41(4): 385-393.

林标扬. 2012. 系统生物学. 杭州: 浙江大学出版社.

韦纳, 加布里埃尔, 斯蒂芬斯. 2010. 遗传变异分析实验指南. 张根发, 谭信, 杨泽, 等译. 北京: 科学出版社.

詹启敏, 曾益新, 王珏, 等. 2015. 肿瘤个体化治疗检测技术指南(试行).

周宏灏, 陈小平, 张伟, 等. 2015. 药物代谢酶和药物作用靶点基因检测技术指南(试行).

周家蓬, 裴智勇, 陈禹保, 等. 2014. 基于高通量测序的全基因组关联研究策略. 遗传, 36(11): 1099-1111.

Branton D, Deamer D W, Marziali A, et al. 2008. The potential and challenges of nanopore sequencing. Nat Biotechnol, 26(10): 1146-1153.

Flint-Garcia S A, Thornsberry J M, Buckler E S. 2003. Structure of linkage disequilibrium in plants. Annu Rev Plant Biol, 54: 357-374.

Han B, Liang W J, Liu L, et al. 2017. Determination of genetic effects of ATF3 and CDKN1A genes on milk yield and compositions in Chinese Holstein population. BMC Genet, 18(1): 47-80.

Huang T G, Zhuge J, Zhang W W. 2013. Sensitive detection of BRAF V600E mutation by amplification refractory mutation system(ARMS)-PCR. Biomark Res, 1(3): 1-6.

Kim J, Lee T, Kim T H, et al. 2012. An integrated approach of comparative genomics and heritability analysis of pig and human on obesity trait: evidence for candidate genes on human chromosome 2. BMC Genomics, 13: 711-714.

Krypuy M, Newnham G M, Thomas D M, et al. 2006. High resolution melting analysis for the rapid and sensitive detection of mutations in clinical samples: KRAS codon 12 and 13 mutations in non-small cell lung cancer. BMC Cancer, 6: 295-301.

Li W M, Hu T T, Zhou L L, et al. 2016. Highly sensitive detection of the *PIK3CA*(*H1047R*) mutation in colorectal cancer using a novel PCR-RFLP method. BMC Cancer, 16(454): 1-11.

Licinio J, Wong M L. 2005. 药物基因组学：寻求个性化治疗. 蒋华良, 钟扬, 陈国强, 等译. 北京: 科学出版社.

Mardis E R. 2008. Next-generation DNA sequencing methods. Annu Rev Genomics Hum Genet, 9: 387-402.

Mardis E R. 2013. Next-generation sequencing platforms. Annu Rev Anal Chem(Palo Alto Calif), 6: 287-303.

Metzker M L. 2010. Sequencing technologies-the next generation. Nat Rev Genet, 11(1): 31-46.

Mullis K B. 1987. Process for amplifying nucleic acid sequences: U. S. Patent: 4683202.

Rigat B, Hubert C, Alhenc-Gelas F, et al. 1990. An insertion/deletion polymorphism in the angiotensin I-converting enzyme gene accounting for half the variance of serum enzyme levels. J Clin Invest, 86(4): 1343-1346.

Rothberg J M, Hinz W, Rearick T M, et al. 2011. An integrated semiconductor device enabling non-optical genome sequencing. Nature, 475(7356): 348-352.

Saiki R K, Scharf S, Faloona F, et al. 1985. Enzymatic amplification of beta-globin genomic sequences and restriction site analysis for diagnosis of sickle cell anemia. Science, 230(4732): 1350-1354.

Schneider G F, Dekker C. 2012. DNA sequencing with nanopores. Nat Biotechnol, 30(4): 326-328.

Stadler J, Eder J, Pratscher B, et al. 2015. SNPase-ARMS qPCR: ultrasensitive mutation-based detection of cell-free tumor dna in melanoma patients. PLoS One, 10(11): e142273.

Teixeira L V, Lezirovitz K, Pereira L V, et al. 2011.Candidate gene linkage analysis indicates genetic heterogeneity in Marfan syndrome. Braz J Med Biol Res, 44(8): 793-800.

Walsh T, Casadei S, Coats K H, et al. 2006. Spectrum of mutations in *BRCA1*, *BRCA2*, *CHEK2*, and *TP53* in families at high risk of breast cancer. JAMA, 295(12): 1379-1388.

Zhu M J, Zhao S H. 2007.Candidate gene identification approach: progress and challenges. Int J Biol Sci, 3(7): 420-427.

Zondervan K T, Cardon L R. 2007. Designing candidate gene and genome-wide case-control association studies. Nat Protoc, 2(10): 2492-2501.

第四章　药物代谢酶及其遗传变异

药物代谢是药物在体内的生物转化过程，这一过程主要在肝脏内进行。肝脏富含多种酶类，催化药物发生一系列化学反应，导致药物化学结构发生转变，极性增加，便于排泄；而活性方面，代谢后药物可失去活性，或活性降低，或活性增强，或产生毒性代谢产物。催化药物进行生物转化的酶，称为药物代谢酶。药物代谢酶是影响药物代谢的一个重要的生理因素。研究表明，遗传因素决定了某些药物代谢酶的种类、含量和活性，从而影响了药物代谢的种类和速率，表现为有些人代谢药物的速度慢，药物易蓄积并引起中毒，而有些人代谢药物速度快，药物在体内不易达到有效浓度，这是造成药物应答个体差异的关键因素。对药物代谢酶遗传多态性的检测，是指导个体化用药的一个重要依据。

第一节　药物体内代谢

一、口服药物的一般体内过程

口服药物进入胃肠道后，被吸收进入血循环，经门静脉进入肝脏，在肝脏发生生物转化，即代谢反应，再经第二肝门入下腔静脉，进入体循环；药物进入循环后首先与血浆蛋白结合，并迅速向全身组织输送，先向血流量大的器官分布，然后向血流量小的组织转移。药物进入组织与特定的靶点（通常是受体）结合，从而发挥药理效应。药物随血流进入肝脏，可通过肝细胞膜和肝窦状隙内壁上的微孔，经被动扩散进入胆汁；也可通过主动转运进入胆汁，随胆汁排泄到十二指肠，部分极性小的药物在小肠又被重新吸收回到门静脉，进入肝脏，即肝肠循环；极性强的药物随粪便排出体外。药物随血液流经肾脏时，由于肾小球的毛细血管有较大的微孔，管压也较其他部位高，药物可以膜孔扩散的方式滤过，部分经肾小管远曲小管重吸收；而大部分药物代谢后，水溶性增强，重吸收减少，随尿液排出体外。综上所述，药物在体内的一般过程包括药物的吸收（absorption，A）、分布（distribution，D）、代谢（metabolism，M）和排泄（excretion，E）4 个过程，即 ADME。经代谢与排泄过程药物被消除，合称为消（清）除（clearance）。

二、药物代谢过程

药物代谢，又名药物的生物转化（biotransformation），是指药物被机体吸收后，在体内各种酶和体液环境作用下，发生一系列化学反应，导致药物化学结构的转变，形成代谢产物。在临床常用的前 200 种药物中，73%的药物清除是通过代谢的方式进行的，因此药物代谢是药物从体内清除的主要方式之一。

药物代谢过程通常分为两个阶段：第一阶段，也称 I 相反应，包括氧化、羟基化、还原、水解 4 种不同反应类型。通过反应，药物分子结构中增加羟基、氨基或羧基，药物极性增加，便于药物排泄。I 相代谢后，药物的活性也会受到影响，药物可失去活性、活性降低、活性增强、产生毒性代谢物。本身具有药理活性、代谢后药理活性丧失或药理活性降低的药物称为活性药物（active drug），大部分药物都属于活性药物。有少部分药物，本身不具有药理活性，或药理活性很低，体内生物转化后具有药理活性，或药理活性增强，这类药物称为前药（pro-drug）。常见的前药有可待因、阿司匹林、氯吡格雷、普洛加胺、依那普利、左旋多巴、阿德福韦酯、替诺福韦、缬更昔洛韦、奥美沙坦酯、帕瑞昔布等。第二阶段，又称 II 相反应，常见为结合反应，药物的极性基团与葡萄糖醛酸、硫酸、甘氨酸等结合，进一步增加药物极性，方便排泄。值得一提的是，有的药物依次进行第一阶段反应与第二阶段反应，有的药物仅进行第一阶段反应，有的药物仅进行第二阶段反应，也有的药物可不经代谢而以原形排泄，但多数药物可经数种途径代谢。

第二节　药物代谢酶

体内催化药物发生化学反应的酶，称为药物代谢酶，它是代谢清除的主要执行者。药物代谢酶的组织分布比较广，包括肝脏、小肠、肺、肾脏、胎盘、皮肤等，主要分布于肝脏，且多存在于肝细胞的微粒体中。根据催化反应类型的不同，可分为 I 相代谢酶类和 II 相代谢酶类。受遗传因素和环境因素共同影响，药物代谢酶在不同种族和群体中具有很大差异。其中，遗传因素决定体内关键代谢酶编码基因的多态性，导致其表达的蛋白质在结构、功能和活性上具有差异。近年来，关于种族及个体遗传因素对药物代谢酶的影响，已成为药物基因组学研究的一大内容。

一、I 相代谢酶及其遗传多态性

（一）I 相代谢酶的类型及功能

I 相代谢酶包括氧化酶、还原酶、水解酶。其中，氧化酶主要有细胞色素 P450

酶（cytochrome pigment P450，CYP450）、黄素单加氧酶（FMO）、单胺氧化酶（MAO）；还原酶主要有乙醇脱氢酶、醛-酮还原酶、羰基还原酶、醌还原酶；水解酶主要有环氧水解酶、羧酸酯酶和胆碱酯酶。从名称上可以看出，上述 I 相代谢酶催化的药物基团发生氧化、还原、水解反应。据统计，在临床常用的前 200 种药物中，超过 50%的药物的代谢清除由细胞色素 P450 酶完成，因此，CYP450 酶是最重要的 I 相代谢酶。

1. 细胞色素 P450（CYP450）酶概况及功能

CYP450 酶是一类最为重要的混合功能氧化酶，参与内源性和外源性化合物的代谢，人类 CYP450 酶多位于肝脏的微粒体中，在体内其他一些组织细胞中亦有发现，如小肠、胰腺、脑、肺、肾脏、骨髓、皮肤等。CYP450 酶不是一个酶，而是一个大家族，有许多种同工酶成员，人类 CYP450 酶有 50 多种单酶。这类同工酶之所以被称为细胞色素氧化酶 P450，是因为最初发现时，该类蛋白质以还原态与 CO 结合后在 450nm 处有一个吸收主峰，与其他血红蛋白/CO 结合物在 420nm 左右的吸收峰位置不同，故而命名为细胞色素 P450。

CYP450 的基本作用是从辅酶 II 及细胞色素 b_5 获得两个 H^+，另外接受一个氧分子，其中一个氧原子使药物羟化，另一个氧原子与两个 H^+ 结合成水，没有相应的还原产物，故又名单加氧酶。通过反应，活性药物药理活性降低或失活，前药具有药理活性或药理活性增强。

2. CYP450 家族成员命名

早期，人们并未认识到基因调控表达的问题，而仅仅根据每种酶的光谱特性、电泳泳动度来确定酶的性质。随着对蛋白质氨基酸序列的认识，Nebert 等提出了以氨基酸序列来命名 CYP450 同工酶的新建议，并且得到了同行的认可。目前的分型沿用了这种命名方法。酶系缩写成 CYP（小鼠和果蝇用 Cyp），CYP 正体表示酶，斜体表示相应的基因。在 CYP450 同工酶中，氨基酸序列有 40%以上一致的归入同一家族，由一个不同的阿拉伯数字命名，如 CYP1；而每种同工酶中氨基酸序列 55%以上相同的归入同一亚型，以阿拉伯数字后加一个大写英文字母来表示，如 CYP1A；最后，在同一亚家族内根据酶被鉴定的先后顺序用阿拉伯数字编序，表示不同的每种酶，如 CYP3A4。目前已发现人类有 50 多种单酶，分为 17 个家族。

3. CYP450 成员对底物的代谢及含量

代谢酶对底物具有选择性和专一性。CYP1、CYP2、CYP3 主要代谢外源性化合物，如药物、毒物等，有交叉的底物特异性，常可被外源性物质诱导，在进化过程中，其保守性差。CYP4 则主要代谢内源性物质，如类固醇、脂肪酸和前列腺素等，有高度特异性，通常不能被外源性物质诱导，在进化过程中相对保守。

CYP450 各酶在肝脏中的含量不同。在人体肝细胞中 CYP450 以 CYP1、CYP2 和 CYP3 为主，这 3 种 CYP450 占肝脏内 CYP450 总量的 84%，并与大部分药物及毒物的代谢有关。这 3 种同工酶中，又以 CYP3 占的比例最大，约占肝脏内 CYP450 总量的 36%（28%～40%）；其次是 CYP2，约 25%；CYP1A2 占 14%；CYP2E1 占 7%；CYP2A6 占 4%；CYP2D6 占 2%。

（二）Ⅰ相代谢酶 CYP450 的遗传多态性

目前，对Ⅰ相代谢酶的遗传多态性研究较多集中于肝脏药酶系特别是 CYP450。CYP450 个体差异大，其遗传多态性是造成药物代谢个体差异的一个重要因素。目前，相当一部分 CYP450 酶的遗传多态性及其对代谢酶的影响已经明确，悉数收录在 https://www.pharmvar.org/genes 网站。该网站整理收录了 CYP450 家族成员详细的遗传变异类型及功能影响。该网站列表中*表示遗传多态性，*1 表示野生型参考基因；*1 之外的数字表示其他遗传多态性。在 CYP450 酶的遗传多态性类型中，主要包括单核苷酸多态性、短片段缺失/插入、复制等。其中，90% 以上的多态性类型为 SNP，因此，CYP450 的遗传多态性主要是指 SNP。

二、Ⅱ相代谢酶及其遗传多态性

（一）Ⅱ相代谢酶的功能及类型

Ⅱ相代谢酶主要包括：葡萄糖醛酸转移酶（UGT）、硫嘌呤甲基转移酶（TPMT）、磺基（硫酸基）转移酶（ST）、N-乙酰转移酶（NAT）、谷胱甘肽-S-转移酶（GST）。上述Ⅱ相代谢酶催化的是结合反应（conjugation reaction），这在药物代谢转化中很普遍，是指药物或其他初步代谢物与内源性结合剂的结合反应，使药物毒性或活性降低和极性增加而易于排出。其中，以葡萄糖醛酸（glucuronic acid，GA）结合反应为最常见，吗啡、可待因、类固醇等在体内由微粒体中的糖醛酸转移酶催化尿苷二磷酸葡萄糖醛酸（uridine diphosphate glucuronic acid，UDPGA）进行反应，使其水溶性增加，易于排泄。除肝脏外，肾脏、肠黏膜也能进行葡萄糖醛酸结合反应。

（二）Ⅱ相代谢酶的遗传多态性

Ⅱ相代谢酶的遗传多态性类型同Ⅰ相代谢酶的遗传多态性类型，包括 SNP、短片段缺失/插入、复制等，其中以 SNP 为主。

第三节　遗传多态性对代谢酶及个体药物应答的影响

一、药物代谢酶遗传多态性对代谢酶的影响

1. 对代谢酶结构序列的影响

与野生型参考序列相比，遗传多态性在核苷酸水平上的改变往往也会在蛋白质水平出现效应。代谢酶编码区内存在 SNP 多态性，可导致氨基酸序列发生错义改变、移码改变，以及蛋白质翻译提前终止等；非编码区内的 SNP 多态性，甚至会引起 mRNA 剪接缺陷，调控蛋白质的翻译。

2. 对个体代谢酶活性、代谢表型的影响

为了确定代谢酶的遗传多态性对代谢酶活性的影响，将次等位基因进行体外变异体表达，表达的变异体蛋白与表达的野生型酶，比较酶活力指标米氏常数（K_m）和酶最大反应速率 V_{max}，初步确定次等位基因对酶活性的影响，再通过病例-对照研究在人群中证实这种影响，从而确定遗传多态性在核苷酸水平上的改变对酶活性的影响。基因型与酶活性的关系可概括总结为表 4-1 内容。

表 4-1　基因型与酶活性、代谢酶表型

基因型	活性得分	酶活性	代谢酶表型
纯合野生型	1+1=2		
杂合无功能型/超快型	0+（1~2）≈2	正常（1~2）	正常代谢（extensive metabolizer，EM）
杂合功能降低型/超快型	0.5+（1~2）≈2		
纯合无功能型	0+0=0	基本丧失（0~1）	慢代谢（poor metabolizer，PM）
杂合无功能型/功能降低型	0+0.5=0.5		
纯合功能降低型	0.5+0.5=1		
杂合无功能型/野生型	0+1=1	降低（1~1.5）	中等代谢（intermediate metabolizer，IM）
杂合功能降低型/野生型	0.5+1=1.5		
杂合野生型/超快型	1+（1~2）≥2	增强（≥2.0）	超快代谢（ultra-rapid metabolizer，UM）
纯合超快型	（1~2）+（1~2）≥2		

注：表中给出了一对等位基因活性总和。对每个等位基因，0 分表示无效基因，0.5 分表示中等代谢型，1.0 分表示正常代谢型；带有拷贝复制的等位基因的活性加倍

二、药物代谢酶遗传多态性对个体药物应答的影响

1. 代谢酶遗传多态性对前药血药浓度、药物效应的影响

发生于代谢酶编码基因的遗传多态性，根据中心法则，可造成其表达产物代

谢酶在表达水平、活性、可诱导性等多个方面发生改变；受此影响，代谢酶对药物的作用也会相应发生改变。如果该酶参与的是前体药物（前药）代谢，由于前药无活性，经代谢后产生活性；代谢酶活性增强，经由前体药物产生的活性代谢产物增加，血药浓度增加，容易引起药物过量造成的毒性反应；反之，活性降低，由前体药物产生的活性代谢产物减少，血药浓度降低，易导致治疗无效。因此，对前药而言，主要代谢该药物的代谢酶表型如果是 UM 型，个体服用正常推荐剂量的药物，容易出现药物毒性反应；反之，如果是 PM 型和 IM 型，个体服用正常推荐剂量的药物，容易出现药物治疗效果不佳或无效。

2. 代谢酶遗传多态性对活性药物血药浓度、药物效应的影响

如果代谢酶参与的是活性药物代谢过程，活性药物经代谢后丧失药理活性，或药理活性降低，若遗传多态性造成代谢酶活性增强，对药物的代谢清除增强，血药浓度变低，药理作用及个体的治疗效果弱，发生药物不良反应的可能性亦小；反之，遗传多态性造成代谢酶活性降低，对活性药物的代谢清除降低，血药浓度增加，药理作用及个体的治疗作用强，发生药物不良反应的可能性亦大。因此，对活性药物而言，主要代谢该药物的代谢酶表型如果是 UM 型，个体服用正常推荐剂量的药物，容易出现药物治疗效果不佳或无效；反之，如果是 PM 型和 IM 型，个体服用正常推荐剂量的药物，容易出现药物毒性反应。

三、药物代谢酶遗传多态性的临床意义

1. 指导临床合理用药

根据上述遗传多态性对个体药物应答的影响，在临床上应用前药时，个体代谢酶表型若是 UM 型，服用正常推荐剂量的药物，容易出现药物毒性反应，需要减少药物剂量；若是 PM 型和 IM 型，服用正常推荐剂量的药物，容易出现药物治疗效果不佳或无效，需要适当增加给药剂量。

同样在应用活性药物时，个体代谢酶表型若是 UM 型，服用正常推荐剂量的药物，容易出现药物治疗效果不佳或无效，需要适当增加给药剂量；若是 PM 型和 IM型，服用正常推荐剂量的药物，容易出现药物毒性反应，需要减少药物剂量。

2. FDA 批准的需要进行生物标志物检测的药物

迄今为止，美国食品药品监督管理局（Food and Drug Administration，FDA）已批准 137 种药物在使用时需要进行个体生物标志物检测。其中，约有 104 种药物在服用时需要进行个体药物代谢酶遗传多态性的检测，可见，药物代谢酶的遗传多态性在个体药物应答中具有重要作用。表 4-2 汇总了 FDA 批准的药物与需要

检测的代谢酶，以供临床使用参考。

表 4-2 临床药物与需要检测的代谢酶标记

药物（英文）	药物（中文）	治疗领域	代谢酶	标记人群
amitriptyline	阿米替林	精神病	CYP2D6	CYP2D6 PM
arformoterol	阿福特罗	肺部疾病	UGT1A1 CYP2D6	UGT1A1 PM CYP2D6 IM 和 PM
aripiprazole	阿立哌唑	精神病	CYP2D6	CYP2D6 PM
atomoxetine	阿托西汀	精神病	CYP2D6	CYP2D6 PM
azathioprine	硝基咪唑硫嘌呤	风湿病	TPMT	TPMT IM 和 PM
belinostat	贝利司他	肿瘤	UGT1A1	UGT1A1*28 等位纯合体
carisoprodol	卡拉普多	风湿病	CYP2C19	CYP2C19 PM
carvedilol	卡维地洛	心脏病	CYP2D6	CYP2D6 PM
celecoxib	塞来昔布	风湿病	CYP2C9	CYP2C9 PM
cevimeline	西维美林	牙病	CYP2D6	CYP2D6 PM
chloroquine	氯喹	传染病	G6PD	G6PD 酶缺乏者
chlorpropamide	氯磺丙脲	内分泌疾病	G6PD	G6PD 酶缺乏者
cisplatin	顺铂	肿瘤	TPMT	TPMT IM 和 PM
citalopram	西酞普兰	精神病	CYP2C19 CYP2D6	CYP2C19 PM CYP2D6 PM
clobazam	氯巴占	神经病	CYP2C19	CYP2C19 PM
clomipramine	氯丙咪嗪	精神病	CYP2D6	CYP2D6 PM
clopidogrel	氯吡格雷	心脏病	CYP2C19	CYP2C19 IM 和 PM
clozapine	氯氮平	精神病	CYP2D6	CYP2D6 PM
codeine	可待因	麻醉学	CYP2D6	CYP2D6 UM
dabrafenib	达拉非尼	肿瘤	G6PD	G6PD 酶缺乏者
dapsone	氨苯砜	皮肤病 传染病	G6PD	G6PD 酶缺乏者
desipramine	地昔帕明	精神病	CYP2D6	CYP2D6 PM
dexlansoprazole	右兰索拉唑	肠胃病	CYP2C19	CYP2C19 PM
dextromethorphan quinidine	氢溴酸右美沙芬奎尼丁	神经病	CYP2D6	CYP2D6 PM
diazepam	地西泮	神经病	CYP2C19	CYP2C19 PM
dolutegravir	度鲁特韦	传染病	UGT1A1	UGT1A1 PM
doxepin	多塞平	精神病	CYP2D6 CYP2C19	CYP2D6 PM CYP2C19 PM
drospirenone ethinyl estradiol	屈螺酮炔雌醇	妇科病	CYP2C19	CYP2C19 IM
eliglustat	依利格鲁司特	先天性代谢缺陷	CYP2D6	CYP2D6 UM、IM 和 PM
escitalopram	依他普仑	精神病	CYP2D6 CYP2C19	CYP2D6 PM CYP2C19 PM
esomeprazole	埃索美拉唑	肠胃病	CYP2C19	CYP2C19 PM
fesoterodine	非索罗定	泌尿学	CYP2D6	CYP2D6 PM
fluoxetine	氟西汀	精神病	CYP2D6	CYP2D6 PM

续表

药物（英文）	药物（中文）	治疗领域	代谢酶	标记人群
flurbiprofen	氟比洛芬	风湿病	CYP2C9	CYP2C9 PM
fluvoxamine	氟伏沙明	精神病	CYP2D6	CYP2D6 PM
galantamine	加兰他敏	神经病	CYP2D6	CYP2D6 PM
glimepiride	格列美脲	内分泌疾病	G6PD	G6PD 酶缺乏者
glipizide	格列吡嗪	内分泌疾病	G6PD	G6PD 酶缺乏者
glyburide	格列本脲	内分泌疾病	G6PD	G6PD 酶缺乏者
hydralazine	肼屈嗪	心脏病	NAT1-2	NAT1-2 慢乙酰化者
iloperidone	伊潘立酮	精神病	CYP2D6	CYP2D6 PM
imipramine	丙咪嗪	精神病	CYP2D6	CYP2D6 PM
indacaterol	茚达特罗	肺部疾病	UGT1A1	UGT1A1*28 等位纯合体
irinotecan	伊立替康	肿瘤	UGT1A1	UGT1A1*28 携带者
lacosamide	拉科酰胺	神经病	CYP2C19	CYP2C19 PM
lansoprazole	兰索拉唑	肠胃病	CYP2C19	CYP2C19 IM 和 PM
lesinurad	雷西纳德	风湿病	CYP2C9	CYP2C9 PM
mafenide	磺胺米隆	传染病	G6PD	G6PD 酶缺乏者
mercaptopurine	巯基嘌呤	肿瘤	TPMT	TPMT IM 和 PM
methylene blue	亚甲蓝	血液病	G6PD	G6PD 酶缺乏者
metoclopramide	甲氧氯普胺	肠胃病	G6PD	G6PD 酶缺乏者
metoprolol	美托洛尔	心脏病	CYP2D6	CYP2D6 PM
modafinil	莫达非尼	精神病	CYP2D6	CYP2D6 PM
nalidixic acid	萘啶酸	传染病	G6PD	G6PD 酶缺乏者
nefazodone	奈法唑酮	精神病	CYP2D6	CYP2D6 PM
nilotinib	尼洛替尼	肿瘤	UGT1A1	UGT1A1*28 等位纯合体
nitrofurantoin	呋喃妥因	传染病	G6PD	G6PD 酶缺乏者
nortriptyline	去甲替林	精神病	CYP2D6	CYP2D6 PM
omeprazole	奥美拉唑	肠胃病	CYP2C19	CYP2C19 PM
palonosetron	帕洛诺司琼	肠胃病	CYP2D6	CYP2D6 PM
pantoprazole	泮托拉唑	肠胃病	CYP2C19	CYP2C19 PM
paroxetine	帕罗西汀	精神病	CYP2D6	CYP2D6 EM 和 PM
pazopanib	帕唑帕尼	肿瘤	UGT1A1	UGT1A1*28 等位纯合体
peg-3350	聚乙二醇 3350			
sodium sulfate	硫酸钠			
sodium chloride	氯化钠	肠胃病	G6PD	G6PD 酶缺乏者
potassium chloride	氯化钾			
sodium ascorbate	抗坏血酸钠			
ascorbic acid	抗坏血酸			
pegloticase	聚乙二醇重组尿酸酶	风湿病	G6PD	G6PD 酶缺乏者
perphenazine	奋乃静	精神病	CYP2D6	CYP2D6 PM

续表

药物（英文）	药物（中文）	治疗领域	代谢酶	标记人群
phenytoin	苯妥英	神经病	CYP2C9 CYP2C19	CYP2C9 次等位基因携带者 CYP2C19 次等位基因携带者
pimozide	匹莫奇特	精神病	CYP2D6	CYP2D6 PM
			CYP2C19	CYP2C19 PM
prasugrel	普拉格雷	心脏病	CYP2C9	CYP2C9 次等位基因携带者
			CYP3A5	CYP3A5 次等位基因携带者
			CYP2B6	CYP2B6 次等位基因携带者
prilocaine lidocaine	普鲁卡因 利多卡因	麻醉学	G6PD	G6PD 酶缺乏者
primaquine	伯氨喹	传染病	G6PD	G6PD 酶缺乏者
propafenone	普罗帕酮	心脏病	CYP2D6	CYP2D6 PM
propranolol	普萘洛尔	心脏病	CYP2D6	CYP2D6 PM
protriptyline	普罗替林	精神病	CYP2D6	CYP2D6 PM
quinidine	奎尼丁	心脏病	CYP2D6	CYP2D6 PM
quinine sulfate	硫酸奎宁	传染病	G6PD CYP2D6	G6PD 酶缺乏者 CYP2D6 PM
rabeprazole	雷贝拉唑	肠胃病	CYP2C19	CYP2C19 PM
rasburicase	拉布立酶	肿瘤	G6PD	G6PD 酶缺乏者
rifampin isoniazid pyrazinamide	利福平 异烟肼 吡嗪酰胺	传染病	NAT1-2	NAT1-2 慢乙酰化者
risperidone	利培酮	精神病	CYP2D6	CYP2D6 PM
sodium nitrite	亚硝酸钠	毒理学	G6PD	G6PD 酶缺乏者
succimer	二巯基丁二酸	血液病	G6PD	G6PD 酶缺乏者
sulfamethoxazole trimethoprim	磺胺甲恶唑 甲氧苄啶	传染病	G6PD	G6PD 酶缺乏者
tetrabenazine	丁苯那嗪	神经病	CYP2D6	CYP2D6 PM
thioguanine	硫代鸟嘌呤	肿瘤	TPMT	TPMT IM 和 PM
thioridazine	硫利达嗪	精神病	CYP2D6	CYP2D6 PM
ticagrelor	替格瑞洛	心脏病	CYP2C19	CYP2C19 PM
tolterodine	托特罗定	泌尿学	CYP2D6	CYP2D6 PM
tramadol	曲马多	麻醉学	CYP2D6	CYP2D6 PM
trimipramine	曲米帕明	精神病	CYP2D6	CYP2D6 PM
venlafaxine	文拉法辛	精神病	CYP2D6	CYP2D6 PM
voriconazole	伏立康唑	传染病	CYP2C19	CYP2C19 IM 和 PM
vortioxetine	沃替西汀	精神病	CYP2D6	CYP2D6 PM
warfarin	华法林	血液病	CYP2C9	CYP2C9 IM 和 PM

在需要检测的代谢酶中，有 42 种药物需要检测 CYP2D6 的遗传多态性，21 种需要检测 G6PD 的遗传多态性，19 种需要检测 CYP2C19 的遗传多态性，7 种需要检测 UGT1A1 的遗传多态性，4 种需要检测 TPMT 的遗传多态性。

除了药物代谢酶，还有 30 多种药物服用时需要检测药物受体等相关标志物，详见第六章。

3. 临床案例

The New England Journal of Medicine（*N Engl J Med*）杂志曾报道了一起可待因中毒临床案例（Gasche et al.，2004）。该患者因乏力、呼吸困难、发烧、咳嗽 3 天，临床给予头孢曲松、克拉霉素、伏立康唑、可待因进行治疗。住院几天后，患者突然意识模糊，无反应，出现了急性肾衰竭。经检查，血浆吗啡浓度 80μg/L，严重高于正常参考范围 1～4μg/L；可待因-6-葡糖苷酸 361μg/L，低于正常参考范围 700～1670μg/L；吗啡-3-葡糖苷酸 580μg/L，高于正常参考范围 8～70μg/L；吗啡-6-葡糖苷酸 136μg/L，高于正常参考范围 1～13μg/L，患者发生了可待因中毒反应。进一步检测，患者的 CYP2D6 为 UM 型。可待因在体内主要经 CYP3A4 代谢转变为去甲可待因，少量经 CYP2D6 代谢转变为吗啡；去甲可待因和吗啡可进一步发生葡萄糖醛酸化结合反应，分别生成可待因-6-葡糖苷酸、吗啡-3-葡糖苷酸、吗啡-6-葡糖苷酸。这位患者服用的药物克拉霉素和伏立康唑可抑制CYP3A4活性，患者服用的可待因不能大量通过 CYP3A4 转化，可待因转变为去甲可待因减少，只能主要通过 CYP2D6 代谢转化；不料，患者的 CYP2D6 为 UM 型，导致具有药理活性的吗啡大量产生，Ⅱ相葡萄糖醛酸化的代谢产物难以及时通过肾脏清除，从而造成急性肾衰竭。

四、小结

根据个体药物代谢酶遗传多态性与药效差异的关系，设计临床个体化用药方案，以充分发挥药物对机体的作用效应，从而依据自身基因型安全、有效地选用药品。这样不仅可增加首剂处方的有效性，减少无效处方的可能性，还能减少患者就诊次数并避免毒副反应。而且，目前市场上已有多种代谢酶人群热点突变基因芯片检测试剂盒，可为指导临床合理用药提供科学依据。

（雷小英）

参 考 文 献

姜远英. 2006. 药物基因组学. 北京: 人民卫生出版社.

Gasche Y, Daali Y, Fathi M, et al. 2004. Codeine intoxication associated with ultrarapid CYP2D6 metabolism. N Engl J Med, 351(27): 2827-2831.

Gressier F, Ellul P, Dutech C, et al. 2014. Serotonin toxicity in a CYP2D6 poor metabolizer, initially diagnosed as a drug-resistant major depression. Am J Psychiatry, 171(8): 890.

Hirokazu F, Pedro P S, Wendy G, et al. 1995. Genetic polymorphism of *CYP2C9* and its effect on warfarin maintenance dose requirement in patients undergoing anticoagulation therapy. Pharmacogenetics, 5(6): 389-392.

Ingelman-Sundberg M. 2005. Genetic polymorphisms of cytochrome P450 2D6(*CYP2D6*): clinical consequences, evolutionary aspects and functional diversity. Pharmacogenomics J, 5(1): 6-13.

Julio L, Ma-Li W. 2002. Pharmacogenomics: the Search for Individualized Therapies. Weinheim: Wiley-VCH.

Luiz F L, Fábio D S P, Valéria A P, et al. 2004. Association of *CYP3A4* genotype with detection of Vγ/Jβ trans-rearrangements in the peripheral blood leukocytes of pediatric cancer patients undergoing chemotherapy for ALL. Leuk Res, 28(12): 1281-1286.

Mikito U, Genta H, Sachiyo M, et al. 2006. The impact of *CYP2D6* genotypes on the plasma concentration of paroxetine in Japanese psychiatric patients. Prog Neuropsychopharmacol Biol Psychiatry, 30(3): 486-491.

Yoshihiko S, Fusanori N, Yoko O, et al. 2004. *CYP2C* polymorphisms, phenytoin metabolism and gingival overgrowth in epileptic subjects. Life Sci, 74(7): 827-834.

Zhao Y, Song M, Guan D, et al. 2005. Genetic polymorphisms of *CYP3A5* genes and concentration of the cyclosporine and tacrolimus. Transplant Proc, 37(1): 178-181.

第五章　药物转运体及其遗传变异

药物转运体（drug transporter）是一大类介导药物跨膜位移的转运蛋白系统，涉及药物在体内的吸收、分布和清除过程。这些转运体可分为流出型 ABC 超家族和流入型 SLC 转运体。药物转运体在上皮的基底外侧和顶侧的协调表达及活性，是药物分布、药物与药物之间相互作用、对药物应答和毒性反应差异的重要决定因素。由于转运体的分布和功能表现出非常大的变异性，对膜转运体基因的遗传变异检测可以解释一部分药物药代动力学和临床疗效上的个体差异。本章主要讲述药物转运体在药理上的作用及其遗传变异与药物应答的关系。

第一节　药物转运与药物转运体

一、药物转运体的概念及分类

1. 药物转运体的概念

药物的体内转运过程包括吸收、分布、清除过程，都涉及药物对生物膜的通透。研究发现，许多组织的生物膜存在特殊的转运蛋白系统介导药物的跨膜转运，称为药物转运体。许多药物已被证明是转运体的底物或抑制剂，如多种抗肿瘤药、抗生素类药、强心苷类、钙拮抗剂、HIV 蛋白酶抑制剂、免疫抑制剂等药物的体内转运均涉及特异的或非特异的转运体。

2. 药物转运体的分类

人类基因命名委员会对药物转运体做了标准化命名，根据转运方向将药物转运体分为外排（流出）型和摄入（流入）型两大类，外排型转运体多属于 ATP-结合盒转运体（ATP-binding cassette transporter，ABC 转运体），按照基因结构和氨基酸的排列分为 7 个亚家族，包括 ABCA（亦可写为 ABC1）、ABCB（MDR）、ABCC（MRP 或 CFTR）、ABCD、ABCE（OABP）、ABCF、ABCG；共 49 个家族成员，其共性是主要通过 ATP 水解驱动逆浓度梯度将底物从细胞内泵出。表 5-1 总结了 ABC 转运体家族、亚家族及主要成员。摄入型转运体多属于溶质载体（solute carrier，SLC 转运体）超家族，包括 52 个家族（SLC1～SLC52），有 400 多个家族成员。家族成员的功能共性是能介导底物从细胞外进入细胞内。表 5-2

列出了 SLC 家族及其成员数。

表 5-1　ABC 转运体超家族

亚家族	家族成员						
ABCA/ABC1	ABCA1	ABCA2	ABCA3	ABCA4	ABCA5	ABCA6	
	ABCA7	ABCA8	ABCA9	ABCA10	ABCA11	ABCA12	
ABCB/MDR	ABCB1	ABCB2	ABCB3	ABCB4	ABCB5	ABCB6	
	ABCB7	ABCB8	ABCB9	ABCB10	ABCB11	—	
ABCC/MRP/CFTR	ABCC1	ABCC2	ABCC3	ABCC4	ABCC5	ABCC6	
	ABCC7	ABCC8	ABCC9	ABCC10	ABCC11	ABCC12	ABCC13
ABCD	ABCD1	ABCD2	ABCD3	ABCD4	—	—	
ABCE/OABP	ABCE1	—	—	—	—	—	
ABCF	ABCF1	ABCF2	ABCF3	—	—	—	
ABCG	ABCG1	ABCG2	ABCG4	ABCG5	ABCG8	—	

注："—"表示空缺

表 5-2　SLC 转运体超家族各亚家族及其成员

名称	描述	成员数	GenBank 登录号
SLC1	高亲和性谷氨酸盐和中性氨基酸转运蛋白家族	7	NP_004161
SLC2	易化葡萄糖转运蛋白家族	14	NP_006507
SLC3	杂聚肽中氨基酸的重亚基转运蛋白家族	2	NP_000332
SLC4	碳酸氢钠转运蛋白家族	11	NP_000333
SLC5	钠-葡萄糖共转运蛋白家族	12	NP_000334
SLC6	钠和氯离子依赖性神经递质转运蛋白家族	20	NP_003033
SLC7	阳离子氨基酸转运、糖蛋白相关转运蛋白家族	13	NP_003036
SLC8	钠离子-钙离子交换体家族	3	NP_066920
SLC9	钠离子-氢离子交换体家族	11	—
SLC10	钠离子-胆汁酸共转运蛋白家族	7	NP_003040
SLC11	质子偶联金属离子转运蛋白家族	2	NP_000569
SLC12	电中性的阳离子结合氯离子的协同转运蛋白家族	9	NP_000329
SLC13	硫酸钠/羧酸共转运蛋白家族	5	NP_071889
SLC14	尿素转运蛋白家族	2	NP_056949
SLC15	质子寡肽共转运蛋白家族	4	NP_005064
SLC16	单羧酸转运体蛋白家族	14	NP_003042
SLC17	囊泡谷氨酸转运体蛋白家族	9	NP_005065
SLC18	囊泡单胺转运蛋白家族	3	NP_003044
SLC19	叶酸/硫胺素转运蛋白家族	3	NP_919231
SLC20	Ⅲ型钠-磷共转运体家族	2	NP_006740
SLC22	有机阳离子、阴离子、两性离子转运蛋白家族	21	NP_003048
SLC23	钠离子依赖的抗坏血酸转运蛋白家族	4	NP_005838

续表

名称	描述	成员数	GenBank 登录号
SLC24	钠钙和钠钾交换蛋白转运家族	6	NP_004718
SLC25	线粒体转运蛋白家族	46	NP_005975
SLC26	多功能阴离子交换家族	11	NP_998778
SLC27	脂肪酸转运蛋白家族	6	NP_940982
SLC28	钠离子偶联的核苷转运家族	3	NP_004204
SLC29	异化核苷转运家族	4	NP_001071642
SLC30	锌转运体家族	10	NP_067017
SLC31	铜转运体家族	2	NP_001850
SLC32	囊泡抑制性氨基酸转运家族	1	NP_542119
SLC33	乙酰辅酶 A 转运家族	1	NP_004724
SLC34	Ⅱ型钠-磷共转运体家族	3	NP_003043
SLC35	核苷酸糖转运家族	28	NP_006407
SLC36	质子偶联的氨基酸转运家族	4	NP_510968
SLC37	糖-磷酸交换家族	4	NP_061837
SLC38	钠偶联中性氨基酸转运家族	11	NP_109599
SLC39	金属离子转运家族	14	NP_055252
SLC40	基底铁转运家族	1	NP_055400
SLC41	镁离子转运家族	3	NP_776253
SLC42	Rh 相关的糖蛋白和氨转运体家族	3	—
SLC43	不依赖钠离子的系统-L 样氨基酸转运家族	3	NP_003618
SLC44	胆碱样跨膜转运活性	5	NP_536856
SLC45	糖/氢共输送体活性	4	NP_001073866
SLC46	叶酸转运体（含亚铁血红素）活性	3	NP_542400
SLC47	多药及毒素外排转运蛋白	2	NP_060712
SLC48	血红素转运体		
SLC49	主要协助转运蛋白超家族		
SLC50	糖转运蛋白 SWEET 家族		
SLC51	类固醇来源分子转运体		
SLC52	核黄素转运蛋白		
SLCO1	药物和有机阴离子转运体家族	4	NP_602307
SLCO2	前列腺素和类固醇转运体家族	2	NP_005621
SLCO3	药物和有机阴离子转运活性	1	NP_037404
SLCO4	甲状腺激素跨膜转运活性	2	NP_057438
SLCO5	药物和有机阴离子转运活性	1	NP_112220
SLCO6	药物和有机阳离子转运活性	1	NP_775759

注：SLC21（有机阴离子转运多肽，OATP）家族细分为 SLCO1～SLCO6。"—"表示登录号不明确

除了统一的标准化命名，有些转运体还有常见的命名。例如，P-糖蛋白（P-glycoprotein，P-gp），为 ABCB 亚家族成员 ABCB1，常用 MDR1 表示；MRP2，为 ABCC 亚家族成员 ABCC2；BCRP，为 ABCG 亚家族成员 ABCG2；有机阴离子转运多肽（organic anion-transporting polypeptide，OATP），为 SLC21 亚家族基因产物；有机阴离子转运体（organic anion transporter，OAT）和有机阳离子转运体（organic cation transporter，OCT），为 SLC22 亚家族基因产物。

二、口服药物的体内转运

药物转运涉及药物的吸收、分布和清除多个过程，下面分别讲述。

1. 吸收

口服药物的胃肠道吸收是一个复杂的过程，包括被动扩散和主动转运等方式。研究发现，在肠道表皮层存在多药耐药相关蛋白（multidrug resistance-associated protein，MRP）、P-gp、OAT、OCT 等多种转运体。其中，人 MDR1 基因编码产生的 P-gp 是一种重要的主动转运载体，主要位于细胞的顶侧，能够将底物直接从质膜双分子层泵出，或使底物从细胞质中跨膜外流。在肠道中，P-gp 将药物逆向泵出肠道上皮细胞，减少药物吸收，降低生物利用度。

2. 分布

药物被吸收后，可迅速由血液运送到机体各个部位。除了组织血流量、药物的组织亲和力、各种屏障、药物血浆蛋白结合率等因素可影响药物分布外，现已证实药物转运体的数量和功能状态也显著影响药物分布。

体内的屏障结构如血脑屏障，对调控药物体内分布发挥着重要作用。血脑屏障由血管内皮细胞、基膜、周细胞和星形胶质细胞足突组成，其中大脑毛细血管内皮细胞是重要的组成部分，相邻内皮细胞间形成电子致密接合点，具有很高的电阻。该结构使物质不能通过细胞旁运穿入大脑内皮。基底膜可以将内皮细胞与星形胶质细胞足突和周细胞隔开。星形胶质细胞足突位于距内皮细胞的内腔面约 20nm 处。两者之间的空隙充满了微血管基底膜和脑细胞外液。内皮细胞可以活跃地调节大脑微血管的血管紧张性、血流量及屏障功能，具有极性；其腔内内皮细胞膜和远腔内皮细胞膜的作用就是隔断特定的跨脑内皮转运。例如，碱性磷酸酶分布于腔内和远腔层，Na^+/K^+-ATP 酶和 5′核苷酸酶主要分布于下腔内皮细胞膜，而 γ-谷氨酰转肽酶则只存在于腔内面。腔面或远腔面或内皮细胞膜的双侧均存在高度特异性转运营养物质的系统，这些载体介导的转运系统调节着血液和大脑间营养物质、药物的转运。例如，许多两性分子的阳离子药物被位于血脑屏障腔面上的 ABC 转运家族的 P-gp 从内皮细胞泵回到血液,从而降低了进入脑部的量。

3. 消除

药物自体内消除主要在肝脏、肾脏及胆囊进行。许多药物以原形经肾脏排泄清除,如乙酰唑胺、呋塞米、头孢克洛等。药物肾脏排泄方式主要为肾小球滤过和肾小管排泌,肾小管重吸收则可将已排入尿液的药物再吸收回血液。肾小管分泌是一个主动转运过程,由肾小管特殊转运体起作用。当两种同一转运体的药物联用时,可相互竞争转运体,竞争性抑制使肾小管药物分泌明显减少,疗效或毒性增强。

药物进入肝脏、胆囊,除了通过生物膜的被动扩散外,转运体也发挥着重要作用。肝脏有多个载体主动转运系统,能够转运阴离子(有机酸类,如对氨基马尿酸、磺溴酞、青霉素等)、阳离子(有机碱类,如奎宁、红霉素等)和中性化合物(强心苷等)。与肾小管排泌一样,肝脏排泌也存在同类药物相互竞争的现象。

第二节 药物转运体的遗传多态性对个体药物应答的影响

一、P-gp 转运体及其遗传多态性对药物应答的影响

ABC 转运体 MDR 亚家族中的 P-gp 是一种重要的转运体。结构上,P-gp 是一个近似直径约 10nm、高度约 8nm 的跨膜圆柱体(图 5-1),中心形成直径约 5nm 的孔,在膜内构成一个大的水腔,面向胞外的一面开放,面向胞质的一面关闭。当药物进入细胞后,P-gp 似乎能够探测到 ATP 与核苷酸结合位点结合,面向胞质的一面开启,进入胞内的药物通过"药泵"作用被泵出,使胞内药物浓度降低。随后,P-gp 恢复原来状态。

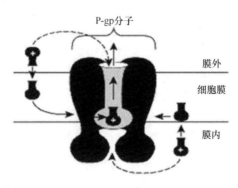

图 5-1 P-gp 结构模式图

P-gp 将药物泵出，对血药浓度的影响与其组织分布有关。肠黏膜上皮细胞、近曲小管的刷状缘内膜、肾小管细胞、胰腺小导管的顶端表面、肝细胞胆小管表面和胆小管的上皮细胞顶端表面、肾上腺皮质，特别是血脑屏障、胎盘屏障上均有较高的表达。在上述大多数组织细胞中 P-gp 都位于极化细胞层的顶端（内腔）膜上，处在这一位置表明 P-gp 具有将其底物从细胞排出到邻近细胞腔的功能。在这些屏障结构，如血脑屏障中，P-gp 可调节进入脑内的药物剂量而减少药物对大脑的影响。

P-gp 蛋白编码基因 *MDR1* 的遗传多态性，将对 P-gp 底物药物的分布、治疗效果等方面产生影响。研究发现，个体 *MDR* 126 号外显子 3435 位点为 TT 基因型，其小肠内 P-gp 水平较 CC 或 CT 基因型明显降低，导致服用相同剂量的地高辛，TT 基因型的血药浓度明显升高，极易发生地高辛中毒。

二、OATP 转运体及其遗传多态性对药物应答的影响

冠心病（CHD）是全球范围内最常见的死亡原因，低密度脂蛋白胆固醇（LDL-C）水平升高是 CHD 最重要的病因。有效降低 LDL-C 水平可以阻止动脉粥样硬化进展，从而降低 CHD 的发病率及死亡率。他汀类药物是目前最有效的降低血浆 LDL-C 水平从而降低心血管系统疾病风险的药物。他汀类药物的安全性及耐受性良好，但是偶尔发生的骨骼肌不良反应，如肌病或肌溶解等会降低患者对该类药物的依从性。而且，不同个体对不同他汀类药物的反应不同。研究表明，基因多态性及药物间相互作用会影响他汀类药物的血浆浓度及肝脏浓度，成为他汀相关肌病风险及其药理学作用的重要决定因素。

可溶性载体阴离子转运体（SLCO1B1 或 OATP1B1）基因参与编码肝细胞表面摄取他汀类药物的载体 OATP1B1。OATP1B1 在肝细胞基底外侧膜的表达，调节他汀类药物从门静脉血液中进入肝细胞内。研究发现，*SLCO1B1* 基因的 SNP 可改变他汀类药物的分布及效能。人类 *SLCO1B1* 基因定位于 12 号染色体短臂 21 区 2 带，全长 10.86kb，包括 15 个外显子和 14 个内含子，其 cDNA 包含 2073 个碱基，编码 691 个氨基酸，存在大于 20 个功能遗传多态性。其中 521 T>C 非同义 SNP 可影响人体内他汀类药物的血药浓度。相比 521 TT 基因型，521 CC 基因型可显著降低该转运体的转运动能，从而增加多种他汀类药物的血药浓度，增加发生肌病的风险。

目前，FDA 批准瑞舒伐他汀（或罗苏伐他汀，rosuvastatin）在使用时需要检测 *SLCO1B1* 的遗传多态性；对 *SLCO1B1* 低功能等位基因纯合体（*SLCO1B1* 521 CC）使用时应慎重。

三、药物转运体遗传多态性影响摄入动力学改变的机制

转运体编码基因的遗传变异可能导致氨基酸的改变，从而影响转运体的表达、定位和转运动力学。例如，突变型肝细胞特异性摄入型转运体 OATP1B1，可减少从血液摄入到肝细胞的药物，致使药物血浆浓度增加。而在生理条件下，转运体的基因缺失或突变可导致某些疾病的发生。表 5-3 列举了目前已确认的转运体遗传多态性与药物应答及疾病的关联。

表 5-3　药物转运体的遗传多态性与临床表型

标准命名（别名）	相关性
SLC22A2（OCT2）	二甲双胍浓度、基于铂类的药物毒性
SLC22A4（OCTN1）	炎性疾病
SLC22A5（OCTN2）	全身肉碱缺乏症、炎性疾病
SLC22A12（URAT1）	高尿酸血症
SLC47A1（MATE1）	二甲双胍浓度
SLCO1B1（OATP1B1）	高胆红素血症、他汀类引起的肌病变
ABCB1（MDR1）	化疗耐药、炎症性肠病
ABCC2（MRP2）	Dubin-Johnson 综合征（先天性非溶血性黄疸）
ABCG2（BCRP）	化疗耐药、高尿酸血症

四、小结

药物的生物利用度不仅取决于药物代谢酶的活性，还在较大程度上有赖于生物膜上转运体的活性。转运体在许多屏障组织都有分布，对细胞内药物的分布发挥着一定的作用。尽管目前对转运体遗传多态性与个体药物应答之间的相关性还处于研究阶段，FDA 目前仅批准瑞舒伐他汀这一种药物需要检测转运体的遗传多态性，但相信随着药物基因组学研究的不断深入，越来越多的药物转运体也可用于解释临床药物应答效应的个体差异。

（雷小英）

<h2 align="center">参 考 文 献</h2>

栾家杰, 宋建国. 2005. 药物转运体与药物体内过程. 安徽医药, 9(10): 721-723.

吴娜琼, 郭远林, 徐瑞霞, 等. 2012. 他汀类药物代谢相关基因多态性与疗效和安全性的关联. 临床药物治疗杂志, 10(6): 29-33.

Didziapetris R, Japertas P, Avdeef A, et al. 2003. Classification analysis of P-glycoprotein substrate specificity. J Drug Target, 11(7): 391-406.

Johnson D R, Finch R A, Lin Z P, et al. 2001. The pharmacological phenotype of combined multidrug-resistance mdr1a/1b-and mrp1-deficient mice. Cancer Res, 61(4): 1469-1476.

Lazarowski A, Caltana L, Merelli A, et al. 2007. Neuronal *mdr-1* gene expression after experimental focal hypoxia: a new obstacle for neuroprotection? J Neurol Sci, 258(1-2): 84-92.

Ling V, Juliano R L. 1976. A surface glycoprotein modulating drug permeability in Chinese hamster ovary cell mutants. Biochim Biophys Acta, 455(1): 152-162.

Marzolini C, Paus E, Buclin T, et al. 2004. Polymorphisms in human MDR1(P-glycoprotein): recent advances and clinical relevance. Clin Pharmacol Ther, 75(1): 13-33.

Nigam S K. 2015. What do drug transporters really do? Nature Reviews Drug Discovery, 14(1): 29-44.

Storch C H, Theile D, Lindenmaier H, et al. 2007. Comparison of the inhibitory activity of anti-HIV drugs on P-glycoprotein. Biochem Pharmacol, 73(10): 1573-1581.

Turgut S, Turgut G, Atalay E O. 2006. Genotype and allele frequency of human multidrug resistance (MDR1) gene *C3435T* polymorphism in Denizli province of Turkey. Mol Biol Rep, 33(4): 295-300.

第六章　药物作用靶点及其遗传变异

药物对机体的作用一般分为两个阶段，即药代动力学阶段（pharmacokinetic phase）和药效学阶段（pharmacodynamic phase）。药代动力学阶段包括药物的吸收、分布、生物转化和排泄等过程，个体在这些过程中的遗传变异，将影响细胞外液中的药物浓度及药物到达靶细胞受体部位的浓度，并最终影响到药物效应（见第四章和第五章）。但药物在体内真正发挥效应是从与受体结合后才开始的，因此药效学阶段的遗传变异不容忽视。本章主要讲述的是药物作用靶点及其遗传变异，以及药物作用靶点遗传多态性对个体药物效应的影响及机制。

第一节　药物作用靶点及受体概述

一、药物作用靶点概述

1. 药物作用靶点概念

在 *Nature Reviews Drug Discovery* 上，Imming 等（2006）定义了药物作用靶点（drug target）：A target to be a molecular structure（chemically definable by at least a molecular mass）that will undergo a specific interaction with chemicals that we call drugs because they are administered to treat or diagnose a disease，即，能与我们称之为药物的化学物质发生特异相互作用的分子结构（至少化学分子量能够定义）。这个定义将药理学或生物化学手段治疗排除在外。例如，细胞治疗是一种治疗手段，而非药物作用靶点。

那么到底有多少药物作用靶点呢？发表在 2006 年 *Nature Reviews Drug Discovery* 上的这篇 "How many drug targets are there?" 文章列出了不同作者的统计结果，从最早的 483 个到后来的 324 个药物作用靶点。但这是 10 年前的数据，随着新药的不断上市，新的药物作用靶点也在增加，目前的药物作用靶点数目尚未见报道。

2. 药物作用靶点分类

根据药物作用靶点的生化结构，可将药物作用靶点分为如下几类：酶、底物、代谢产物和蛋白质、受体、离子通道、转运体蛋白、DNA/RNA 和核糖体、单抗作用靶点等，这些作用靶点可分为 10 个主要的基因家族（图 6-1）。

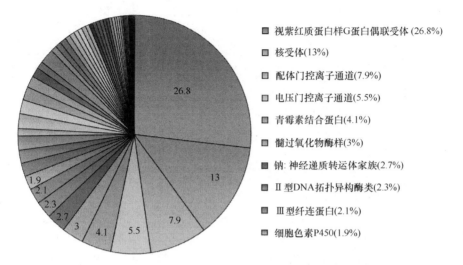

- ■ 视紫红质蛋白样G蛋白偶联受体 (26.8%)
- ■ 核受体(13%)
- ■ 配体门控离子通道(7.9%)
- ■ 电压门控离子通道(5.5%)
- ■ 青霉素结合蛋白(4.1%)
- ■ 髓过氧化物酶样(3%)
- ■ 钠: 神经递质转运体家族(2.7%)
- ■ II 型DNA拓扑异构酶类(2.3%)
- ■ III型纤连蛋白(2.1%)
- ■ 细胞色素P450(1.9%)

图 6-1　药物作用靶点的遗传学分类（彩图请扫封底二维码）

由图 6-1 可知，这些作用靶点主要为视紫红质蛋白样 G 蛋白偶联受体、核受体、配体门控离子通道、电压门控离子通道、青霉素结合蛋白、髓过氧化物酶样、钠：神经递质转运体家族、II 型 DNA 拓扑异构酶类、III 型纤连蛋白、细胞色素P450。其中，前四类占据了约 50% 的药物作用靶点，它们又都是受体。

二、受体概述

1. 受体概念

受体（receptor）是对生物活性物质具有识别能力，并能与之选择性结合，介导细胞内信号转导，触发后续的生理和药理效应的功能蛋白质。相应地，能与受体特异性结合的活性物质称为配体（ligand）或配基。

受体的概念最初在药物效应研究中提出，随后在生命科学各领域得到广泛应用。药物和毒物等外源性活性物质进入体内后，经过代谢动力学，与靶器官的受体发生相互作用，从而引起一系列的作用过程，最后导致药理或毒理效应。受体在外源性活性物质的效应发挥中起着核心作用，神经递质、激素、体内代谢物、抗体等内源性活性物质也往往通过受体而发挥各自的生理或病理作用，因此受体已成为当代药理学及相关学科如分子生物学、细胞生物学、神经生物学、酶学、生理学、病理学等多门生命科学备受关注的研究课题。

2. 受体分类

（1）G 蛋白偶联受体

G 蛋白偶联受体（G protein coupled receptor，GPCR）结构类似，有 7 个跨膜结构域，与不同 G 蛋白偶联，将细胞外信号传递给细胞内信号通路，最终到达效应器产生生物效应。例如，后面各论章节里提到的 α_1 受体、β_1 受体、H_2 受体等均属于 GPCR。

（2）配体门控离子通道受体

配体门控离子通道受体（ligand gated ion channel receptor）是由单一肽链往返 4 次穿透细胞形成一个亚单位，并由 4～5 个亚单位组成穿透细胞膜的离子通道，如 N 受体、GABA 受体、甘氨酸受体、谷氨酸受体、天冬氨酸受体等。

（3）受体酪氨酸激酶

受体酪氨酸激酶（receptor tyrosine kinase，RTK）由细胞外、跨膜及细胞内三部分组成，细胞外侧与配体结合，由此接受外部信息，与之相连的是一段跨膜结构，细胞内侧为酪氨酸激酶活性区域，能促进自身酪氨酸残基的磷酸化而增强此酶活性，再催化细胞内各种底物蛋白磷酸化，激活胞内蛋白激酶，从而将细胞外信息传递到细胞内。

已发现 50 多种不同的 RTK，主要的几种类型包括：①表皮生长因子（epidermal growth factor，EGF）受体；②血小板生长因子（platelet-derived growth factor，PDGF）受体和巨噬细胞集落刺激生长因子（macrophage colony stimulating factor，M-CSF）受体；③胰岛素和胰岛素样生长因子-1（insulin and insulin-like growth factor-1，IGF-1）受体；④神经生长因子（nerve growth factor，NGF）受体；⑤成纤维细胞生长因子（fibroblast growth factor，FGF）受体；⑥血管内皮生长因子（vascular endothelial growth factor，VEGF）受体；⑦肝细胞生长因子（hepatocyte growth factor，HGF）受体等。

（4）细胞内受体

细胞内受体（intracellular receptor）又称基因激活受体，是可溶性的 DNA 结合蛋白，位于胞质溶胶、核基质中，受体主要是与脂溶性的小的信号分子相互作用，以调控基因表达。它们的配体主要是一些激素。例如，位于细胞核内的雄激素、雌激素、孕激素及甲状腺素受体，以及位于细胞质的糖皮质激素受体等。

目前细胞内激素受体已是一个颇大的受体家族，家族成员已增长到近百个，而且还在不断扩大，主要包括甾体激素受体、甲状腺素受体、维生素 D 受体、维生素 A 受体和蜕化素受体等。此外还有不少细胞内受体的配体有待鉴别明确，这些配体未明的细胞内受体统称为"孤儿受体"（orphan receptor）。

第二节 受体的遗传多态性对药物效应及个体药物应答的影响

绝大多数受体的化学本质是蛋白质，而蛋白质是相应基因表达的产物。人群中表达受体的结构基因或影响结构基因表达的调节基因在序列结构上通常呈遗传多态性，表现为一定比例的个体在受体的数量、结构和功能等方面存在不同形式的变异，有可能因此影响到相应受体所介导的药理或生理效应。近几年，药物效应发生过程中（药效学阶段）的遗传多态性受到广泛关注，受体遗传多态性是目前药物药效学阶段中遗传多态性的主要原因，后者正成为药理学、药物基因组学研究的前沿之一。

一、主要受体及其遗传多态性对药物效应及个体药物应答的影响

1. β肾上腺素受体遗传多态性

β肾上腺素受体（β-adrenoceptor，β-AR）包括 β_1、β_2 和 β_3 三种不同的亚型。β_1-AR 广泛分布于心脏；β_2-AR 分布于心血管、支气管平滑肌等部位；β_3-AR 属于不典型肾上腺素受体，主要分布在内脏脂肪组织，激动时引起脂肪分解和热量产生。

人类 β_1-AR 基因定位于 10q24-26，由 5′非翻译区（86bp）、可读框（编码长度为 477 个氨基酸残基的蛋白质）、3′非翻译区（900bp）组成，不含内含子。目前发现，该基因至少存在 18 个单核苷酸多态性（SNP），其中有 7 个产生编码氨基酸的改变，分别为 A145G、G175T、G1165C、C1195T、A1205G、A1210G 和 C1252G，其中 A145G 和 G1165C 多态性被广为关注。A145G 多态性导致受体第 49 位氨基酸发生丝氨酸（Ser）→甘氨酸（Gly）多态性，该部位的变异可能改变受体表达与调节属性，并影响个体对疾病的易感性及药物疗效等。G1165C 多态性导致受体蛋白第 389 位氨基酸发生甘氨酸（Gly）→精氨酸（Arg）多态性，该部位为受体与 G 蛋白偶联的部位，是受体后信息传递的关键结构。

人类 β_2-AR 基因定位于 5q31-32，无内含子，其编码区包含 1239 个碱基对，编码 413 个氨基酸。研究发现，β_2-AR 基因编码区存在 9 个 SNP，其中 4 个位点的碱基突变导致了氨基酸的改变，分别是第 46（Arg16Gly）、79（Gln27Glu）、100（Val34Met）和 491（Thr164Ile）位，第 252、523、1053、1098 和 1239 位 5 个 SNP 为无义突变。人群中较为常见的氨基酸多态性是第 16 位的精氨酸（Arg）被甘氨酸（Gly）替代，其次为第 27 位的谷氨酰胺（Gln）被谷氨酸（Glu）替代。这两

个位点多态性具有连锁性，绝大多数 Glu27 纯合子个体也是 Gly16 纯合子或 Arg16Gly 杂合子携带者。对于 Gln27Glu 与哮喘严重性的关系，研究结果尚没有一致的结论。

人类 β_3-AR 基因定位于 8 q11.1-12，包含两个外显子和一个内含子，其中，长度为 1.4kb 的外显子 1 编码氨基端 402 个氨基酸，长度为 0.7kb 的外显子 2 编码羧基端 6 个氨基酸及全部的 mRNA 3′非翻译区。研究发现，β_3-AR 基因编码区存在 4 个 SNP，其中功能性 SNP 为 T190C（第 64 位色氨酸替换为精氨酸，Trp64Arg），该 SNP 与基础代谢率、肥胖的关系仍需进一步明确。

2. 血管紧张素 II 型受体遗传多态性

肾素-血管紧张素系统（rennin-angiotensin system，RAS）是机体重要的体液调节系统，血管紧张素 II（angiotensin II，AGT II）是其中最重要的活性介质之一。现已鉴别清楚的血管紧张素受体（angiotensin receptor，ATR）有 1 型（AT1R）和 2 型（AT2R）两种。AT1R 是一种 G 蛋白偶联受体，其编码基因定位于人染色体 Xq23，全长大约 55kb，包含 5 个外显子和 4 个内含子；AT2R 基因位于 3q24，由 3 个外显子和 2 个内含子组成。因 AT1R 介导绝大多数 AGT II 生理及病理作用，且是 AGT II 受体拮抗剂的主要作用靶点，目前对 AT1R 的研究较多。

AT1R 基因多态性研究较多的是 A1166C 多态性，该突变位于 3′非翻译区，调控 mRNA 的转录或翻译，影响 AT1R 的功能。临床研究发现，携带 1166AA 基因型的患者服用氯沙坦后门静脉压力梯度的降低幅度要比 1166C 等位基因（AC 或 CC 基因型）携带者显著，表明 AA 基因型的患者使用氯沙坦治疗更为有效。

3. 过氧化物酶体增殖物激活受体遗传多态性

过氧化物酶体增殖物激活受体（peroxisome proliferators-activated receptor，PPAR）是一类由配体激活的核转录因子，分为 PPARα、PPARβ（或 δ）和 PPARγ 三种亚型，均能不同程度地被脂肪酸及其衍生物激活，参与脂质代谢调节。其中，PPARγ 主要表达于脂肪组织和免疫系统，比其他两个亚型有更高的与脂肪特异过氧化物酶体增殖子反应单元的亲和力。人 PPARγ 基因位于 3p25.2，全长大于 183kb，含有 14 个外显子。

常见的多态性位点包括 C34G、C1431T，其中 C34G 多态性位点导致 PPARγ 第 12 位氨基酸发生脯氨酸（Pro）→丙氨酸（Ala）多态性改变，影响受体蛋白构象，降低 PPARγ 转录活性，从而影响药效。研究表明，34CG 杂合子患者使用罗格列酮后血浆葡萄糖水平和糖化血红蛋白水平的降低幅度要比 34CC 野生型纯合子患者显著，携带 G 等位基因的患者使用罗格列酮治疗更为有效。

4. 阿片受体遗传多态性

阿片受体属于 G 蛋白偶联受体家族，主要分为三种类型：μ 受体、δ 受体、κ 受体。根据 μ 受体双向结合特性，将 μ 受体进一步分为 μ_1 和 μ_2 亚型；根据药理学配体的不同，可将 δ 受体分为 δ_1 和 δ_2 亚型；根据特异性拮抗剂的不同，可将 κ 受体分为 κ_1、κ_2 和 κ_3 亚型。阿片类药物主要依赖 G 蛋白参与的信号转导途径进行跨膜信号转导，不同类型的阿片受体接受细胞外的第一信使配基（阿片类药物）后，受体被活化并进一步激活质膜内侧的 G 蛋白偶联受体，后者级联激活下游的各种效应器。

临床上阿片类药物的有效剂量与毒性作用程度常表现为个体差异，阿片受体的遗传多态性是影响因素之一。

人 μ 受体基因位于 6q25.2，全长超过 236kb，含 17 个外显子。其多态性研究较多的是 A118G，该多态性导致第 40 位氨基酸发生天冬酰胺（Asn）→天冬氨酸（Asp）多态性。研究表明，Asn40 受体与 β 内啡肽（β-endorphin）的亲和性可比 Asp40 受体大 3 倍；与此相应的是，β 内啡肽对 Asn40 受体中的 G 蛋白偶联钾离子通道的激活强度也大 3 倍。Asp40Asn 可改变受体的结合特性和影响信号转导，是个体对吗啡类药物产生效应差异的主要原因之一。

5. 多巴胺受体遗传多态性

多巴胺受体（dopamine receptor，DA 受体）也是 G 蛋白偶联受体，目前已分离出 5 种 DA 受体。依据 DA 受体与腺苷酸环化酶（adenylyl cyclase，AC）的作用关系，提出将脑内 DA 受体分为 D_1 和 D_2 两种亚型。多巴胺 DA 受体激动后，使 AC 活性增强，环磷酸腺苷（cAMP）水平升高，此类 DA 受体为 D_1 类；相反，DA 受体兴奋后，抑制 AC 活动，cAMP 水平下降，或不影响 AC 活力和 cAMP 水平，此类 DA 受体为 D_2 类。D_1 类受体包括 D_1 和 D_5 受体，D_2 类受体包括 D_2、D_3 和 D_4 受体。

DA 受体介导人类许多神经和精神活动，其结构与功能的异常可导致许多神经与精神疾病，常见的如酗酒行为、帕金森病（Parkinson disease）和精神分裂症等。DA 受体也是十分重要的药理受体，药物与 DA 受体结合后，通过脑内的多巴胺系统可影响大脑的多个区域。因此，了解 DA 受体的遗传多态性及由此引起的受体蛋白结构和功能的改变，对阐明神经精神疾患和相应药物的疗效差异具有重要意义。

DA 受体基因的染色体位点分别为：D_1，5q35.2；D_2，11q23.2；D_3，3q13.31；D_4，11p15.5；D_5，4p16.1。D_1 受体的 A-48G 多态性位于外显子 2 的 5' 非翻译区，见于各种族人群，是近年精神疾病研究的热点。D_2 受体常见基因多态性是 3' 端的

Taq Ⅰ A/RFLP，根据 *Taq* Ⅰ A 酶切位点的有无，个体基因型可确定为 A1/A1、A1/A2 或 A2/A2。研究发现，*Taq* Ⅰ A/RFLP 位点可能为海洛因依赖的易感位点。D_3 受体基因外显子 1 中第 9 个密码子多态性，使受体蛋白相应氨基酸由丝氨酸变为甘氨酸（Ser9→Gly），Ser9Gly 位于受体蛋白细胞外的 N 端部分，可以影响蛋白质的结构或表达。研究表明，该位点与欧洲人群尼古丁依赖有关。D_4 受体基因极具多态性，在第 3 外显子中主要表达受体蛋白肽链第 3 个细胞内袢的部分，DA 受体基因可发生碱基重复多态性变异。该变异可表示为 $(48)_n$ bp，当拷贝数 $n=1$ 时，可重复片段编码 16 个氨基酸，故又名 $(16)_n$ 氨基酸重复多态性。重复拷贝数可为 2～8 或 10，常见拷贝数依次为 4、7 和 2。除拷贝数可变外，在 48bp 单元内还有碱基序列的改变，在 48bp 单元间则可有重复顺序的变化。由此可见，该多态性具有高度可变性。研究表明，该多态性对精神分裂症遗传易感性的作用不大，也不能反映氯氮平对精神分裂症患者治疗效应的个体差异，并且与双相情感障碍性疾病的发病无关，但该多态性与阿片依赖性、酗酒及强迫症的发生有一定关系。此外，D_4 受体基因在外显子 1 也可发生碱基重复多态性变异及 13bp 的缺失突变，在第 1 个内含子序列中存在 $(G)_n$ 重复多态性，在 5′ 非翻译区存在 *Sam* Ⅰ 或 *Pst* Ⅰ 的 RFLP。

二、受体的遗传多态性及其影响药物效应的机制

受体是基因表达的产物，而基因在进化过程中呈现结构多态性是一种普遍现象；机体内的受体种类繁多、分布广泛，因而人群中的受体遗传多态性十分常见。受体遗传多态性至少包括了基因和蛋白质两个水平上的多态性。受体基因多态性指人群中一定数量（一般＞1%）的个体发生在受体结构基因或调节基因上的突变，突变类型可以是基因缺失、异常拼接、点突变等常见类型，其中发生在结构基因外显子上的突变将引起受体蛋白多态性。受体的遗传多态性并不一定具备功能意义，也就是说，发生在受体基因上的突变和受体蛋白上的氨基酸变异并不一定导致受体功能的改变。受体的遗传多态性一旦具有功能意义，就极可能对药物效应产生影响，受影响的药物一般是那些需要通过该受体产生效应的药物，但有时也影响其他药物。受体遗传多态性可能从以下几方面影响个体间药物效应的差异。

1. 受体与药物的亲和力

受体上存在识别其特异性配体的结合域，发生在受体结构基因编码区上的多态性突变，可使结合域中的氨基酸发生变异，如果变化的氨基酸功能意义显著，则将影响受体与配体的结合；对药物而言，就是影响受体与药物的结合。不同个体间受体与药物的亲和力可因此不同，结果对药物治疗的敏感性不一样。受体结

合药物的特异性也可因此不同，在某些个体，药物与治疗作用相关受体的结合减少，而与无关受体的结合增加，从而易导致不良反应。胰岛素耐受是糖尿病治疗中经常碰到的问题，人群中一些个体容易出现胰岛素耐受。现已知胰岛素受体存在多种遗传多态性变异，其中某些多态性可使胰岛素与其受体的亲和力降低。另外，阿片受体中某些氨基酸的改变，甚至可使受体丧失与激动剂和拮抗剂的亲和力。

2. 受体的稳定性和受体的调节

受体中有些氨基酸对维持受体蛋白三维构象十分重要，这些氨基酸的变异可能引起受体极性改变，某些二级结构丧失，如 α 螺旋解旋，结果使受体热稳定性差、配基解离加速，膜受体易从膜上解离，细胞内受体则易与伴侣蛋白分离，从而减少机体内能与药物结合的受体的量。人群中极少数个体有雄激素受体异常，表现为雄激素不敏感综合征，这些个体用雄激素类药物治疗无效，其机制就包括了变异雄激素受体稳定性降低所致的受体数目过少。受体的数量还受到内外环境中一些因素的调节。受体的调节主要有两种类型：脱敏（desensitization）和增敏（hypersensitivity），就受体的数量来说，两种调节分别导致受体的下调（down-regulation）和上调（up-regulation）。脱敏的机制包括受体的磷酸化、受体的内移及受体间的负协同效应等，关于增敏的机制则缺乏深入研究。但可以肯定的是，受体结构中包含了这两种调节的物质基础，相应的多态性变异将影响机体内受体的调节，从而改变一些药物的效应。例如，人 β_2 受体的 Arg16→Gly 和 Gln27→Glu 这两种多态性均与 β_2 受体的下调有关，其中 Gly16 能显著促进因长期暴露于 β_2 受体激动剂而引起的受体下调，导致相应药物治疗的耐受，而 Glu27 则具有相反的作用。此外，受体的调节还应包括其合成的增多和减少，受体调节基因上的多态性可能影响药物的量效关系。

3. 受体与信号转导系统的耦合或与靶基因的结合

药物受体主要是膜受体，膜受体需要与细胞内的信号转导系统耦合才能体现出其介导生理、病理或药理效应的功能。上节已谈到，膜受体可分为具有蛋白激酶活性的受体、离子通道型受体和 G 蛋白偶联受体。其中具有蛋白激酶活性的受体和 G 蛋白偶联受体在细胞内侧均具有一些重要的功能域，这些功能域对于受体介导的内吞、ATP 结合、下游蛋白泊位、下游生化反应等都很重要。受体基因上编码这些功能域的片段如果具有多态性，则突变体不仅对相应药物的敏感性改变，而且通常会罹患疾病。胰岛素受体是具有酪氨酸蛋白激酶活性的受体，某些变异体上丝氨酸磷酸化代替了正常的酪氨酸磷酸化，结果使受体的酪氨酸激酶活性受到抑制。研究还发现，通过改变基因，某些酪氨酸激酶受体的氨基端及羧基端结构发生了一定的变化，可激活这些受体的致癌潜能，而细胞内侧受体催化区中特定的氨基酸变异可促进这种作用。离子通道型受体与激动剂或拮抗剂结合后，调控进出通道的离子使细胞发生去极化、超极化或复极化，从而传递信号给下游的反应蛋白或因子。受体蛋白多态性可使某些个体的离子通道功能异常，结果导致药物效应改变或引起疾病。此外，在细胞内受体所介导的效应中，配体或药物与受体形成复合物后，还需结合到相应的靶基因上并激活或抑制靶基因的转录。细胞内受体的结构中存在 DNA 结合域（DNA-binding domain，DBD）和转录激活域（transcription activation domain，TAD），如细胞内激素受体结构中常见的 C 片段和 AF 区，这些区域中功能意义明显的氨基酸若有改变，将使配体或药物不能激活靶基因。例如，雄激素受体基因只有编码 DBD 的外显子 2 和 3 发生点突变时，受体对雄激素或雄激素类药物的亲和力才正常，但不能刺激靶基因活化，发生变异的个体仍表现为对雄激素类药物治疗不敏感。

4. 受体之间的相互调节

受体多态性影响药物效应时，受影响的药物不一定是该受体的激动剂或拮抗剂。受体之间经常存在着相互调节，一个受体所介导的效应可能影响另一个受体的数量和功能，从而影响由后者介导的药物效应。例如，一些细胞内激素受体的靶基因就是受体基因，前者的功能性遗传变异将影响后者的表达。此外，受体多态性是许多疾病的重要发病原因，而疾病状态往往会导致某些受体的数量和功能发生变化，产生药物效应的个体差异。例如，胰岛素受体多态性被认为是糖尿病发病中很重要的易感因素，而胞外葡萄糖水平的变化可调节多种受体系统，如高糖会下调平滑肌细胞的血管紧张素和抗利尿激素受体水平。

三、FDA 批准的受体遗传标记检测

迄今为止，FDA 批准了 24 种药物在使用时需要进行受体的遗传标记检测，见表 6-1，受体标记阳性，或突变杂合和纯合体的人群适合使用这些药物。

表 6-1　临床药物与需要检测的受体遗传多态性

药物（英文）	药物（中文）	治疗领域	受体	标记人群
afatinib	阿法替尼	肿瘤	EGFR	表皮生长因子受体（EGFR）19 外显子缺失/21 外显子置换（L858R）阳性
alirocumab	阿利库单抗	内分泌	LDLR	LDL 受体突变杂合体
anastrozole	阿那曲唑	肿瘤	ESR1、PGR	激素受体阳性
cetuximab	西妥昔单抗	肿瘤	EGFR	EGFR 蛋白表达阳性
erlotinib	厄洛替尼	肿瘤	EGFR	EGFR 蛋白表达阳性 EGFR19 外显子缺失/21 外显子置换（L858R）阳性
everolimus	依维莫司	肿瘤	ESR1	雌激素受体阳性
evolocumab	依伏库单抗	内分泌	LDLR	LDL 受体突变杂合和纯合体

续表

药物（英文）	药物（中文）	治疗领域	受体	标记人群
exemestane	依西美坦	肿瘤	ESR1、PGR	激素受体阳性
fulvestrant	氟维司群	肿瘤	ESR1、PGR	激素受体阳性
gefitinib	吉非替尼	肿瘤	EGFR	EGFR 19 外显子缺失/21 外显子置换（L858R）突变阳性
imatinib	伊马替尼	肿瘤	PDGFRB	血小板衍生生长因子受体（PDGFR）基因重排阳性
ivacaftor	依伐卡托	呼吸	CFTR	CFTR G551D，G1244E，G1349D，G178R，G551S，S1251N，S1255P，S549N，S549R，R117H 突变阳性；F508del 突变纯合体
letrozole	来曲唑	肿瘤	ESR1、PGR	激素受体阳性
lomitapide	洛美他派	内分泌	LDLR	LDL 受体突变纯合体
ivacaftor lumacaftor	依伐卡托 鲁玛卡托	呼吸	CFTR	CFTR F508del 突变纯合体
mipomersen	米泊美生	内分泌	LDLR	LDL 受体突变杂合和纯合体
osimertinib	奥斯替尼	肿瘤	EGFR	EGFR T790M 突变阳性
palbociclib	帕博西尼	肿瘤	ESR1	雌激素受体阳性
panitumumab	帕尼单抗	肿瘤	EGFR	EGFR 蛋白表达阳性
parathyroid hormone	甲状旁腺激素	先天性代谢缺陷	CASR	钙敏感受体突变阳性
pravastatin	普伐他汀	内分泌	LDLR	LDL 受体突变杂合和纯合体
sevoflurane	七氟烷	麻醉学	RYR1	兰尼碱受体突变阳性
tamoxifen	他莫西芬	肿瘤	ESR1、PGR	激素受体阳性

此外，还有一些受体的遗传多态性与药物应答个体差异之间的关系有待进一步明确，如维生素 D 受体与抗凝剂香豆素治疗抵抗性、钾离子通道及钙/钙调蛋白依赖性蛋白激酶 II 与 H_1 受体抗组胺药引发的室性心律失常。

四、小结

受体遗传多态性以多种可能机制影响药物效应，对各种与药物反应有关的受体来说，尽管利用基因检测技术发现其中不少具有遗传多态性，但有待于进一步的分子生物学和药效学研究来阐明这些多态性是否会影响个体对药物的敏感性和（或）其影响药物效应的详细机制，毕竟受体的遗传药理学和与受体有关的药物基因组学才起步不久。对于药理受体的遗传多态性，其中有些已被明确与药物效应的个体差异有关，但多数多态性在药物效应个体差异中的功能意义还未明，值得注意的是，这些多态性一般与一种或几种疾病的发病相关联，提示药物疗效间的个体差异。蛋白质组学和药物基因组学的发展将有助于阐明药物与受体的作用关系和体内途径，使受体遗传多态性的检测应用到临床的个体化医疗成为可能。

（雷小英）

参 考 文 献

陈竺, 强伯勤, 方福德. 2001. 基因组科学与人类疾病. 北京: 科学出版社: 242-261.

李金恒. 2007. 临床个体化用药中的药物基因组学考虑. 中国临床药理学与治疗学, 12(4): 361-365.

刘昭前, 周宏灏. 2007. 个体化药物治疗的新时代. 中国临床药理学与治疗学, 12(1): 1-6.

莫玮, 刘洁, 周宏灏, 等. 2006. 高血压人群中 β_2 肾上腺素受体遗传多态性与肥胖相关性研究. 中国药理学通报, 22(2): 154-159.

张贵寅. 2007. 药物基因组学研究进展. 医学研究杂志, 36(5): 9-11.

张瑞, 魏冬青, 魏华春, 等. 2007. 药物基因组学与个性化药物设计研究进展. 综述与专论, 31(6): 241-246.

周宏灏. 2001. 遗传药理学. 北京: 科学出版社: 312-334.

Anguelovs M, Benkelfat C, Turecki G. 2003. A systematic review of association studies investigating genes coding for serotonin receptors and the serotonin transporter: I. Affective disorders. Mol Psychiatry, 8: 574-591.

Brodde O E, Stein C M. 2003. The Gly389Arg beta1-adrenergic receptor polymorphism: a predictor of response to beta-blocker treatment. Clin Pharmacol Ther, 74(4): 299-302.

Campa D, Gioia A, Tomei A, et al. 2008. Association of *ABCB1/MDR1* and *OPRM1* gene polymorphisms with morphine pain relief. Clin Pharmacol Ther, 83(4): 559-566.

Hansen L. 2003. Candidate genes and late-onset type 2 diabetes mellitus. Susceptibility genes or common polymorphisms? Dan Med Bull, 50(4): 320-346.

Imming P, Sinning C, Meyer A. 2006. Drugs, their targets and the nature and number of drug targets. Nature Reviews Drug Discovery, 5(10): 821-834.

Ishiguro H, Okuyama Y, Toru M, et al. 2000. Mutation and association analysis of the 5′ region of the dopamine D3 receptor gene in schizophrenic patients: identification of the Ala38Thr polymorphism and suggested association between DRD3 haplotypes and schizophrenia. Mol Psychiatry, 5(4): 433-438.

Johnson J A, Lima J J. 2003. Drug receptor/effector polymorphisms and pharmacogenetics: current status and challenges. Pharmacogenetics, 13(9): 525-534.

Johnson J A, Terra S G. 2002. Beta-adrenergic receptor polymorphisms: cardiovascular disease associations and pharmacogenetics. Pharm Res, 19(12): 1779-1787.

Laakso M. 2004. Gene variants, insulin resistance, and dyslipidaemia. Curr Opin Lipidol, 15(2): 115-120.

Leineweder K, Brodde O E. 2004. Beta2-adrenoceptor polymorphisms: relation between *in vitro* and *in vivo* phenotypes. Life Sci, 74(23): 2803-2814.

Lipworth B J, Dempsey O J, Aziz I. 2000. Functional antagonism with formoterol and salmeterol in asthmatic expressing the homozygous glycine-16 beta-2-adrenoceptor polymorphism. Chest, 118(2): 321-328.

Liu J, Liu Z Q, Yu B N, et al. 2006. β_1-adrenergic receptor haplotype influences the response to metoprolol monotherapy in patients with essential hypertension. Clin Pharmacol Ther, 80(1): 23-32.

Lynch T J, Bell D W, Sordella R, et al. 2004. Activating mutations in the epidermal growth factor receptor underlying responsiveness of non-small-cell lung cancer to gefitinib. New Engl J Med, 350(21): 2129-2139.

Michel M C, Insel P A. 2003. Receptor gene polymorphisms: lessons functional relevance from the β₁-adrenoceptor. Br J Pharmacol, 138(2): 279-282.

Noble E P. 2003. D2 dopamine receptor gene in psychiatric and neurologic disorders and its phenotypes. Am Med Genet, 116B(1): 103-125.

Overington J P, Al-Lazikani B, Hopkins A L. 2006. How many drug targets are there? Nature Reviews Drug Discovery, 5(12): 993-996.

Small K M, McGraw D W, Liggett S B. 2003. Pharmacology and physiology of human adrenergic receptor polymorphisms. Annu Rev Pharmacol Toxicol, 43: 381-411.

Wang J F, Wei D Q, Li L, et al. 2007. 3D structure modeling of cytochrome P450 2C19 and its implication for personalized drug design. Biochem Biophys Res Commun, 355(2): 513-519.

Yang I A, Ng T, Molenaar P, et al. 2007. Beta2-adrenoceptor polymorphisms and obstructive airway diseases: important issues of study design. Clin Exp Pharmacol Physiol, 34(10): 1029-1036.

第二篇　各论——疾病药物基因组学及应用

第七章　心血管系统疾病的药物基因组学

心血管系统是包括心脏、血管和血液循环的神经体液调节系统。其主要功能是为全身组织器官输送氧、营养物质和激素，并运走组织代谢物，以保证人体正常新陈代谢。心血管系统疾病病因复杂，种类繁多，主要包括动脉粥样硬化、原发性高血压、心内膜病、心律失常、心力衰竭、心脏瓣膜病、心肌疾病等。在发达国家，心血管系统疾病的死亡率占总死亡率的50%。随着我国生活水平的不断提高，心血管系统疾病也逐渐成为最常见的疾病之一。目前，心血管系统疾病的治疗以针对病因的药物治疗和介入或外科手术纠正病理解剖学病变为主。近年来，细胞和分子生物学的发展使心血管系统疾病药物治疗取得长足进步。例如，研究发现，肾素-血管紧张素系统是重要的"心血管事件链"，基于这一观点，血管紧张素转化酶抑制剂和血管紧张素受体阻滞剂等药物被广泛用于心血管系统疾病的治疗。

基因变异作为心血管系统疾病的病因已屡有发现，如遗传性长 Q-T 间期综合征、家族性心房颤动、肥厚性心肌病、扩张型心肌病等的基因突变位点均被发现；心力衰竭、高血压等被认为是多基因性紊乱，是环境与遗传因素相互作用的结果等。但是，总体来讲，对于心血管系统疾病基因变异以及基因变异对药物治疗作用的研究尚处于初级阶段，即心血管系统疾病的药物基因组学研究尚不成熟。鉴定构成心血管系统疾病的易感基因将对病因学提出新的认识，并有助于发现药物作用的新靶点。同时，研究环境和遗传危险因素及它们之间的相互作用，以及基因变异对生化表型、药物反应的影响，对心血管系统疾病的诊断和治疗具有重要意义。本章选择了几种重要的心血管系统疾病，简要介绍它们的病理发生和药物基因组学知识。

第一节　原发性高血压的药物基因组学

原发性高血压（primary hypertension）是以血压升高为主要临床表现伴有或不伴有多种心血管危险因素的综合征，通常简称为高血压。高血压是多种心脏、脑、血管疾病的重要病因和危险因素，影响重要脏器，如心脏、脑、肾脏的结构与功能，最终导致这些器官的功能衰竭，迄今仍是心血管系统疾病死亡的主要原因之一。

高血压的病因可分为遗传和环境两方面，它是遗传易感与环境相互作用的共同结果。一般认为遗传因素约占病因的 40%，环境因素约占 60%。影响高血压的环境因素主要是饮食、精神应激、体重等。遗传因素主要有基因显性遗传和多基因关联遗传等方式。近年来有关高血压的基因研究报道很多，本节从高血压的发病机制入手，介绍影响高血压发病、发展及药物治疗的基因多态性。

一、高血压的主要发病机制和药物治疗

（一）高血压的主要发病机制

高血压的血流动力学特征主要是总外周血管阻力相对或绝对增高。从总外周血管阻力增高出发，目前高血压的发病机制集中在以下几个环节。

1. 交感神经系统活性亢进

各种因素使大脑皮质下神经中枢功能发生变化，神经递质浓度与活性异常，包括去甲肾上腺素、肾上腺素、多巴胺、神经肽 Y 等，导致交感神经系统活性亢进，血浆儿茶酚胺浓度升高，小动脉收缩增强。肾上腺素是作用最强的神经递质之一。肾上腺素主要通过分布在心脏、血管平滑肌细胞上的β肾上腺素能受体发挥升高血压的作用。

2. 肾性水钠潴留

有较多因素可引起肾性水钠潴留，如亢进的交感神经使肾血管阻力增加、肾小球微小的结构病变、肾脏排钠激素（前列腺素、激肽酶、肾髓质素）分泌减少、肾脏外排钠激素（内源性类洋地黄物质、心房肽）分泌异常，或者潴钠激素（去氧皮质酮、醛固酮）释放增多等。

3. 肾素-血管紧张素-醛固酮系统激活

肾素-血管紧张素-醛固酮系统（renin-angiotensin-aldosterone system，RAAS）被认为是体内最重要的血压调节装置之一。经典的 RAAS 包括：肾小球入球动脉的球旁细胞分泌肾素（renin），激活从肝脏产生的血管紧张素原（AGT），生成血管紧张素 I（AGT I），然后经肺循环的血管紧张素转化酶（angiotensin converting enzyme，ACE）作用，生成血管紧张素 II（AGT II）。AGT II 是 RAAS 的主要效应物质，作用于各种效应器官（血管壁、心脏、中枢神经、肾脏及肾上腺等）细胞膜表面的血管紧张素 II 受体，使小动脉平滑肌收缩、肾上腺皮质球状带分泌醛固酮、交感神经末梢突触前膜正反馈使去甲肾上腺素分泌增加等。这些作用均可使血压升高，参与高血压发病和病程持续。RAAS 中的重要分子的基因变异是高

血压发病的遗传因素之一。并且，针对这些分子人们已开发出大量的治疗药物，在高血压防治中发挥着巨大的作用（图 7-1）。

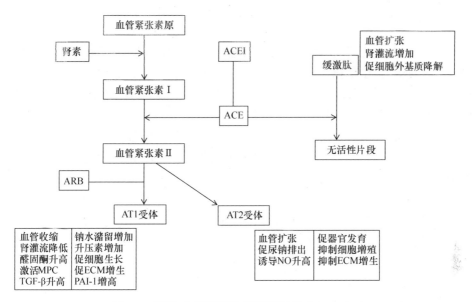

图 7-1 肾素-血管紧张素-醛固酮系统（RAAS）

经典的 RAAS 包括肾小球入球动脉的球旁细胞分泌肾素（renin），激活从肝脏产生的血管紧张素原（AGT），生成血管紧张素 I（AGT I），然后经肺循环的血管紧张素转化酶（ACE）生成血管紧张素 II（AGT II）。AGT II 是 RAAS 的主要效应物质，作用于各种效应器官（血管壁、心脏、中枢神经、肾脏及肾上腺等）细胞膜表面的血管紧张素 II 受体（AT1、AT2），使小动脉平滑肌收缩，肾上腺皮质球状带分泌醛固酮，交感神经末梢突触前膜正反馈使去甲肾上腺素分泌增加等。血管紧张素转化酶抑制剂（ACE inhibitor，ACEI）可以抑制 ACE 活性，血管紧张素受体阻滞剂（ARB）则可以阻断血管紧张素的作用。MPC 为单核巨噬细胞；ECM 为细胞外基质；PAI-1 为纤溶酶原活化抑制剂；TGFβ 为转化生长因子

4. 细胞膜离子转运异常

血管平滑肌细胞有许多特异性的离子通道、载体和酶，组成细胞膜离子转运系统，维持细胞内外钠离子、钾离子、钙离子浓度的动态平衡。遗传性或获得性细胞膜离子转送异常，包括钠泵活性降低，钠钾离子协同转运缺陷，细胞膜通透性增强，钙泵活性降低等，可导致细胞内钠离子、钙离子浓度升高，膜电位降低，激活平滑肌细胞兴奋收缩偶联，使血管收缩反应性增强和平滑肌细胞增生与肥大，血管阻力增高，血压升高。

以上 4 种过程是多数高血压形成的原因。除此之外，动脉弹性功能在高血压发病中也具有重要作用。例如，血脂异常、血糖升高、吸烟等能够使大动脉弹性减退，脉搏波传导速度增加，收缩压升高，舒张压降低，脉压增大。对于高血压发病机制的了解有助于鉴定易感人群，发现有效的治疗药物。事实上，目前使用

的高血压治疗药物就是针对以上环节的各个关键分子起效的，高血压易感基因等的鉴定也是围绕上述环节展开的。

（二）高血压的药物治疗

高血压目前尚无根治方法，但大规模临床试验证明，收缩压可下降 10～20mmHg[①]或舒张压下降 5～6mmHg，3～5 年内脑卒中、心脑血管疾病死亡率与冠心病事件可分别减少 40%、20% 与 16%，心力衰竭可减少 50% 以上，高危患者降压治疗并发症可减少更多。因此，降压治疗可以使高血压患者获得很大益处。降压治疗主要依靠生活方式的调节和药物。现在常用降压药物可归纳为五大类，这五类药物都是通过抑制相应的高血压发病机制的某个环节发挥作用的（图 7-2）。

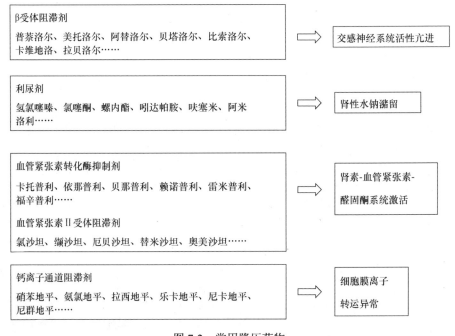

图 7-2　常用降压药物

1. 利尿剂

利尿剂主要是通过减少肾性水钠潴留起效，主要有噻嗪类、袢利尿剂和保钾利尿剂三类。各种利尿剂的降压疗效相仿。降压作用主要通过排钠，减少细胞外容量、降低外周血管阻力。降压起效较平稳、缓慢，持续时间相对较长，作用持

---

① 1mmHg=1.333 22×10² Pa

久。适用于轻、中度高血压。

2. β受体阻滞剂

在高血压发病机制中，肾上腺素通过肾上腺素能受体促进平滑肌细胞收缩，升高血压。β受体阻滞剂（β blocker）通过抑制肾上腺素能受体发挥降血压作用，主要有选择性（β_1）、非选择性（β_1、β_2）和兼有α受体阻滞 3 类。常用的有美托洛尔、阿替洛尔、比索洛尔、卡维地洛、拉贝洛尔等。β受体阻滞剂降压起效迅速、强力，持续时间各种药物有差异。适用于各种不同严重程度的高血压，尤其是心率较快的中、青年患者或心绞痛患者。

3. 钙离子通道阻滞剂

钙离子通道阻滞剂（CCB）又称钙拮抗剂，主要通过阻滞细胞外钙离子经电压依赖的 L 型钙离子通道进入血管平滑肌细胞内，减弱兴奋收缩偶联，从而减少血管的收缩反应性，降低血压。根据药物核心分子结构和作用于 L 型钙离子通道的不同亚单位，钙离子通道阻滞剂分为二氢吡啶类和非二氢吡啶类，前者以硝苯地平为代表，后者以维拉帕米和地尔硫卓为代表。钙拮抗剂降压起效迅速，降压疗效和降压幅度相对较强，短期治疗一般能降低血压 10%～15%，剂量与疗效呈正相关关系，对血脂、血糖等代谢无明显影响，与其他类型降压药物联合治疗能明显增强降压作用，长期控制血压的能力和服药依从性较好。

4. 血管紧张素转化酶抑制剂

肾素-血管紧张素-醛固酮系统中，血管紧张素 I 在血管紧张素转化酶的作用下，降解成具有活性的血管紧张素 II。血管紧张素转化酶抑制剂（ACEI）通过抑制该酶的活性，使血管紧张素 II 生成减少，同时抑制激肽酶使缓激肽降解减少，发挥控制血压的作用（图 7-1）。ACEI 降压起效缓慢，逐渐增强，在 3～4 周时达最大作用。联合使用利尿剂可使其起效迅速、作用增强。根据化学结构，ACEI 被分为巯基、氨基和磷酸基 3 类。常用的有卡托普利、依那普利、贝那普利、赖诺普利、西拉普利、培哚普利、雷米普利和福辛普利等。

5. 血管紧张素 II 受体阻滞剂

血管紧张素 II 是 RAAS 中的效应分子，通过血管紧张素 II 受体发挥效应。其阻滞剂的降压作用主要通过抑制组织的血管紧张素 II 受体 1 型（AT1 receptor），更充分有效地阻断血管紧张素 II 的水钠潴留、血管收缩与重构作用。近年来，有研究注意到阻滞 AT1 负反馈引起的血管紧张素 II 增加,可激活另一受体亚型 AT2，能进一步拮抗 AT1 的生物效应。血管紧张素 II 受体阻滞剂（ARB）的降压作用起效缓慢，但持久而平稳，一般在 6～8 周时才达最大作用，作用能持续达到 24h

以上。各种不同血管紧张素Ⅱ受体阻滞剂在降压强度上存在差异，低盐饮食或与利尿剂联合使用能明显增强疗效。常用的有氯沙坦、缬沙坦、厄贝沙坦、替米沙坦、地沙坦和奥美沙坦等。

以上五大类药物是目前高血压治疗领域内推荐的常用药，治疗过程中一般需要联合使用。除了上述五大类主要的降压药物外，在降压药发展历史中还有一些药物，包括交感神经抑制剂，如利血平、可乐定；直接血管扩张剂，如肼屈嗪；α受体阻滞剂，如哌唑嗪、特拉唑嗪等。这些药物曾多年用于临床并有一定的降压疗效，但因不良反应较多，目前不主张单独使用，只是在复方制剂或联合治疗时仍在使用。

二、基因变异与高血压的发生

高血压是一种由遗传因素和环境因素共同作用引起的多基因慢性疾病。多基因多因素作用的特点成为高血压易感基因研究的障碍，这也是大量的关于各种基因与高血压连锁分析和关联的报告不能被重复的原因。目前人们已发现了100多种在高血压发病中有重要作用的易感基因，然而被肯定的并不多。高血压的易感基因研究与其他疾病相同，主要是鉴定变异位点，通过变异位点查找变异基因，然后把这些变异与表型联系，最后估计对血压的定量效应及其与环境因素的相互作用。在高血压基因研究中，对肾素-血管紧张素-醛固酮系统的研究最为广泛，因为RAAS在血压的调控及一些形式的高血压病因学中起重要作用。下面简要介绍几个已鉴定出的高血压相关基因变异。

（一）高血压易感基因研究

1. 血管紧张素原（AGT）基因

前面介绍过AGT是RAAS起始分子，由肝脏及脂肪组织分泌，在肾素的作用下转化成血管紧张素Ⅰ，再由血管紧张素转化酶（ACE）降解成具有活性的血管紧张素Ⅱ。*AGT*基因的第二外显子存在两个多态性位点，M235T和T174M。有研究认为，*235T*等位基因的频率与血压升高相关，第235位T等位基因的纯合子个体血压明显高于杂合子个体，该等位基因对血压升高的影响大约占到总因素的2.5%。另外一项研究认为，在白人女性中*235T*和*174T*等位基因的纯合子具有明显升高的血压，然而男性不存在这样的相关性（Zhang et al.，2010）。

2. 内收素基因

内收素（adducin，ADD1）是一种细胞骨架蛋白，由α、β、γ三种亚基构成，以异二聚体或异四聚体形式存在。adducin基因位于染色体4p16.3上，全长约85kb，含 17 个外显子和 16 个内含子。目前，有研究证实原发性高血压患者 adducin 基因第 460 位 Trp 突变频率明显高于正常血压组，与原发性高血压具有显著连锁关系（Johnson et al., 2011）。

3. 心钠素受体家族基因

心钠素（atrial natriuretic peptide，ANP）在血管舒缩、血管紧张素分泌调节、血管平滑肌细胞增殖和水盐代谢等方面发挥重要作用。心钠素家族至少有 A、B、C 三种受体，分别定位在染色体 1q21-22、9p24 和 5p14-12。A、B 型受体是 G 蛋白偶联受体，主要发挥利钠、利尿和血管舒张作用；C 型受体是非 cGMP 介导的，参与心钠素的内趋化和清除反应。有报道认为 C 型受体基因上游启动子 55 位存在 CC、AC 和 AA 三种核苷酸多态性，其中 CC 型个体的血清 ANP 水平最低，然而血压最高，因此推测 CC 多态性与高血压紧密连锁。还有研究应用 *ANP* 基因内含子 2 下游的微卫星 GT 重复序列作为遗传标记，检测 B 型心钠素受体多态性与高血压的相关性，发现 G10T 和 G11T 两种多态性与血压升高密切有关（姜远英，2006）。

4. 内皮素家族基因

内皮素（endothelin，ET）家族主要有 3 个成员 ET-1、ET-2 和 ET-3，基因定位在染色体 6p24、1p34 和 20q13.2 上。内皮素具有强烈的收缩血管和促进血管平滑肌增殖功能，在血压调节中具有重要作用。目前发现 *ET-1* 基因至少有 5 种多态性，有报道认为 ET-1 C198T 突变型个体，其编码氨基酸由 Lys 变为 Asn，易罹患高血压；*ET-2* 基因的非编码区 A985G 多态性与高血压严重程度正相关。此外，ET-1 的两种受体的基因也具有多态性，其受体的多态性与高血压的发生也具有一定关系。内皮素转化酶（ECE）可促进内皮素前体转化成为具有生物活性的 ET-1。在高血压发生时，ECE 表达增加，因而 ET-1 生成增加，进一步促进了钠潴留和血压升高。有报道，Asn632 和 Asn651 两个糖基化位点的突变可使 ECE 失活，但它们与高血压的相关性尚不清楚。

（二）高血压相关基因的 GWAS 研究

以上的高血压相关基因多态性均是利用小样本病例-对照研究，或者家族内基因连锁分析的方法获得的。而且，上述研究一般选择在高血压发病机制中重要通路上的基因进行研究，因此存在预设范围的问题。同时，由于研究人群基因背景、生活环境、习惯不同，研究病例疾病分型分级标准不一致等，上述的高血压相关基因分析很难被重复，多数研究结果不确定。随着人类基因组学研究的迅速发展和技术的更新，药物基因组学研究进入全基因组分析的时代。自 2009 年以来，世界范围内对于高血压进行了数次细致的 GWAS，获得了一些相对确定的高血压相关基因及 SNP，下面对主要的几项研究进行介绍。

1. Amish STK39

2009 年初，北欧人群中进行的包括了 7000 例样本的 GWAS 发现 *STK39* 基因与高血压密切相关。STK39 是一个 Ser/Thr 蛋白激酶，它的功能与末梢神经元的离子转运相关。

2. CHARGE 和 GlobalBPgen

CHARGE（cohorts for heart and aging research in genome epidemiology）和 GlobalBPgen（global blood pressure genetics）是 2009 年在欧洲白种人中进行的两项 GWAS，共包括 6 万多例样本。CHARGE 鉴定出 13 个与收缩压有关的 SNP，20 个与舒张压有关的 SNP，10 个与高血压密切有关的 SNP。GlobalBPgen 鉴定出 8 个与舒张压有关的 SNP。这些 SNP 共同影响个体血压，它们在血压的影响因素中大约占 1%。

3. Korea KARE

Korea KARE（Korea association resource）是在韩国进行的一项大规模 GWAS，共涉及 8842 个病例，并且它的结果在 7600 多个样本中得到重复。Korea KARE 发现了位于染色体 12q21 的 ATP 酶的基因 *ATP2B1* 上存在 SNP 位点（rs17249754），该位点与个体舒张压的高低密切相关。该 SNP 位点在上面提到的 CHARGE 中也被发现，从而证明了这项研究的准确性。

4. 其他

除了上述几项大规模的 GWAS 之外，还有很多样品量较低的分析项目，这些项目也都获得了很多重要的阳性结果。例如，对美国黑人的分析发现，编码钠钾离子通道的 *SLC24A3* 基因、编码电压门控钙离子通道的 *CACANA1H* 基因等与高血压密切相关；在德国人群进行的分析发现，*CDH13*（T-钙黏着蛋白）基因的上游存在的 SNP 位点（rs11646213）与高血压密切相关。

实际上，GWAS 的研究结果一直备受争议。因为大量的研究证明它只能够解释很少部分的遗传因素对变异的影响。例如，基因连锁分析和家族分析确认身高这个表型 90%受到遗传因素的控制，然而 GWAS 结果表明，20 个与身高相关的 SNP 只能够解释 3%；体重指数（body mass index，BMI）这个指标也被认为 80%受到遗传控制，然而 GWAS 得出的 8 个位点只能解释其中的 0.84%。所以，不难想象 GWAS 对高血压遗传因素的解释也是非常不完全的。GWAS 研究的这些缺陷归其原因大约有四点：第一，疾病分型不清。很多研究中，高血压的分类不够清楚甚至是错误的，非高血压患者被纳入病例范围，对照人群进行随机选择不加筛选，这些都会造成结果的误差。第二，SNP 以单体型的形式发挥作用。SNP 常常以单体型的形式出现，它们也以单体型发挥作用。例如，C-A-A 单体型代表 rs11632637-rs7182413-rs11037474（15q26.2），它与高血压相关性的 P 值是 2.8×10^{-8}，然而如果单个分析这几个 SNP，则与高血压不相关。第三，基因之间的相互作用。高血压等复杂疾病往往是多基因控制的，而且基因之间也有相互影响。这样一来，分别鉴定基因突变对高血压的影响是不准确的，这与 SNP 的道理相同。第四，环境因素的影响。环境即饮食、生活习惯等对高血压的影响占到 40%～50%，所以抛开环境因素得到的结果一定是不准确的。

针对上述缺陷，很多专家也提出了对多基因控制的复杂疾病 GWAS 研究的建议，包括增加家族因素，基因结构变异多态性、拷贝数变异多态性、表观遗传因素的分析等。其实，高血压研究中存在的问题在大多数复杂疾病研究中都存在，这是一个普遍性的问题，也是药物基因组学发展中的重要问题。如何寻找更好的方法发现关键基因或者基因簇，以及基因簇对疾病发展的影响是未来药物基因组学的发展方向之一。

三、基因变异与高血压药物治疗

高血压主要依靠药物治疗，上文提到高血压的治疗药物主要有五大类：利尿剂、β受体阻滞剂、钙离子通道阻滞剂（CCB）、血管紧张素转化酶抑制剂（ACEI）和血管紧张素 II 受体阻滞剂（ARB）。在临床应用中，不同类型的抗高血压药物的反应明显存在个体差异，有报道 10%～60%的个体对利尿剂不反应、12%～86%的个体对β受体阻滞剂不反应、一些患者对 ACEI 和钙离子通道阻滞剂表现异质性反应等。目前，关于某个患者是否将对一类特殊的抗高血压药物反应良好，很少有临床或生化参数提供有用的指南，临床医生完全依据经验推荐用药。患者在使用药物时，也需要不断根据药效或者不良反应调整用药。

研究基因变异对药物药效、不良反应的影响是药物基因组学研究的最主要的内容之一。在高血压药物方面，药物基因组学也进行了大量的研究，为临床积累了很多有用的数据。目前，一些高血压治疗药物在使用中已经标明了需要检测的变异基因，如β受体阻滞剂美托洛尔（metoprolol）需要药物代谢酶 CYP2D6 进行代谢，因此，使用中需检测 CYP2D6 基因型以排除弱代谢型患者。这些结果都反映出药物基因组学的研究意义和成果。总体说来，对降压药反应的个体差异由两种可能的基因变异决定，第一种是构成高血压机制的基因多态性，第二种是药物动力学相关的基因多态性，或二者兼而有之。下面介绍几种疗效受基因多态性影响的高血压治疗药物。

1. β受体阻滞剂

β受体阻滞剂能够有效拮抗内源性儿茶酚胺与β受体的结合，从而阻断其促心肌细胞、血管内皮细胞收缩的功能，广泛应用于高血压、心律失常、心肌梗死的治疗。临床应用中，患者对β受体阻滞剂表现出明显的反应差异，药物基因组学研究发现至少有4个基因的多态性差异影响β受体阻滞剂的疗效。

（1）*CYP2D6* 基因

许多β受体阻滞剂通过药物代谢酶 CYP2D6 代谢，如美托洛尔、普萘洛尔（propranolol）、噻吗洛尔（timolol）等。人群中有 5%～10%发生 *CYP2D6* 基因的纯合缺失，这样的患者在使用美托洛尔等药物时血药浓度超高，发生血压骤降，心率过低等风险。FDA 要求患者在使用美托洛尔和普萘洛尔时需检测 *CYP2D6* 基因缺失情况，必要时应调整用药剂量。卡维地洛也是一种需要 CYP2D6 代谢的β受体阻滞剂，然而 *CYP2D6* 基因缺失的患者在用药时没有发现异常，这是因为卡维地洛还可以通过别的代谢酶进行代谢。尽管没有异常反应的发生，FDA 仍然建议患者在使用卡维地洛时，也进行 *CYP2D6* 基因的检测。

（2）*ADBR1* 和 *ADBR2* 基因

β_1 肾上腺素能受体（beta-1-adrenergic receptor，ADBR1）和β_2 肾上腺素能受体（beta-2-adrenergic receptor，ADBR2）是介导β肾上腺素功能的最主要受体，也是β受体阻滞剂的靶分子。*ADBR1* 基因存在两个突变位点 Ser49Gly（rs1801252）和 Arg389Gly（rs1801253），很多研究显示，Arg389 的突变个体比 Gly389 的携带者对β受体阻滞剂的反应更好。如果某个体携带 Ser49/Arg389，那么他对β受体阻滞剂的反应更敏感。*ADBR2* 基因也具有 Arg16Gly（rs1042713）和 Gln27Glu（rs1042714）两个突变位点。有一些小规模的研究结果认为 Gln27 的突变患者对β受体阻滞剂更敏感。

（3）*GRK5* 基因

G 蛋白偶联受体激酶 5（G protein-coupled receptor kinase 5，GRK5）是肾上腺素受体激活下游信号发挥功能的重要激酶分子。在非洲裔人群中，Glu41Leu 存在多态性位点，Leu41 的携带者对美托洛尔的反应明显优于非携带者。

（4）*ADRA2C* 基因

α_{2c} 肾上腺素能受体（α2c-adrenergic receptor，ADRA2C）在肾上腺素发挥功能时也具有重要作用，该分子的 322～325 位存在氨基酸缺失突变。在对β受体阻滞剂布新洛尔的研究中发现，ADRA2C 的缺失突变（Del322～325）携带者对药物反应性差，发生心力衰竭的可能性更高。

2. 血管紧张素转化酶抑制剂（ACEI）

ACEI 类药物通过抑制血管紧张素转化酶的活性减少血管紧张素 II 的生成，从而控制血压，同时 ACEI 也可以降低缓激肽的水平控制血压。*ACE* 基因具有插入/缺失多态性（ACE I/D），它是指突变个体在基因的 16 外显子存在一段 287 个碱基的缺失。有研究认为，*ACE* 基因存在的插入/缺失多态性影响血浆 ACE 的水平，也影响 ACEI 类药物的药效。但是，该结果始终没有得到其他学者的赞同。在另一项对培哚普利临床疗效的大型试验中，学者们反而发现血管紧张素原 *AGT* 基因的第二外显子存在两个多态性位点（M235T 和 T174M），与疗效相关。截至目前，对于 ACEI 类药物的遗传变异标记还没有确定的结果。

3. 噻嗪类利尿剂

对于噻嗪类利尿剂的研究结果也很多，涉及的基因有内收素 *ADD1* 基因 Gly460Trp 多态性、*NEDD4L* 基因的多态性、*FRS2* 基因的 SNP 位点等。但是，与 ACEI 类药物类似，噻嗪类利尿剂的遗传变异标记也没有确定的结果。

第二节　动脉粥样硬化的遗传变异与药物基因组学

动脉粥样硬化（atherosclerosis，AS）是一组称为动脉硬化的血管病中最常见、最重要的一种。动脉硬化的共同特点是动脉管壁增厚变硬、失去弹性和管腔缩小。其临床表现主要是有关器官受累后出现的病象。例如，主动脉广泛粥样硬化病变可出现主动脉弹性降低、收缩期血压升高、脉压增宽等。冠状动脉粥样硬化（coronary atherosclerosis）则是指冠状动脉发生的粥样硬化，冠状动脉硬化能使血管腔狭窄或阻塞，导致心脏缺血缺氧或坏死，这类症状统称为冠状动脉性心脏病（coronary heart disease），简称冠心病，亦称缺血性心脏病（ischemic heart disease）。在冠心病的基础上，如果发生血栓斑块的脱落造成冠状动脉血供急剧减少或中断，使相应心肌急剧缺血导致坏死则称为急性心肌梗死（myocardial infarction，MI）。动脉粥样硬化导致的冠心病和心肌梗死是心血管系统疾病造成死亡的最重要、最直接的原因，也是心血管系统疾病中最常见的类型，严重危害人类健康。在欧美等发达国家本病常见，美国约有 900 万人患本病，每年有 50 余万人死亡，占人口死亡数的 1/3～1/2，占心脏病死亡数的 50%～75%。由于生活水平的提高、生活方式的西化，近年来本病在我国的发生率也增长迅速。

与高血压类似，动脉粥样硬化也是多基因参与并且受环境因素影响的复杂疾病。对动脉粥样硬化易感的遗传成分的临床发现来自一些家系研究：冠心病个体的一级亲属的冠心病死亡高危因素增加 5～7 倍，而且在同卵双生子或异卵双生子中冠心病的死亡危险分别增加 8 倍或 4 倍。此外，关于本病药物治疗的遗传影响因素也有很多确切的结果。本节将从发病机制入手，介绍遗传变异对动脉粥样硬化发病、病程及药物治疗的影响。

一、动脉粥样硬化的主要发病机制和药物治疗

（一）动脉粥样硬化的发病机制和血脂代谢

1. 发病机制

对动脉粥样硬化的发病机制，曾有多种学说从不同角度来阐述，包括脂质浸润学说、血栓形成学说、平滑肌细胞克隆学说等。近年来多数学者支持"内皮损伤反应学说"，认为本病各种主要危险因素最终都损坏动脉内膜，而粥样硬化病变的形成是动脉对内膜损伤做出的炎症纤维增生性反应的结果。

炎症纤维增生性反应的过程是这样的：在长期高脂血症的情况下，增高的脂蛋白和胆固醇沉积在动脉内膜，对动脉内膜造成功能性损伤，血管内皮细胞和白细胞（单核细胞和淋巴细胞）表面特性发生变化，黏附因子表达增加。单核细胞黏附在内皮细胞上的数量增多，并从内皮细胞之间移入内膜下成为巨噬细胞，通过清道夫受体吞噬沉积的脂质，转变为泡沫细胞，形成最早的粥样硬化病变脂质条纹。巨噬细胞还能氧化低密度脂蛋白（low density lipoprotein，LDL）、形成过氧化物和超氧化离子、合成和分泌至少 6 种细胞因子，在这些细胞因子的作用下，脂质条纹发生纤维脂肪病变，最终发展为纤维斑块。

动脉粥样硬化在血管壁产生纤维斑块会逐步阻碍血流供应，导致相应部位的缺血性损伤。在血流动力学发生变化的情况下，如血压增高、血管局部狭窄产生湍流和切应力变化等，斑块或血栓的脱落堵塞血管，会导致心肌梗死或者脑卒中等严重后果。

2. 血脂代谢

从动脉粥样硬化的发病机制可以看出，高血脂是斑块形成及血栓形成的重要因素，血脂代谢异常是高血脂发生的主要原因。

要想了解血脂的代谢，首先要了解血脂的存在方式。血脂是指血浆中所含的脂类，包括三酰甘油、磷脂、胆固醇及其酯、游离脂肪酸等。正常人血浆中的脂类不是以游离状态存在的，而是与载脂蛋白（apolipoprotein，Apo）等结合形成脂蛋白，以可溶性形式存在，并且以脂蛋白的形式进行运输和代谢。各种脂蛋白含脂类及载脂蛋白的种类、数量各不相同，因而其密度也不相同。根据不同密度，血浆脂蛋白被分为乳糜微粒（chylomicron，CM）、极低密度脂蛋白（very low density lipoprotein，VLDL）、低密度脂蛋白（LDL）和高密度脂蛋白（high density lipoprotein，HDL）。这些脂蛋白的脂质含量、组成、性质及功能见表 7-1。

表 7-1 血浆脂蛋白的分类、性质、组成和功能

		乳糜微粒（CM）	极低密度脂蛋白（VLDL）	低密度脂蛋白（LDL）	高密度脂蛋白（HDL）
性质	密度	<0.95	0.95~1.006	1.006~1.063	1.063~1.210
	颗粒直径/nm	80~500	25~80	20~25	5~17
组成/%	蛋白质	0.5~2	5~10	20~25	50
	三酰甘油	80~95	50~70	10	5
	磷脂	5~7	15	20	25
	胆固醇	1~4	15	45~50	20
载脂蛋白组成/%	ApoA	22	<1	—	85~95
	ApoB$_{100}$	—	20~60	95	—
	ApoB$_{48}$	9	—	—	—
	ApoC	67	49	<1	11
	ApoE	<1	7~15	<5	2
	ApoD	—	—	—	3
合成部位		小肠黏膜细胞	肝细胞	血浆	肝脏、肠、血浆
功能		转运外源性三酰甘油和胆固醇	转运内源性三酰甘油和胆固醇	转运内源性胆固醇	逆向转运胆固醇（从肝外组织至肝细胞）

　　脂蛋白是血脂运输和代谢的主要形式，不同的脂蛋白具有不同的运输途径和代谢方式。下面简单介绍体内血脂的代谢和运输途径。

　　（1）外源性脂质

　　膳食脂肪由小肠黏膜细胞吸收并合成 CM，CM 是外源性三酰甘油及胆固醇的主要运输形式。脂肪消化吸收时，小肠黏膜细胞再合成的三酰甘油，连同合成及吸收的磷脂、胆固醇，与 ApoB、ApoA、ApoC 及 ApoE 等结合形成新生 CM。CM 进入循环，其中的 ApoC 激活毛细血管内皮细胞表面的脂蛋白脂酶（LPL）。在 LPL 的反复作用下，CM 内核的三酰甘油被水解，释放出的脂肪酸被心脏、肌肉、脂肪及肝组织摄取利用，同时其表面的 ApoA、ApoC 等连同表面的磷脂及胆固醇离开 CM 颗粒，形成 HDL；CM 颗粒则转变成为富含胆固醇酯（cholesterol ester，CE）的残粒，CM 的残粒与肝细胞膜表面的低密度脂蛋白受体（LDL receptor）及低密度脂蛋白受体相关蛋白（related protein，LRP）结合，最终被肝细胞摄取代谢（图 7-3A）。

　　（2）内源性脂质

　　肝细胞以葡萄糖为原料合成三酰甘油，也可利用食物及脂肪来源的脂肪酸等合成胆固醇，这是内源性脂质的主要来源。肝细胞合成的三酰甘油、胆固醇等与 ApoB、ApoE 及磷脂结合形成 VLDL。VLDL 是运输内源性脂质的主要形式。VLDL

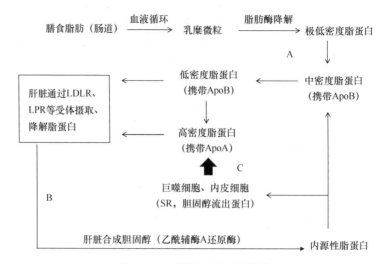

图 7-3　血浆脂蛋白的代谢途径

A. 膳食脂肪由小肠黏膜细胞吸收并合成乳糜微粒（CM），CM 进入循环，在脂蛋白脂酶（LPL）的反复作用下，CM 内核的三酰甘油被水解，释放出的脂肪酸被心脏、肌肉、脂肪及肝组织摄取利用，CM 颗粒逐步转变成为富含胆固醇酯的残粒及中密度脂蛋白（IDL）、低密度脂蛋白（LDL），同时其表面的 ApoA、ApoC 等连同表面的磷脂及胆固醇离开 CM 颗粒，还可以形成 HDL；最终 LDL 或者 HDL 通过肝细胞表面的低密度脂蛋白受体（LDL receptor）及低密度脂蛋白受体相关蛋白（related protein，LRP），或者高密度脂蛋白受体，被肝细胞摄取代谢。B. 肝细胞合成的三酰甘油、胆固醇等与 ApoB、ApoE 及磷脂结合形成 VLDL。VLDL 是运输内源性脂质的主要形式。VLDL 的代谢与 CM 基本一致。除 LDL 受体代谢径外，血浆中的 LDL 还可被修饰成为氧化修饰的 LDL（oxidized LDL，oxLDL），oxLDL 可被巨噬细胞及血管内皮细胞通过清道夫受体吞噬，降解形成的胆固醇储藏在细胞中。C. 储藏在细胞中的胆固醇通过 ATP 结合盒转运蛋白 A1（ATP-binding cassette transporter A，ABCA1），又称为胆固醇流出蛋白，转运至胞外，参与 HDL 的形成，最终回到肝脏被降解

的代谢与 CM 基本一致，分泌入血后，在 LPL 作用下，其表面的 ApoC、磷脂及胆固醇向 HDL 转移。VLDL 的三酰甘油也被逐步水解，颗粒逐渐变小，密度逐渐增加，转变成中密度脂蛋白（IDL）。部分 IDL 可以与肝细胞膜表面的 LRP 结合被肝细胞摄取代谢。未被肝细胞摄取的 IDL（约 50%）携带的三酰甘油被 LPL 及肝脂酶（heptic lipase，HL）进一步水解，最后只剩下 CE 和 ApoB，IDL 即转变为 LDL。

　　LDL 主要由 VLDL 在人血浆中转变而来，是转运肝合成的内源性胆固醇的主要形式。肝脏是降解 LDL 的主要器官，肾上腺皮质、卵巢、睾丸等组织摄取及降解 LDL 的能力亦较强。LDL 是通过细胞膜表面 LDL 受体而摄取和降解的。LDL 受体广泛存在于肝细胞、动脉壁细胞等全身各组织的细胞膜表面，特异识别与结合含 ApoE 或 ApoB 的脂蛋白。当血浆中的 LDL 与 LDL 受体结合后，则被内吞入细胞与溶酶体融合。在溶酶体水解酶作用下，LDL 中的 ApoB 被水解为氨基酸，CE 被胆固醇酯酶水解为游离胆固醇（free cholesterol，FC）及脂肪酸。FC 会被细胞膜摄取，是构成细胞膜的重要成分。在肾上腺、卵巢及睾丸等细胞中则用于合

成类固醇激素。上述血浆中 LDL 与细胞 LDL 受体结合后的一系列过程称为 LDL 受体代谢途径。LDL 被细胞摄取量的多少，取决于细胞膜上受体的多少。肝脏、肾上腺皮质、性腺等组织 LDL 受体数目较多，故摄取 LDL 也较多。

除 LDL 受体代谢途径外，血浆中的 LDL 还可被修饰，修饰的 LDL，如氧化修饰 LDL（oxidized LDL，oxLDL）可被巨噬细胞及血管内皮细胞清除。这两类细胞膜表面具有清道夫受体（scavenger receptor，SR），可与修饰 LDL 结合而摄取清除血浆中的修饰 LDL。LDL 被巨噬细胞及血管内皮细胞摄取后，降解形成的胆固醇会储藏在这些细胞中，等待逆向转运（图 7-3B）。

（3）胆固醇的逆向转运

胆固醇的逆向转运（reverse cholesterol transport，RCT）主要由 HDL 介导，即 HDL 可将胆固醇从肝外细胞转运至肝，在肝转化为肝汁酸后排出体外。RCT 的第一步是胆固醇从肝外细胞包括动脉平滑肌细胞及巨噬细胞等移出。巨噬细胞等的细胞膜存在 ATP 结合盒转运蛋白 A1（ABCA1），又称为胆固醇流出蛋白，可介导细胞内胆固醇及磷脂转运至胞外，在 RCT 中发挥重要作用。RCT 的第二步是 HDL 载运胆固醇的酯化以及转运。刚从肝或小肠分泌的新生 HDL 均呈盘状，在血浆卵磷脂胆固醇脂酰转移酶（lecithin cholesterol acyltransferase，LCAT）的催化下，巨噬细胞或者内皮细胞的胆固醇会转移至 HDL，使双脂层的盘状 HDL 被逐步膨胀为单脂层的球状 HDL。成熟的 HDL 最终被肝细胞摄取。所以肝脏是机体清除胆固醇的主要器官。肝细胞膜存在 HDL 受体（HDL receptor）、LDL 受体及特异的 ApoE 受体等。这些受体是 HDL 最终被肝细胞摄取降解的关键。机体可通过 RCT 将外周组织中衰老细胞膜中的胆固醇转运至肝代谢，并排出体外（图 7-3C）。

总之，脂蛋白的代谢十分复杂，有些途径尚不十分清楚，并且篇幅有限这里不再详述。读者需要了解的就是脂蛋白代谢过程中涉及的各种脂蛋白形式、受体及酶，在后面的内容中会遇到这些分子。

（二）动脉粥样硬化的药物治疗

动脉粥样硬化是很多疾病的病因和基础，长期的高血脂会导致心肌梗死、缺血性心肌病、心律失常及心力衰竭等。在一些特定条件下，介入治疗是动脉粥样硬化疾病的重要干预方式。在发病早期及发病过程中，动脉粥样硬化需要药物治疗来控制症状。用于该病的药物主要包括调整血脂药物、抗血小板药物，以及在血栓形成时使用的溶栓药物和抗凝药物。

1. 调整血脂药物

血脂异常的患者，经饮食和体力活动后仍然未达标者，可以选用他汀类药物降低胆固醇和贝特类、烟酸类等降低低密度脂蛋白。

他汀类药物是 3 羟基-3 甲基戊二酸单酰辅酶 A 还原酶（HMG-CoA reductase）的抑制剂。HMG-CoA reductase 是胆固醇合成过程中的重要限速酶。抑制此酶的活性可以有效降低体内胆固醇水平。自 2010 年以来，上市的他汀类药物主要有：阿托伐他汀（atorvastatin，lipitor）、氟伐他汀（fluvastatin，lescol）、洛伐他汀（lovastatin，mevacor，altocor）、匹伐他汀（pitavastatin，livalo）等。阿托伐他汀曾经在 2008 年单药销售额达到 124 亿美元，创造了单药销售额的历史记录。但是他汀药物的不良反应不容忽视，它的横纹肌溶解的不良反应相当危险，主要也是由相关基因变异导致的。在动脉粥样硬化治疗药物的药物反应标记一节中，我们将详述。

2. 抗凝药物

抗凝药物主要包括间接凝血酶抑制剂，如肝素等；直接凝血酶抑制剂，如重组水蛭素等；凝血酶生成抑制剂，如凝血因子 Xa、IXa、VIIa 抑制剂等；维生素 K 依赖性抗凝剂，如华法林，华法林通过抑制凝血因子 II、VII、IX、X 的活化发挥药效。

3. 抗血小板药物

抗血小板药物主要通过不同的途径或针对不同的靶点降低血小板的黏附和聚集，从而减少血栓形成。环氧化酶抑制剂以阿司匹林为代表，主要通过抑制血小板花生四烯酸代谢降低血小板功能，是目前使用最广的抗血小板聚集药物。血小板膜受体拮抗剂如氯吡格雷、噻氯匹定等通过拮抗血小板受体发挥抗凝作用，它们的抗凝作用很强，经常被用于预防心肌梗死及心肌梗死支架治疗之后的血栓形成。氯吡格雷在全球的销售额仅次于他汀类药物，2010 年达到 90 亿美元，位居单药销售第二名。前列腺素（PGI$_2$）类药物则通过增加血小板内环腺苷酸（cAMP）的量降低血小板功能。

二、动脉粥样硬化的易感基因

从动脉粥样硬化的发病机制出发，在脂质代谢、炎症和血液凝聚等过程中重要的基因对于动脉粥样硬化的发生具有影响。此外，近几年来 GWAS 研究也发现了很多不在以上发病机制中的 SNP 或者基因型对于该疾病的发生具有影响。

（一）单基因遗传病

有几种单基因遗传病会导致严重的动脉粥样硬化。例如，①家族性高胆固醇血症（familial hypercholesterolemia），它是由低密度脂蛋白受体（LDLR）基因或者 LDLR 配基 ApoB-100 的缺失导致的一种遗传性疾病。这是一种常染色体显性遗传疾病，杂合子患者低密度脂蛋白水平是正常人的 4～5 倍，常常在 30～40 岁出现动脉粥样硬化和冠心病，这样的杂合子在人群中出现的比例较高，大约为 1/500。纯合子患者在人群中出现的比例很低，大约为百万分之一，这样的患者低密度脂蛋白水平是正常人的 10 倍以上，一般在童年期发生非常严重的心血管系统疾病。②常染色体隐性高胆固醇血症（autosomal recessive hypercholesterolemia），这是一种非常罕见的遗传性疾病，患者的低密度脂蛋白受体基因正常，然而 LDLR 下游信号通路上的一个接头蛋白 ARH 缺失，导致某些细胞如肝细胞介导 LDLR 对 LDL 进行内化的功能丧失，使得 LDL 在细胞表面大量堆积。这样的患者主要出现在地中海及中东地区。

（二）易感基因

对于大多数患者来说，动脉粥样硬化的发生都不是上述单基因疾病中某一个基因突变所引发的，而是多基因作用、协同环境因素影响的结果。正是因为多因素作用，对于动脉粥样硬化易感基因的鉴定研究目前也没有得到切实的结论，很多研究结果不能被重复，只能说鉴定出的这些易感基因对于疾病发生具有一定的影响性。

1. 脂质代谢相关基因

1）ApoE 是协助含 ApoB 脂蛋白摄取和代谢的主要辅助蛋白。人类 APOE 基因位点具有多态性，已知有 3 个等位基因（ε2、ε3 和ε4）在氨基酸链的两个部位（112 和 158）编码氨基酸改变。血浆中 ApoE 的这些异构体对 ApoB/E 受体的亲和力不同，ApoE3 和 ApoE4 的亲和力较 ApoE2 大 100 倍，导致 ApoE 的这些结构改变是人血浆脂蛋白水平的主要遗传决定因素之一。APOE 多态性明显改变血浆脂质水平及临床表型，如动脉粥样硬化引起的心血管危险。APOE4 基因变异的携带者冠心病、心肌梗死的死亡率增加。

2）脂蛋白脂酶（LPL）的主要功能是水解乳糜微粒和 VLDL 颗粒中的三酰甘油（TG），其他功能包括介导脂蛋白被摄取到细胞（经与 ApoB 的 N 端区相互作用）。LPL 活性降低可提高 TG 水平而降低 HDL 水平。LPL 基因的编码区已鉴定出 3 个多态性：Asp9Asn 多态性（基因的 280 位 G→A 碱基突变）、Asn29Ser 多态性（基因 1127 位 A→G 碱基突变）、Ser447Ter 多态性（基因 1595 位 C→G 碱基突变）。前两个多态性位于基因的 N 端并且影响酶的催化活性，它们可使循环中的 TG 增加，而 Ser447Ter 位于 C 端，所以产生相反作用，可以稍降低血浆中的 TG 并增加 HDL。对 948 例冠心病患者和 9214 例对照研究表明，Asn29Ser 多态性增加女性突变携带者冠心病的危险。相反对 1273 例 40～59 岁的男性人群的研究表明，LPL 最常见的多态性（SeR447Ter，携带频率约 20%）对脂质具有有益作用，能升高 HDL 降低 TG，因而可降低冠心病危险。

3）肝脂酶（HL）是一种血浆脂水解酶，在 TG、LDL 和 HDL 的代谢中起重要作用。HL 活性增加可以降低 HDL 水平，增加 LDL 水平。在 HL 基因启动子区 514 位存在 C-T 碱基多态性，C 碱基取代占 HL 活性变异的约 1/4。C 基因型与较高 HL 活性、较低的 HDL 水平有关。有试验发现在亚洲人群中 CC 型占 46%，CT 型占 50%，TT 型占 4%。与 TT 基因型相比，CC 基因型的男性具有较高的 HL 活性，较低的 HDL 水平，然而冠状动脉梗死率较低，而 TT 基因型没有明显改变。

2. 凝血和纤维蛋白相关基因

1）α2β 整合素或 GPIa-Ⅱa 复合物是血小板上的胶原受体。近来研究表明，GPIa-Ⅱa 编码区的无义突变（C807T）与增加胶原受体密度有关。在突变携带者的血小板表面，GPIa-Ⅱa 的增加可增加凝血的危险性。在一个大病例数的对照研究中，该突变携带者的心肌梗死危险性明显增加。

2）凝血因子Ⅶ的凝血活性明显与冠状动脉缺血相关。在 165 个 MI 存活者中，发现在凝血因子Ⅶ编码区的氨基酸改变的多态性（Arg353Gln）明显影响凝血因子Ⅶ的血浆水平。突变的携带者（Gln353 等位基因）较 Arg353 野生型携带者凝血因子Ⅶ水平低。但是多数的研究资料支持凝血因子Ⅶ Arg353Gln 多态性对凝血因子Ⅶ活性的影响，但是不能作为冠心病或心肌梗死的决定性危险因素。

3）纤溶酶原激活抑制剂（PAI-1）是组织型纤溶酶原激活（t-PA）抑制剂，并且是创伤、较大手术和心肌梗死后急性期反应物。PAI-1 基因启动子存在碱基增加多态性（4G/5G），4G 等位基因携带者的 PAI-1 水平较高，可预示 PAI-1 提高、纤维蛋白溶解损害及影响 MI 危险性。然而有其他研究则认为，虽然 PAI-1 4G/5G 多态性与 PAI-1 水平有关，但未发现其增加 MI 危险性。但是这些发现并不能完全排除 PAI-1 4G/5G 多态性是心血管系统疾病的危险因子之一，因为基因型特异的基因与环境相互作用，特别是 PAI-1 和胰岛素抵抗之间的密切关系可能起重要作用。近来报道了 PAI-1 4G/5G 多态性与一种氨基酸改变凝血因子Ⅷ多态性（Val34 Leu）之间的相互作用。这种多态性与提高凝血因子Ⅷ活性有关，对 MI 有保护作用。然而，在有 MI 的亚组突变（Leu34）存在时，PAI-1 4G/5G 基因型频率及 PAI-1 血浆水平均有所提高。

（三）GWAS 研究鉴定疾病相关基因

近年来，GWAS 对于动脉粥样硬化和冠心病的易感基因研究也获得了一些进展。截至 2011 年，全球总共鉴定出 34 个与动脉粥样硬化和冠心病相关的基因多态性位点（表 7-2）。根据这些位点所处的位置，研究者大致推断出周围基因为动脉粥样硬化的易感基因，鉴定出的这些基因 75% 都不处在脂质代谢、炎症及凝血纤溶过程中。尽管由于方法的限制，很多基因与动脉粥样硬化的关系不能被实验证实，但是还是能够为人们提供很多有关动脉粥样硬化发生机制的线索。下面举几个例子简要说明。

表 7-2　动脉粥样硬化和冠心病的相关 SNP

SNP 编号	染色体位置	附近基因	机体相关性
rs11206510	1p32.3	TMEM61、RP11-12C17.2、BSND、PCSK9、USP24	脂质代谢
rs17114036	1p32.2	PPAP2B、RP11-213P13.1	
rs599839	1p13.3	SARS、CELSR2、PSRC1、MYBPHL、SORT1	脂质代谢
rs17465637	1q41	MIA3、RP11-378J18.6、RP11-378J18.5、AIDA	
rs4299376	2p21	DYNC2LI1、ABCG5、ABCG8、LRPPRC ABCG5/8	脂质代谢
rs6725887	2q33.1	ICA1L、AC010900.1、WDR12、ALS2CR8、AC010900	
rs2306374	3q22.3	MRAS、ESYT3	
rs2706399	5q31.1	IRF1、IL5、RAD50	
rs12526453	6p24.1	PHACTR	
rs6903956	6p24.1	C6orf105	
rs17609940	6p21.31	ANKS1A、RP11-527B17	
rs12190287	6q23.2	RP3-323P13.2、RP4-662A9.2、TCF21	
rs3798220	6q25.3	LPAL2、AL591069.1、LPA	脂质代谢
rs10953541	7q22.3	DUS4L、BCAP29	
rs11556924	7q32.2	RP11-306G20.1、ZC3HC1、5S_rRNA.114、KLHDC1	
rs17321515	8q24.13	TRIB1、RP11-136O12.2、TRIB1	脂质代谢
rs4977574	9p21.3	CDKN2A、CDKN2B	青光眼、糖尿病
rs7025486	9q33	DAB2I	
rs579459	9q34.2	ABO、Y_RNA.342、LCN1P2、SURF6	脂质代谢
rs2505083	10p11.23	KIAA146	
rs1746048	10q11.21	RP11-20J15.2、RP11-20J15、CXCL12	炎症相关疾病
rs1412444	10q23.31	CH25H、LIPA	
rs12413409	10q24.32	CNNM2、AL356608	高血压
rs974819	11q22.3	RP11-563P16.1、PDGFD	
rs964184	11q23.3	BUD13、AP006216.10、AP006216.11、ZNF259、APOA5、AP006216.5、APOA4	脂质代谢
rs3184504	12q24.12	SH2B3、ATXN2	慢性缺血性血肌病、高血压、糖尿病
rs4773144	13q34	COL4A1、AL161773.1、COL4A	
rs2895811	14q32.2	AL160313.1、HHIPL1、CYP46A1	
rs3825807	15q25.1	AC022748.1、ADAMTS7、MORF4L	
rs216172	17p13.3	AC090617.1、AC130689.5、AL450226.2	
rs12936587	17p11.2	PEMT、SMCR2、RAI	
rs46522	17q21.32	CALCOCO2、RP11-463M16.4、SNORA68.3、RP11-463M16.5、ATP5G1、UBE2Z	
rs1122608	19p13.2	SMARCA4、AC011442.1、LDL	脂质代谢
rs9982601	21q22.11	AP000318.2、C21orf82	

1）rs4977574是第一个由 GWAS 研究鉴定出的与动脉粥样硬化高度相关的 SNP 位点，它位于染色体9p21.3，处在 CDKN2A 和 CDKN2B 等几个重要基因的基因间区，也就是说它不处在任何基因的编码区或者调控区中。CDKN2A（cyclin-dependent kinase inhibitor 2A）称为周期依赖蛋白激酶抑制基因2A，它是一个抑癌基因，编码 p16蛋白，能够抑制 G_1期细胞进入 S 期。它的同源基因 CDKN2B 编码 p15蛋白，具有类似的周期抑制活性。有研究发现，删除 rs4977574位点（上下游70kb）可以使小鼠心脏中 CDKN2A 和 CDKN2B 表达明显降低，因此推测该位点可以调节这两种基因的表达。在单个核细胞中的实验研究进一步证明了这个观点，实验人员发现该位点的一种单体型可以明显促进转录因子 STAT1与该基因位点的结合，然而另外一种单体型则没有这样的功能，血管内皮细胞中也有类似的现象发生。因此，研究人员认为 rs4977574位点通过影响 CDKN2A 和 CDKN2B 基因表达来干预动脉粥样硬化的发生。

2）rs1746048位于染色体10q11.21，距离最近的基因是 CXCL12，距离约100 000碱基。CXCL12（C-X-C motif chemokine 12）基因编码基质细胞衍生因子1（SDF-1），在血管生成、内皮细胞增殖和抗炎过程中具有重要作用。很多临床试验证明了 GWAS 得到的这个 SNP 与动脉粥样硬化之间的确存在相关性。rs1746048的风险型等位基因可以明显增加 CXCL12的转录水平，并且与动脉粥样硬化正相关。因此，研究人员认为 CXCL12是动脉粥样硬化的易感基因之一。

3）rs3825807是在一项包含12 393例病例和7383例健康人对照的 GWAS 中被发现的与动脉粥样硬化和心脏病高度相关的 SNP，后来又被另外一项全球性的 GWAS（CARDIoGRAM consortium）证实。该 SNP 位于 ADAMTS7基因的内含子中，是影响该基因编码蛋白的 SNP。ADAMTS7是 ADAMTS（a disintegrin and metalloproteinase with thrombospondin motif）家族成员之一，该基因簇编码19个不同的金属蛋白酶，各个成员均与动脉粥样硬化的发生关系密切。例如，ADAMTS1、ADAMTS4和 ADAMTS9蛋白能够裂解在血栓形成部位高表达的蛋白聚糖（versican）；ADAMTS1还在活动性很强的颈部血栓处的血管平滑肌细胞内高表达等。ADAMTS7能够裂解对血管受损的内膜新生不利的 COMP（cartilage oligomeric matrix protein），同时 ADAMTS7还可以增加血管平滑肌细胞的迁移，这对于血管损伤修复意义重大。因此，ADAMTS7目前被认为是一个很重要的动脉粥样硬化的易感基因，同时也被认为是一个治疗的新靶点。

综合以上的论述，动脉粥样硬化的易感基因研究虽然有了很大的突破，但是多基因作用以及每个基因的影响性较小导致易感基因鉴定困难。尽管如此，在脂类代谢、炎症调节以及血管新生和血管内皮细胞迁移中的众多基因仍然是今后研究的重点内容。

三、动脉粥样硬化治疗药物的药物反应标记

前面我们提到，动脉粥样硬化疾病的药物治疗主要有血脂调节药物、抗凝药物和抗血小板药物。与多数疾病一样，动脉粥样硬化患者对于各种药物的反应也不一致。这样的不一致性有些是由于患者的药物代谢酶突变，有些是由于药物靶点突变。基因型对于动脉粥样硬化的很多治疗药物的影响很大，很多药物反应的基因型被写入药物标签，要求患者用药需要基因型指导。下面通过几个例子进行介绍。

（一）氯吡格雷

氯吡格雷（clopidogrel）是一种口服的抗血小板药物，主要用于预防血栓形成、心肌梗死和支架手术后的血栓形成。它的抗血小板凝集的机制是竞争性结合血小板表面的二磷酸腺苷受体 P2RY12，从而阻碍血小板凝集和纤维素沉积。氯吡格雷在发挥药效时，必须被胃肠道的细胞色素 P450 酶系中的 CYP2C19 氧化，形成硫醇代谢物，经过 PON1（paraoxonase/arylesterase1）水解，才能发挥药效。2010年，氯吡格雷的全球销售额超过 90 亿美元，单药销售额仅次于降脂药辛伐他汀。

多年来的经验使人们注意到氯吡格雷在使用中的个体差异很大，并且研究者认为这些个体差异是具有遗传性的：在氯吡格雷代谢、转运及起效过程中，众多基因上的 SNP 均可以影响该药物的药效发挥。已经被报道的带有影响药效的 SNP 的基因有 *CYP1A2*、*CYP2C19*、*CYP3A4*、*CYP3A5*、*ABCB1*（P-糖蛋白基因）、*PON1* 和 *P2Y12*。但是，比较肯定的是 *CYP2C19* 这个药物代谢酶基因。*CYP2C19* 编码的药物代谢酶负责包括氯吡格雷等很多药物的氧化，它的基因上具有多个 SNP 位点，影响最广泛的是两个导致酶活性降低的位点 *CYP2C19*2*（681G/A；rs4244285）、*CYP2C19*3*（636G/A；rs4986893）和一个导致酶活性增加的位点 *CYP2C19*17*（-806C/T；rs12248560）。在欧洲人群、非洲人群和亚洲人群中，*CYP2C19*2* 多态性出现的频率分别是 15%、15%和 29%，*CYP2C19*17* 多态性出现的频率分别是 21%、16%和 3%。*CYP2C19*3* 多态性则在欧洲和非洲人群中非常少见，而在亚洲人群中达到 2%～9%。由于氯吡格雷必须经过 CYP2C19 的氧化才能发挥药效，因此 *CYP2C19*2* 的纯合子个体对于氯吡格雷的反应很差，这样的个体在使用氯吡格雷时，血栓形成的风险增加。然而，对于 *CYP2C19*17* 多态性的纯合子个体，在使用氯吡格雷时，出血等不良反应的风险倍增。

FDA 目前已经将 *CYP2C19* 基因多态性引发的风险性写入氯吡格雷的使用标签中，以警示医生和患者。

（二）华法林

华法林（warfarin）的商品名称为香豆素，是一类从苜蓿类植物（sweet clover）中发现的真菌毒素。它主要通过抑制维生素 K 环氧化物还原酶（vitamin K epoxide reductase，VKOR）的活性来抑制几种凝血因子的生成，从而抑制凝血，用于各种原因引发的血栓形成。1954 年被批准上市以来，华法林就成为临床中使用最广泛的口服抗凝血药物。

然而，华法林在使用过程中个体反应性差异非常大，而且华法林治疗剂量要求非常严格，因此临床中持续监测体内剂量以防止出血事件同时又要保证治疗效果使得华法林的使用相对较为复杂。由于对体内剂量控制等问题的不透彻理解，华法林药物引发的出血是急诊科最常见的病症之一。那么除了年龄、性别、身高、体重等因素之外还有什么是影响华法林体内剂量的关键呢？近几年来，多项易感基因和 GWAS 研究证明 *CYP2C9*、*VKORC1*、*PROS*、*PROC* 等几种基因的多态性对于华法林用药反应的个体差异具有重要影响，并且这几种基因分型的检测被 FDA 要求写入华法林药物标签中，用于指导医生和患者合理用药。

这里简要介绍这几种基因的多态性如何影响华法林用药。CYP2C9 是华法林代谢的主要药物代谢酶，这个酶基因的两种 SNP 多态性 *CYP2C9*2*（rs1799853，R144C）和 *CYP2C9*3*（rs1057910，I359L）明显降低该酶的活性。*CYP2C9*2* 可以使酶活性降低 30%～40%，*CYP2C9*3* 则可以使酶活性降低 80%～90%。这两种多态性的杂合子携带者要求华法林用药时分别减量 19% 和 33%，纯合子携带者则要求减量达到 36% 和 78%。

凝血因子 II、VII、IX 和 X 需要谷氨酸羧基化才能结合在内皮磷脂分子层发挥凝血作用，然而这个羧基化反应需要还原型维生素 K 的参与才能实现。还原型维生素 K 在参与这个反应后被氧化形成维生素 K 环氧化物。维生素 K 的环氧化物在维生素 K 环氧化物还原酶（VKOR）的作用下可以恢复成还原型维生素 K，从而再次参与凝血因子羧化激活的过程。华法林则通过抑制 VKOR 的活性亚基 VKORC1 来抑制维生素 K 的再利用，从而抑制凝血因子形成，发挥抗凝作用。*VKORC1* 基因的多态性影响了华法林药效的发挥。研究证实该基因启动子上的多态性位点-1639G/A（rs9923231）可以明显降低 *VKORC1* 表达，因此该多态性的携带者在使用华法林时要求减量。同时该基因上另外一些明显增加 *VKORC1* 表达的多态性，如-1173T/C（rs9934438）和-3730G/A（rs7294）则要求患者用药量增加。

凝血抑制蛋白 C（PROC）和凝血抑制蛋白 S（PROS）与凝血因子类似，要求有还原型维生素 K 的作用才能发挥抑制凝血的效果。华法林对于凝血抑制蛋白的抑制作用快于对凝血因子的抑制作用，因此有些患者在刚刚使用华法林后会出现毛细血管凝血造成的皮肤坏死，这是华法林最严重的不良反应之一。这类患者往往由于体内的凝血抑制蛋白缺陷，对华法林使用初期的促凝作用过于敏感。这类患者在使用华法林时，要求最初几天加用肝素等抗凝药物以防止该不良反应的出现。凝血抑制蛋白（PROC、PROS）基因缺陷在华法林的使用过程中必须引起重视。

（三）他汀类药物

前面在动脉粥样硬化药物治疗中提到 3 羟基-3 甲基戊二酸单酰辅酶 A 还原酶（HMG-CoA reductase，HMGCR）是内源性胆固醇合成的重要限速酶。他汀类药物可以抑制此酶的活性，从而抑制肝细胞内源性胆固醇的合成，有效降低血脂浓度。血脂浓度降低的同时，肝细胞上的低密度脂蛋白受体（LDLR）也会相应增高以摄取更多的循环 LDL 来补充自身胆固醇的缺乏。他汀类药物正是通过这样一系列的作用改善了心血管事件的发生，促进心血管系统健康。然而，他汀类药物的个体反应性差异也很大，有些个体会出现非常严重的不良反应，包括肌肉炎症、横纹肌溶解等致命性不良反应。与华法林类似，研究人员发现几个基因的多态性是影响他汀类药物反应异常的主要因素，这些基因包括 *HMGCR*、*LDLR*、*APOE*、*ABCB1* 和 *SLCO1B1*。

HMGCR 基因中的 H7 单体型（包括 3 个 SNP：rs17244841、rs3846662 和 rs17238540）产生的 HMGCR 的异常剪接体对于辛伐他汀类药物不敏感，可以导致辛伐他汀降脂效果降低 20%，因此这种基因型个体用药时需要适当加量。另外，HMGCR 的 H2 单体型（rs3846662）和 LDLR 的 L5 单体型（非编码区的 6 个 SNP）也都会导致辛伐他汀降脂效果降低。载脂蛋白 E（ApoE）是介导 LDLR 对 LDL 摄取的重要辅因子，ApoE 上的 ε2 单体型（rs429358 和 rs7412）也会导致他汀药物降脂效果降低。P-糖蛋白等药物转运体负责药物从肝细胞的泵出，从而使药物代谢失活。ABCB1 药物转运体蛋白的基因多态性（G2677T/A）可以导致该 P-糖蛋白活性增加，由此导致了他汀药物药效降低。

以上几种基因主要影响他汀药物的药效，而 *SLCO1B1* 基因的多态性则是导致他汀药物引起的肌病和横纹肌溶解的主要因素。他汀药物引发肌病出现的概率虽然较小（万分之一），但是致死率很高，因此需要特别重视。*SLCO1B1* 基因编码的有机阴离子多肽转运体 P1B（OATP1B1）是负责他汀药物肝脏摄取的重要转运体蛋白。该基因的多态性（rs4149056 和 rs4363657）使得该转运体活性增加，他汀药物的血液浓度升高，肌病出现概率增加。据统计，该多态性的杂合子个体肌病出现概率是正常人的 5 倍，纯合子个体肌病出现概率是正常人的 17 倍。因此，该基因型检测对于他汀药物使用也非常重要。

第三节　其他几种心血管系统疾病的药物基因组学

除原发性高血压和动脉粥样硬化之外，药物基因组学对于心力衰竭、先天性长 QT 综合征、扩张型心肌病及致心律失常性右心室心肌病等其他几种心血管系统疾病的研究较多，下面分别进行简要介绍。

一、心力衰竭的药物基因组学研究

心力衰竭简称心衰，是各种心脏结构或功能疾病导致心室充盈和（或）射血能力受损而引起的一组症候群。由于心室收缩功能下降，射血功能受损，心排血量不能满足机体代谢，器官、组织血液灌注不足，同时出现肺循环和（或）体循环淤血，临床表现主要是呼吸困难和无力而致体力活动受限。心衰的发病原因主要是心血管病引发的心肌损害和高血压等疾病造成的心脏负担过重。因此，心衰尤其是慢性心衰是大多数心血管系统疾病的最终结果，也是心血管系统疾病最主要的死亡原因。

（一）心力衰竭的易感基因

心力衰竭虽然是多数心血管系统疾病的最终结果，但是，心血管系统疾病患者中有些更容易发生心衰，而且也有很多自发性心衰的病例出现。因而对心衰涉及的可能遗传因素进行研究具有一定的意义。对于心衰可能的遗传因素研究主要集中在心衰的易感基因鉴定方面。心衰易感基因的研究策略与其他疾病相同，就是在病例-对照中寻找疾病与可能的候选基因之间的关系，即在病例组和对照组对等位基因的频率和基因型进行比较，寻找明显差别。心衰的很多易感基因也在高血压发病过程中具有重要作用。

1. 内皮素受体 A 基因

内皮素受体是一个 G 蛋白偶联受体，该受体的激活可以使细胞内钙离子浓度迅速升高，并导致血管平滑肌细胞收缩，血压升高。内皮素受体 A（endothelin receptor A，ET_A）基因是在高加索人群中鉴定的关于心衰的第一个遗传危险因素。该基因的第 8 外显子的 1363 位存在多态性（+1363 C/T），T 等位基因的纯合子明显增加心衰的危险性。

2. 血管紧张素 II 受体 1 基因

血管紧张素 II 受体 1（angiotensin II type 1 receptor，AT1R）是介导肾素-血管紧张素-醛固酮系统促血管收缩等功能的主要分子。*AT1R* 基因的 1166 位存在多态性位点（A1166C），该位点的 C 等位基因杂合子和纯合子明显增加心脏病患者的左心室心衰危险性。

3. 基质金属蛋白酶 3 基因

基质金属蛋白酶 3（matrix metalloproteinase-3，MMP-3）是基质金属蛋白酶家族成员之一，其功能主要涉及胚胎形成、组织修复、肿瘤转移过程中的细胞外基质的重塑。MMP-3 的功能目前尚未发现与循环系统相关，但是最近有研究表明 *MMP-3* 基因的 1171 位存在一个多态性位点（5A 1171 6A），在高加索人群中 5A/5A 的纯合子会明显增加慢性心衰的危险性。

4. 血管紧张素转化酶基因

血管紧张素转化酶（angiotensin-converting enzyme，ACE）基因的第 16 外显子有插入/缺失多态性，其特征为基因序列中有 287bp 的插入（I）或缺失（D）。ACE I/D 多态性被认为与高血压易感性密切相关。因为高血压最严重的情况下会导致心衰，因此有学者也研究了该多态性与心衰的关系。Winkelnlann 等（1996）在一个小样本（112 例患者和 79 例对照）非家族性心衰中发现，DD 基因型会明显增加心衰的危险性（患者 35.7%，对照 24%，$P=0.008$）。Anderson 等（1998）研究发现，DD 基因型的自发性充血性心衰患者 5 年长时间存活明显较其他基因型差。然而，后来的几项研究均未发现这种现象。因此，*ACE* 基因 I/D 多态性与心衰的关系还需进一步在不同的人群中加以确定、验证。此外，也需排除其他疾病作用对结果的影响。

除了以上提到的几个多态性基因之外，随着药物基因组学的迅速发展还有很多基因多态性被鉴定出与心衰相关，如日本人群中的锰超氧化物歧化酶（SOD2）基因（*Ala16Val*）多态性、人白细胞抗原（HLA）多态性、β_2 肾上腺素受体（AR）基因多态性（Thr164Ile）、腺苷单磷酸脱氨酶 1（AMPD1）基因无义突变多态性等。相信在未来，会有更多的基因被鉴定出来与心衰相关，并且找到关键的基因。这将对心衰病理生理的研究、心衰患者的早期预防控制及心衰药物的研发意义重大。

（二）心力衰竭的基因变异与药物治疗

目前，心衰的治疗药物主要有 ACEI 类药物和β受体阻滞剂，这也是在高血压治疗中常用的两种药物。基因变异在这两种药物的高血压治疗中的作用，在前面章节我们已有所介绍。其实，对于心衰来说，很多基因变异因素与高血压是类似的。

血管紧张素转化酶（ACE）基因的 I/D（插入/缺失）多态性影响心肌梗死后的重塑过程，此过程对心衰的产生与发展起重要作用。对发生心肌梗死后左心室扩张的患者的一年随访表明，具有 DD 基因型的患者心室扩张明显高于其他基因型，ACEI 类药物可以明显改善 DD 基因型患者心脏扩张，提示 ACEI 的作用对 DD 基因型患者特别重要。另外有研究提示，肾素水平对 ACEI 的治疗作用也有影响，ACEI 对正常或低血浆肾素活性患者的有效性低，而对于血浆肾素活性高的患者治疗效果比较好。

ACEI 不仅在有效性方面，在不良反应方面也与基因多态性有关。有研究证明，缓激肽 B2 受体基因多态性（–58T/C）的 TT 基因型患者，使用 ACEI 后发生咳嗽的患者明显高于其他基因型患者。因而，这种基因差异可有效预测 ACEI 引起咳嗽的可能性。

β肾上腺素受体是儿茶酚胺、肾上腺素和去甲肾上腺素的 G 蛋白偶联受体。在高血压的研究中，已经证明β肾上腺素受体的多态性明显影响β受体阻滞剂类药物的药效，但是，在β受体阻滞剂对于心衰的治疗是否存在影响，目前的研究尚不充分。仅有一些小规模的试验发现非洲裔美国人接受β受体阻滞剂后，心衰死亡的风险高于白种人。但是这些实验都还需要进一步的证实。

总体说来，心衰的药物基因组学研究结果非常初步。然而分析心衰的遗传因素是非常重要而有意义的。鉴定家系或非家系的基因改变，可能阐明导致从左心室功能紊乱到明显心衰的分子机制，并能鉴定具有晚期心衰危险的患者。另外，可能有希望的前景是早期处理危险患者，防止病情发展并根据个体分子缺陷有目的地治疗。

二、心律失常的药物基因组学研究

心律失常可由多种因素引起，对于各种类型的心脏病如心肌缺血、心肌梗死、心肌病等，内分泌紊乱及许多药物等是常见的心律失常危险因素。然而并非具有特异性危险因素的个体都发生心律失常，这种差异的原因尚不清楚。在一系列共同的外部因素中遗传是最可能的危险因素之一。遗传性心脏病所引起的心律失常主要为先天性长 QT 综合征（long QT syndrome，LQTS）及致心律失常性右心室心肌病（arrhythmogenic right ventricular cardio-myopathy，ARVC）。

（一）先天性长 QT 综合征

LQTS 是一种显性遗传性疾病，心电图表现为心室复极（QT）异常延长，最常见的心律失常为尖端扭转型室性心动过速（torsade de pointes，TdP），最终可导致昏厥或猝死。LQTS 属于膜离子通道病，是心脏钠离子通道和钾离子通道的不同突变引起的。主要包括 5 种基因突变，每种都是编码蛋白通道的亚基或是整个通道的基因。LQTS 的 5 种突变已被识别，但是只有第 4 种尚未被鉴定出来。LQT1

最常见,靶向 11 号染色体上的 *KvLQT1* 基因,编码钾离子通道 IKs 的α亚基。LQT2 突变发生在 7 号染色体的 *HERG* 基因上,编码钾离子通道 IKr。LQT3 突变发生在 3 号染色体的 *SCN5A* 基因上,编码钠离子通道 INa。LQT4 发生在 4 号染色体上,但是尚未被鉴定出具体位置。LQT5 突变发生在 21 号染色体的 *SCNE1* 基因上,编码钾离子通道复合的 IKs 的附属亚基 minK。另外,其他基因也可能涉及该疾病,这是由于一个指定的等位基因变异,其表型表达相当异质,这也是其他参与临床表达的修饰基因尚需鉴定的原因。

　　SCN5A 基因编码钠离子通道的α亚单位。*SCN5A* 基因可涉及偶见的家族式心律失常,包括长 QT 综合征、自发性室颤及心脏传导病。SSCP(single-strand conformation polymorphism)和 DNA 系列分析表明,*SCN5A* 的 1102 位密码子发生杂合子 C-A 转化,产生多态性位点(S1102Y),S1102 是位于胞内序列连接通道 II 和 III 域的保守残基。研究认为,Y1102 与 Q-T 间期延长和心律失常的危险性相关。电生理研究发现,Y1102 与 S1102 相比有较大的峰电流幅度。估计有 460 万非洲裔美国人携带 *Y1102* 基因。

(二)致心律失常性右心室心肌病

　　ARVC 过去称为致心律失常性右心室发育异常,右心室心肌组织进展性地被纤维脂肪性组织所取代,导致从期前收缩到持续性心室颤动以致突然死亡。ARVC 影响两个心室,但通常不成比例,主要使右心室扩张和功能紊乱。右心室心肌被纤维脂肪组织取代是使心肌细胞进展性死亡的重要因素。

　　ARVC 中至少 30% 的患者为家族性的。连锁研究发现,此疾病属于常染色体显性遗传。从意大利北部的 4 个不同家族中已鉴定了 ARVC 的易感基因:ryanodine 受体的基因突变、plakoglobin 基因缺陷和 desmoglobin 基因缺陷。ryanodine 受体在电机械偶联中起重要作用,控制 Ca^{2+} 从内质网释放到胞液。因而此受体缺陷可导致 Ca^{2+} 稳态的失衡,触发细胞死亡。plakoglobin 和 desmoglobin 都是维持桥粒(desmosome)细胞连接完整性的蛋白。这些基因的缺陷、桥粒功能被破坏可导致在机械应激时心肌细胞死亡。

　　对于 ARVC 的治疗可采用β受体阻滞剂、I 类或 III 类抗心律失常药。对没有生命威胁的室上速患者可用导管剥离,在有突然死亡的高危患者中可植入心脏复律器除颤。

三、扩张型心肌病的基因变异

　　研究证明 20%～56% 的扩张型心肌病(DCM)是遗传因素造成的。家族性 DCM 表现为不同的遗传类型、不同的表型及不同基因或位点突变。根据家系分析,

不同的遗传类型为：常染色体显性遗传占优势，其他还有常染色体隐性形式及 X
连锁形式等。不同表型为：散发型的扩张型心肌病最常见，其他心脏的或非心脏
的异常有时也有报道。在有些家系，还可以观察到房室传导缺陷和（或）窦性心
动过缓和（或）室上性心律失常等。在另一些家系，则存在左房室瓣脱垂（prolapse），
或感觉神经听力丧失，或有不同类型的肌营养不良存在的骨骼肌病（skeletal
myopathy）。在 X 连锁扩张型心肌病中血浆肌酸激酶（creatine kinase）的升高最
常见。

目前已鉴定了 5 个基因与家族型扩张型心肌病有关，9 个其他位点与常染色
体显性传递的扩张型心肌病有关。在散发型和家族型显性遗传性扩张型心肌病中，
已鉴定了 3 个基因：心脏肌动蛋白（cardiac actin）基因、结蛋白（desmin）基因
和 δ-肌聚糖（delta-sarcoglycan）基因，以及 6 个染色体位点（1q32、2q31、2q14、
q22、6q12-q16 及 9q13-22）。有传导缺陷和心律失常的常染色体显性类型扩张型
心肌病则与一个基因 lamin A/C 及一个位点（3p22）有关。有房室瓣脱垂的常染
色体显性类型扩张型心肌病与染色体上 10q21-23 位点有关。与感觉神经听力丧失
有关的常染色体显性形式扩张型心肌病与染色体 6q23-24 有关。肌细胞增强蛋白基
因（dystrophin gene）是第一个被鉴定的（1993 年）与 X 连锁 DCM 有关的基因。

其实，有关扩张型心肌病的基因鉴定有很多，但是这些结果都需要大规模的
荟萃分析予以鉴定或需要功能实验予以证实。因此，这方面的研究还有很多空白
需要填补，这些数据的发掘将对于扩张型心肌病的发病机制研究和治疗提供有意
义的资料。

（李萌）

参 考 文 献

姜远英. 2006. 药物基因组学. 北京：人民卫生出版社.

陆再英，钟南山，谢毅，等. 2008. 内科学. 7 版. 北京：人民卫生出版社.

Anderson J L, Carlquist J F, King G J, et al. 1998. Angiotensin-converting enzyme genotypes and risk
for myocardial infarction in women. J Am Coll Cardiol, 15(4): 790-796.

Bis J C, Sitlani C, Irvin R, et al. 2015. Drug-gene interactions of antihypertensive medications and
risk of incident cardiovascular disease: a pharmacogenomics study from the CHARGE
consortium. PLoS One, 30(10): e0140496.

Hannah-Shmouni F, Seidelmann S B, Sirrs S, et al. 2015. The genetic challenges and opportunities in
advanced heart failure. Can J Cardiol, 31(11): 1338-1350.

Johnson J A, Cavallari L H, Beitelshees A L, et al. 2011. Pharmacogenomics: application to the
management of cardiovascular disease. Clin Pharmacol Ther, 90(4): 519-531.

Licinio J, Wong M L. 2002. Pharmacogenomics: The Search for Individualized Therapies. Wiley:
VCH Verlag GmbH & Co. KGaA.

Noordam R, Sitlani C M, Avery C L, et al. 2017. A genome-wide interaction analysis of tricyclic/tetracyclic antidepressants and RR and QT intervals: a pharmacogenomics study from the Cohorts for Heart and Aging Research in Genomic Epidemiology (CHARGE) consortium. J Med Genet, 54(5): 313-323.

Stylianou I M, Bauer R C, Reilly M P, et al. 2012. Genetic basis of atherosclerosis: insights from mice and humans. Circ Res, 110(2): 337-355.

Weeke P, Roden D M. 2013.Pharmacogenomics and cardiovascular disease. Curr Cardiol Rep, 15(7): 376-380.

Winkelmann B R, Nauck M, Klein B, et al. 1996. Deletion polymorphism of the angiotensin I -converting enzyme gene is associated with increased plasma angiotensin-converting enzyme activity but not with increased risk for myocardial infarction and coronary artery disease. Ann Intern Med, 125(1): 19-25.

Zhang K X, Weder A B, Eskin E, et al. 2010. Genome-wide case/control studies in hypertension: only the "tip of the iceberg". J Hypertens, 28(6): 1115-1123.

第八章　肿瘤的药物基因组学

恶性上皮细胞肿瘤称为癌症（cancer），是目前危害人类健康最严重的一类疾病。在美国，恶性肿瘤的死亡率仅次于心血管系统疾病而居第二位。据我国 2000 年卫生事业发展情况统计公报，城市地区居民死因第一位为恶性肿瘤，其次为心脑血管疾病。癌症传统治疗手段有手术治疗、放射治疗和化疗药物治疗。近年，随着分子生物学和生物信息学技术水平的提高，肿瘤学研究获得较大进展，针对肿瘤细胞受体特异基因、驱动基因及其调控分子机制等方面进行的肿瘤靶向与个体化治疗研究也获得了长足进步，也是药物基因组学发展与应用最广的领域。

第一节　肿瘤的特点与致病机制

一、肿瘤疾病的主要特征

（一）肿瘤概念与类型

肿瘤（tumor，neoplasm）是一种基因病，大部分是体细胞自身突变的积累，而非遗传来源的。它是指细胞在致瘤因素作用下，基因发生了改变，失去对其增殖、分化、凋亡的正常调控，导致异常增生，形成肿块样变。分为良性和恶性肿瘤两大类，良性肿瘤生长缓慢，与周围组织界限清楚，不发生转移，对人体健康危害不大。恶性肿瘤则生长迅速，可转移到身体其他部位，还会产生有害物质，破坏正常器官结构，使机体功能失调，威胁生命。

肿瘤组织分为实质和间质两部分，肿瘤实质是肿瘤细胞，是肿瘤的主要成分，具有组织来源特异性。肿瘤的间质起支持和营养肿瘤实质的作用，一般由结缔组织和血管组成，还可有淋巴管、大量免疫细胞。我国最为常见和危害性严重的肿瘤为肺癌、鼻咽癌、食管癌、胃癌、大肠癌、肝癌、乳腺癌、宫颈癌、白血病及淋巴瘤等。

（二）癌细胞的主要特征

癌细胞是一种异常变异的细胞，是产生癌症的病源。癌细胞与正常细胞不同，具有无限增殖性（抗凋亡性）和易转移性（失去接触抑制），能够不断增殖并破坏正常的细胞组织。癌细胞还有许多不同于正常细胞的生理、生化和形态特征，这些特征是组织病理诊断的主要依据。

1. 癌细胞的形态特征

癌细胞大小形态不一，通常比来源细胞体积要大，生长速度快，核质比显著高于正常细胞，可达 $1:1$，正常的分化细胞核质比仅为 $(1:4)\sim(1:6)$。

核形态不一，并可出现巨核、双核或多核现象。核内染色体呈非整倍态（aneuploidy），某些染色体缺失，一些染色体数目增加。正常细胞染色体的不正常变化，会启动细胞凋亡过程，但是癌细胞中，细胞凋亡相关的信号通路产生障碍，也就是说癌细胞具有抗凋亡能力。

线粒体表现为不同的多型性、肿胀、增生，如嗜酸性粒细胞腺瘤中肥大的线粒体紧挤在细胞内，肝癌细胞中出现巨线粒体。

细胞骨架紊乱，某些成分减少，骨架组装不正常。细胞表面特征改变，产生肿瘤相关抗原（tumor associated antigen）。

2. 癌细胞的生理特征

细胞周期失控，不受正常生长调控系统的控制，失去细胞衰老信号的监控，保持持续的分裂与增殖。

具有迁移性，细胞黏着和连接相关的成分（如 ECM、CAM）发生变异或缺失，相关信号通路受阻，细胞失去与细胞间和细胞外基质间的联结，易于从肿瘤上脱落。许多癌细胞具有变形运动能力，并且能产生蛋白酶，使血管基底层和结缔组织穿孔，使它向其他组织迁移。接触抑制丧失，正常细胞在体外培养时表现为贴壁生长和汇合成单层后停止生长的特点，即接触抑制现象，而肿瘤细胞即使堆积成群，也仍然可以生长。

定着依赖性丧失，正常真核细胞，除成熟血细胞外，大多需黏附于特定的细胞外基质上才能抑制凋亡而存活，称为定着依赖性（anchorage dependence）。肿瘤细胞失去定着依赖性，可以在琼脂、甲基纤维素等支撑物上生长。

去分化现象，已知肿瘤细胞中表达的胎儿同工酶达 20 余种。胎儿甲种球蛋白（甲胎蛋白）是胎儿所特有的，但在肝癌细胞中表达，因此可作为肝癌早期检定的标志特征。

对生长因子需要量降低，体外培养的癌细胞对生长因子的需要量显著低于正常细胞，是因为自分泌或其细胞增殖的信号途径不依赖于生长因素。某些固体瘤细胞还能释放血管生成因子，促进血管向肿瘤生长，获取大量繁殖所需的营养物质。

代谢旺盛，肿瘤组织的 DNA 聚合酶和 RNA 聚合酶活性均高于正常组织，核酸分解过程明显降低，DNA 和 RNA 的含量均明显增高。

蛋白质合成及分解代谢都增强，但合成代谢超过分解代谢，甚至可夺取正常组织的蛋白质分解产物，结果可使机体处于严重消耗的恶病质（cachexia）状态。

线粒体功能障碍，即使在氧供应充分的条件下也主要是糖酵解途径获取能量，此种特点称为"沃伯格效应"（Warburg effect）。糖酵解关键酶（己糖激酶、磷酸果糖激酶和丙酮酸激酶）和同工酶如 PKM2 活性增强，引发特征性代谢物水平的改变，以及表观遗传学修饰的异常。

可移植性，正常细胞移植到宿主体内后，由于免疫反应而被排斥，多不易存活。但是肿瘤细胞具有可移植性，如人的肿瘤细胞可移植到鼠类体内，形成移植瘤。

二、肿瘤形成的分子机制

（一）肿瘤形成的内因

恶性肿瘤的形成往往涉及多个基因的改变，其中主要包括原癌基因的活化，以及抑癌基因的失活突变。

1. 原癌基因的激活

原癌基因（oncogene）是细胞内与细胞增殖相关的基因，是维持机体正常生命活动所必需的，在进化上高度保守。当原癌基因的结构或调控区发生变异，基因产物增多或活性增强时，使细胞过度增殖，诱发形成肿瘤。

原癌基因的编码产物（表 8-1）主要包括：①生长因子，如 sis；②生长因子受

表 8-1　原癌基因的编码产物

原癌基因	编码产物的分类	相关肿瘤
Sis	生长因子	Erwing 网瘤
erb-B	受体酪氨酸激酶，EGF 受体	星形胶质细胞瘤、乳腺癌、卵巢癌、肺癌、胃癌、唾腺癌
Fms	受体酪氨酸激酶，CSF-1 受体	髓性白血病
Ras	G 蛋白	肺癌、结肠癌、膀胱癌、直肠癌
Src	非受体酪氨酸激酶	鲁斯氏肉瘤
Abl-1	非受体酪氨酸激酶	慢性髓性白血病
Raf	MAPKKK、丝氨酸/苏氨酸激酶	腮腺肿瘤
Vav	信号转导连接蛋白	白血病
Myc	转录因子	Burkitt 淋巴瘤、肺癌、早幼粒白血病
Myb	转录因子	结肠癌
Fos	转录因子	骨肉瘤
Jun	转录因子	
erb-A	转录因子	急性非淋巴细胞白血病
bcl-1	周期蛋白 D1	B 细胞淋巴瘤

体，如 fms、erbB；③蛋白激酶及其他信号转导组分，如 src、ras、raf；④细胞周期蛋白，如 bcl-1；⑤细胞凋亡调控因子，如 bcl-2；⑥转录因子，如 myc、fos、jun。

2. 抑癌基因失活

抑癌基因也称为抗癌基因。早在 20 世纪 60 年代，有人将癌细胞与同种正常成纤维细胞融合，所获杂种细胞的后代只要保留某些正常亲本染色体时就可表现为正常表型，但是随着染色体的丢失又可重新出现恶变细胞。这一现象表明，正常染色体内可能存在某些抑制肿瘤发生的基因，它们的丢失、突变或失去功能，使激活的癌基因发挥作用而致癌。

抑癌基因的编码产物可抑制细胞增殖，促进细胞分化和抑制细胞迁移；还具有启动癌基因活化后细胞的衰老过程，是正常细胞的监控系统，也是细胞恶性转变的负性刹车系统。

抑癌基因的编码产物（表 8-2）主要包括：①细胞应激与周期调控相关的转录调节因子，如 Rb、p53；②负调控转录因子，如 WT；③周期蛋白依赖性激酶抑制因子（CKI），如 p15、p16、p21；④增殖信号通路的抑制因子，如 rasGTP 酶激活因子（NF-1）、磷脂酶（PTEN）；⑤发育和干细胞增殖相关的信号途径组分，如 APC、Axin 等；⑥DNA 修复因子，如 BRCA1、BRCA2。

表 8-2　抑癌基因的编码产物

抑癌基因	编码产物分类	相关肿瘤
Rb	转录调节因子	视网膜母细胞瘤、成骨肉瘤、胃癌、小细胞肺癌、乳腺癌、结肠癌
p53	转录调节因子	星形胶质细胞瘤、胶质母细胞瘤、结肠癌、乳腺癌 成骨肉瘤、SCLC、胃癌、鳞状细胞肺癌
WT	负调控转录因子	Wilms 瘤、横纹肌肉瘤、肺癌、膀胱癌、乳腺癌、肝母细胞瘤
NF-1	GAP、rasGTP 酶激活因子	神经纤维瘤、嗜铬细胞瘤
DCC	细胞黏附分子	直肠癌、胃癌、施万细胞瘤、神经纤维瘤
p21	CDK 抑制因子	前列腺癌
P15、P16	CDK4、CDK6 抑制因子	成胶质细胞瘤
PTEN	磷脂酶	成胶质细胞瘤
APC	WNT 信号转导组分	结肠腺瘤性息肉、结直肠癌
BRCA1	DNA 修复因子，与 RAD51 作用	乳腺癌、卵巢癌
BRCA2	DNA 修复因子，与 RAD51 作用	乳腺癌、胰腺癌

抑癌基因失活的途径：①等位基因隐性作用，失活的抑癌基因之等位基因在细胞中起隐性作用，即一个拷贝失活，另一个拷贝仍以野生型存在，细胞呈正常表型。只有当另一个拷贝失活后才导致肿瘤发生，如 *Rb* 基因。②抑癌基因的显性负作用（dominant negative）：抑癌基因突变的拷贝在另一野生型拷贝存在并表达的情况下，仍可使细胞出现恶性表型和癌变，并使野生型拷贝功能失活，这种作用称为显性负作用或反显性作用。例如，近年来证实突变型 p53 和 APC 蛋白分别能与野生型蛋白结合而使其失活，进而转化细胞。③单倍体不足假说（haplo-insufficiency）：某些抗癌基因的表达水平十分重要，如果一个拷贝失活，另一个拷贝就可能不足以维持正常的细胞功能，从而导致肿瘤发生。例如，*DCC* 基因一个拷贝缺失就可能使细胞膜黏附功能明显降低，进而丧失细胞接触抑制，使细胞克隆扩展或呈恶性表型。

Rb（人类视网膜细胞瘤）基因是第一个被克隆的抑癌基因。*Rb* 的突变导致视网膜瘤。散发性 Rb 发生较晚，一般只危及单眼，遗传性 Rb 往往危及双眼，3 岁左右发病形成多个肿瘤。在 G_1 期 Rb 与转录因子 E2F 结合，抑制 E2F 的活性，在 G_1/S 期 Rb 被 CDK2 磷酸化失活而释放出转录因子 E2F，促进蛋白质的合成。

APC 基因最初是在结肠腺瘤样息肉（adenomatous polyposis coli）患者中发现的，并以此命名。*APC* 基因定位于染色体 5q21-22 上，属于 Wnt 信号途径的负调控因子，APC 蛋白可与β-catenin 连接，促进β-catenin 降解，而β-catenin 在细胞内积累后，可进入细胞核，与 T 细胞因子 TCF 结合，促进相关基因的表达。

DCC 基因亦称结直肠癌缺失基因（deleted in colorectal carcinoma），氨基酸顺序与神经细胞黏附分子（N-CAM）及其他相关的细胞表面糖蛋白十分相似。该基因失活，可导致细胞的生物学行为，如细胞黏附、接触性抑制及运动发生重要改变，使细胞朝恶性化方向演变，并容易发生转移，*DCC* 基因在胃癌中的缺失率为40%～60%。

3. 肿瘤与 DNA 修复基因

正常细胞中存在着有效的遗传物质 DNA 修复系统，使受损伤的 DNA 分子迅速恢复以保持细胞正常功能和遗传稳定。许多酶和蛋白质参与 DNA 损伤修复，一旦有关基因突变就导致整个基因组 DNA 修复能力低下，基因突变率高和肿瘤易感性增加。DNA 损伤修复基因包括核苷酸切除修复基因、碱基切除修复基因、DNA 链断裂修复基因、DNA 错配修复基因和直接逆转损伤的修复基因等。

（1）核苷酸切除修复基因

核苷酸切除修复是 DNA 修复中一个重要方式，是维持机体基因组功能整体性、修复致癌因素所致损伤及抗癌过程中的重要环节。切除修复交叉互补组 1（excision repair cross-complementing group1，ERCC1）是核苷酸外切酶修复家族中的重要成员，*ERCC1* 基因参与 DNA 损伤修复，其表达产物与修复酶缺乏互补基因 F 形成具有双重功能的异二聚体：识别损伤 DNA，切除 5′端损伤部位，弥补突变细胞系中 DNA 切除修复缺陷。此外，*ERCC2*、*ERCC3* 基因也是核苷酸外切修复家族中的重要成员，其基因多态性与多种肿瘤发病风险相关。

（2）碱基切除修复基因

碱基切除修复是哺乳动物体内最活跃的 DNA 损伤修复途径，主要修复自发水解及活性氧和烷化剂造成的碱基损伤，包括碱基丢失、DNA 单链断裂等。X 射线修复交叉互补蛋白 1（XRCC1）是碱基切除修复家族中的重要成员。

（3）DNA 双链断裂修复基因

DNA 双链断裂是 DNA 的严重损伤形式，非同源末端连接是重要的 DNA 双链断裂修复机制，对维持遗传物质的正常功能和稳定性具有重要作用。人类 X 射线修复交叉互补 4 基因（*XRCC4*）在非同源末端连接途径中发挥重要作用，其基因多态性与多种肿瘤发病风险相关。

（4）DNA 错配修复基因

DNA 错配修复是机体内 DNA 修复机制的一种重要形式，由一系列能特异性识别、双向切除并修复错配碱基的酶分子组成，对保持遗传物质的完整性和稳定性、防止基因突变、维持基因组稳定性和 DNA 复制高保真、避免遗传突变的产生具有重要作用。*MMR* 基因缺陷将导致细胞 DNA 错配修复功能丧失，增加细胞自发突变频率，使胞内癌基因、抑癌基因及其他与肿瘤相关基因的突变不断积累致肿瘤发生。

4. 癌症的遗传因素及其遗传风险评估

各种类型的肿瘤中，大部分是散发性病例，只有少部分患者具有遗传家族史。遗传性癌症综合征（hereditary cancer syndrome），是指某些具有遗传倾向的癌症类型，通常发病年龄较早，由一个或多个基因的遗传突变造成，多为常染色体显性遗传。这类患者，需要进行早期预防和筛查，甚至未来可能会实行预防性治疗。

这类基因突变后引起肿瘤，属于高显现率的基因，因此有必要利用基因诊断进行早期风险评估和诊断。它们主要包括遗传性乳腺癌和卵巢癌综合征、Lynch 综合征、Li-Fraumeni 综合征、Cowden 综合征和 Peutz-Jeghers 综合征等。这些疾病风险评估的关键在于识别哪些个人和家庭发生某种类型癌症的风险增加。病史筛查应至少包括：个人癌症史及一级亲属（兄弟姐妹，父母和子女）和二级亲属（祖父母，外甥、外甥女和同父异母或同母异父的兄弟姐妹）的癌症家族史；还应包括原发癌症的类型、发病年龄和家庭成员的谱系（父系或母系），以及任何亲属中具有癌症倾向的遗传检查结果。另外，患者的遗传背景也影响其遗传风险，如来自欧洲的犹太人后裔其 *BRCA* 突变的风险就更高。

　　遗传性癌症综合征的线索可能包括：①癌症发生与诊断的年龄早；②在同一个人身上出现数种不同癌症；③一个人身上出现多种原发肿瘤，尤其是在同一器官（如乳腺或结肠）；④数位血缘亲属有同样类型的癌症（如母亲、女儿和姐妹都有乳腺癌），尤其是在同一谱系（父系或母系）的家庭中；⑤某种特定类型的癌症在不寻常的情况下出现，如男性乳腺癌；受体阴性的乳腺癌（缺少雌激素、孕激素受体表达和 *HER2/neu* 的过度表达，提示 *BRCA* 突变导致的遗传性乳腺癌和卵巢癌综合征）；上皮性卵巢癌、卵管癌或腹膜癌，尤其是浆液性组织学类型（提示因为 *BRCA* 突变导致的遗传性乳腺和卵巢癌综合征）；结直肠癌伴有 DNA 错配修复缺陷（提示 Lynch 综合征）；内膜癌伴有 DNA 错配修复缺陷（提示 Lynch 综合征）；这些疾病的遗传学转诊、咨询和检测，可以参考国外相关的标准，目前国内还未制定明确的诊断标准。

　　2016 年 *Nature* 杂志发布了一篇名为 "Counselling framework for moderate-penetrance cancer-susceptibility mutations" 的综述，主要为乳腺癌和卵巢癌的基因突变提供了遗传咨询框架。

　　随着二代测序的应用，利用多基因芯片来筛查多个癌症易感基因突变成为了可能，且临床中使用多基因芯片来评估癌症的易感性也变得越来越普遍，尽管一些基因突变及多数基因芯片的临床效用还不明确。

　　在临床检测中，与癌症易感性相关的适度外显率（moderate penetrance）的基因突变在 2%～5%的个体中被检测到，其中一些突变具有潜在的临床可用性。与高外显率的遗传突变相比（如 *BRCA1* 和 *BRCA2* 基因突变、与 Lynch 综合征相关的突变），适度外显率的基因突变带来的癌症风险要低些，且差异也更大些，因而两者的临床护理方法存在很大的差异，若根据前者的临床护理方案来管理后者，那么将造成实质性的伤害。

　　应该如何恰当地护理携带适度外显率的基因突变者呢？在该综述中，作者为临床决策者提供了一个咨询框架。主要提出患者携带临床意义不明的变异时（包括 BARD1、CHEK2p.I157T p.S428F、MRE11A、RAD50/RAD51B、SLX4、XRCC2等），在管理时应该根据其家族史进行。该建议方案主要为肿瘤学家和其他健康护理提供者提供参考资源，以帮助他们为适度外显率的基因突变携带者提供优质服务。但是，这些内容不适合应用于所有检测中，在做任何临床决定时，医生都应该根据患者的不同情况分别进行判断。

　　总之，肿瘤疾病的遗传风险的评估，还存在很多待解决的问题，特别是对外显率不高的基因突变或者多态性位点的咨询，还有很多未解决的科学问题，因此目前对家族史不明显的患者进行肿瘤基因风险的评估和预测还不成熟。

（二）肿瘤形成的外因

人类肿瘤约 80%是由于与外界致癌物质接触，根据致癌物的性质可将其分为化学、生物和物理致癌物三大类。根据它们在致癌过程中的作用，可分为启动剂、促进剂、完全致癌物。

启动剂是指某些化学、物理或生物因子，它们可以直接改变细胞遗传物质 DNA 的成分或结构，一般一次接触即可完成，没有明确的量效关系，启动剂引起的细胞改变一般是不可逆的。

促进剂本身不能诱发肿瘤，只有在启动剂作用后再以促进剂反复作用，方可促使肿瘤发生。例如，用启动剂二甲基苯并蒽（dimethytenzanthracene，DMBA）涂抹动物皮肤并不致癌，但是几周后再涂抹巴豆油，则引起皮肤癌，巴豆油中的有效成分是佛波醇酯，能模仿二酰基甘油（DAG）信号，激活蛋白激酶 C。促癌物的种类很多，如某些激素、药物等。有的促癌物只对诱发某种肿瘤起促进作用，而对另一种肿瘤的发生不起作用。例如，糖精可促进膀胱癌的发生，但对诱发肝癌不起促进作用；苯巴比妥促进肝癌的发生，但不促进膀胱癌的发生。

有些致癌物的作用很强，兼具启动和促进作用，单独作用即可致癌，称为完全致癌物，如多环芳烃、芳香胺、亚硝胺、致癌病毒等。

1. 化学致癌物

按化学结构可分为：①亚硝胺类，这是一类致癌性较强，能引起动物多种癌症的化学致癌物质。在变质的蔬菜及食品中含量较高，能引起消化系统、肾脏等多种器官的肿瘤。②多环芳烃类，这类致癌物以苯并芘为代表，将它涂抹在动物皮肤上，可引起皮肤癌，皮下注射则可诱发肉瘤。这类物质广泛存在于沥青、汽车废气、煤烟、香烟及熏制食品中。③芳香胺类，如乙萘胺、联苯胺、4-氨基联苯等，可诱发泌尿系统的癌症。④烷化剂类，如芥子气、环磷酰胺等，可引起白血病、肺癌、乳腺癌等。⑤氨基偶氮类，如用二甲基氨基偶氮苯（即奶油黄，可将人工奶油染成黄色的染料）掺入饲料中长期喂养大白鼠，可引起肝癌。⑥碱基类似物，如 5-溴尿嘧啶、5-氟尿嘧啶、2-氨基腺嘌呤等，由于其结构与正常的碱基相似，进入细胞能替代正常的碱基掺入 DNA 链中而干扰 DNA 复制合成。⑦氯乙烯，目前应用最广的一种塑料聚氯乙烯，由氯乙烯单体聚合而成。大鼠长期吸入氯乙烯气体后，可诱发肺、皮肤及骨等处的肿瘤。通过塑料工厂工人流行病学调查已证实氯乙烯能引起肝血管肉瘤，潜伏期一般在 15 年以上。⑧某些金属元素，如铬、镍、砷[①]等也可致癌。

---

① 砷的化合物具有金属性质，因此此处将其看作金属元素

化学致癌物引起人体肿瘤的作用机制很复杂。少数致癌物质进入人体后可以直接诱发肿瘤，这种物质称为直接致癌物。大多数化学致癌物进入人体后，需要经过体内代谢活化或生物转化，成为具有致癌活性的最终致癌物，才能引起肿瘤发生，这种物质称为间接致癌物。在体内参与此类化合物代谢的主要为P450酶系。

最终致癌物通常为亲电分子，可与DNA、RNA、蛋白质等生物大分子中的亲核基团发生作用，引起碱基颠换、缺失，DNA交联、断裂，染色体畸变等。化学致癌物还可抑制甲基化酶，引起细胞中胞嘧啶的甲基化水平降低，还有可能激活某些癌基因，使细胞癌变。

直接或间接导致DNA发生突变的致癌物称为基因毒性致癌物（genotoxic carcinogen），上述提到的化学致癌物均属于此类。但是乳腺癌、前列腺癌和子宫膜癌的致癌物是有激素活性的甾体类化合物，它们并不损伤基因，但能促进细胞分裂，称为非基因毒性致癌物（non-genotoxic carcinogen），如雌二醇可引起卵巢癌和乳腺癌。由此可见，并不是所有的致癌物都是诱变剂，当然也并不是所有的诱变剂都是致癌的，如某些碱基类似物能引起微生物变异，但不引起实验动物的癌症。

2. 生物性致癌因素

生物性致癌因素包括病毒、细菌、霉菌等。其中以病毒与人体肿瘤的关系最为重要，研究也最深入。

（1）肿瘤病毒

与人类肿瘤发生关系密切的有4类病毒：逆转录病毒[如T细胞淋巴瘤病毒（HTLV-I）]、乙型肝炎病毒（HBV）、人乳头瘤病毒（HPV）和Epstein-Barr病毒（EBV），后三类都是DNA病毒。

逆转录病毒：引起人类T淋巴细胞白血病的人T淋巴细胞白血病病毒（HTLV）、成人T细胞白血病病毒（ATLV）和艾滋病病毒（HIV）等都属于逆转录病毒。

逆转录病毒感染机体后，病毒的遗传信息整合到宿主细胞的染色体中，成为细胞的组成部分，一般情况下受到正常细胞的调节控制，病毒处于静止状态，但受到化学致癌物、射线辐射等因素的作用后，可能被激活病毒表达而在体内诱发肿瘤。

乙型肝炎病毒：人肝癌细胞DNA中发现有HBV的碱基序列。体外培养的人肝癌细胞中，见到HBV的DNA整合到细胞DNA中。HBV整合到细胞DNA中，能使细胞DNA发生缺失、插入、转位、突变或易位等改变。

乳头瘤病毒：人乳头瘤病毒（human papilloma virus，HPV）有50余种亚型，与生殖道肿瘤的发生有密切关系，并与口腔、咽、喉、气管等处的乳头状瘤和皮肤疣等良性病变有关。在宫颈癌细胞中病毒 DNA 序列已经整合到宿主细胞的基因组中，宫颈癌的发生与原癌基因 *c-ras* 和 *c-myc* 的变异有关。

EB 病毒：EB 病毒是一种疱疹病毒，与儿童的 Burkitt 淋巴瘤和成人的鼻咽癌发生有关。

（2）霉菌与肿瘤发生

目前已知有数十种霉菌毒素对动物有致癌性。但除黄曲霉毒素（aflatoxin）外，对其他的研究都较少。黄曲霉广泛存在于污染的食品中，尤以霉变的花生、玉米及谷类黄曲霉毒素含量最多。黄曲霉毒素有许多种，是一类杂环化合物，其中黄曲霉毒素 B_1 是已知最强的化学致癌物之一，可引起人和啮齿类、鱼类、鸟类等多种动物的肝癌。

3. 物理因素

（1）电离辐射

电离辐射可以引起人体各部位发生肿瘤，但据估计，在所有肿瘤的总病例数中只占 2%～3%。居里夫人的去世、日本原子弹爆炸后引起白血病的发病率增高，都是著名的例子。

辐射可引起染色体、DNA 的突变，或激活潜伏的致癌病毒。放射线引起的肿瘤有：白血病、乳腺癌、甲状腺肿瘤、肺癌、骨肿瘤、皮肤癌、多发性骨髓瘤、淋巴瘤等。

（2）紫外线

紫外线照射可引起细胞 DNA 断裂、交联和染色体畸变，紫外线还可抑制皮肤的免疫功能，使突变细胞容易逃脱机体的免疫监视，这些都有利于皮肤癌和基底细胞癌的发生。

近年来由于环境恶化，大气层的臭氧减少，出现地球臭氧空洞，地表紫外线的辐照强度急剧升高，其诱发人体皮肤癌的潜在危险性将大为增加。据估计，大气臭氧减少 1%，皮肤癌的患病人数就要增加 2%～6%。

（三）癌症的整体特点与新的治疗靶点

前面对癌症相关的发病机制、特点及诱因进行了一定的描述，是人类几十年的肿瘤研究成果，但是还未形成一个完整的肿瘤发生、发展、演变的全景图。美国科学院院士、世界著名的 Whitehead 研究所创始人之一、著名科学家 Robert A.Weinberg，在肿瘤研究中的贡献及高屋建瓴的综述需要提及。

Weinberg 曾发现了第一个人类癌基因 *Ras* 和第一个抑癌基因 *Rb*，他的一系列杰出研究工作已经成为肿瘤研究领域乃至整个医学生物学领域的重要里程碑。他于 2000 年撰写了题为"The hallmarks of cancer"的综述，这篇文章介绍了肿瘤细胞的六大基本特征，被称为肿瘤学研究的经典论文，这六大特征分别是：自我表达促增殖信号（self-sufficiency in growth signal）、生长抑制因子不敏感（insensitivity to antigrowth signal）、抵抗细胞死亡（resisting cell death）、潜力无限的复制能力（limitless replicative potential）、持续的血管生成（sustained angiogenesis）、组织浸润和转移（tissue invasion and metastasis）。

Weinberg 教授于 2011 年 3 月在 *Cell* 杂志上发表了另一续篇综述"Hallmarks of cancer：the next generation"，简述了最近 10 年肿瘤学中的热点和进展，包括细胞自噬、肿瘤干细胞、肿瘤微环境等，对原有的特征进行了新的机制补充，并且将原有的肿瘤细胞特征扩增到了 10 个，新的四大新特征分别是：避免免疫摧毁（avoiding immune destruction）、促进肿瘤的炎症（tumor promotion inflammation）、细胞能量异常（deregulating cellular energetics）、基因组不稳定和突变（genome instability and mutation）。依据肿瘤最新十大特征，建立了新的肿瘤治疗靶点和方法，形成了靶向治疗与个体化治疗的基础（表 8-3）。

表 8-3　肿瘤的特征及靶向治疗药物

肿瘤的特征	靶向治疗药物
自我表达促增殖信号	EGFR 抑制剂 细胞周期蛋白依赖性激酶抑制剂
潜力无限的复制能力	端粒酶抑制剂
组织浸润和转移	HGF 或 cMet 抑制剂
持续的血管生成	VEGF 信号抑制剂
抵抗细胞死亡	促凋亡 BH3 类似物
避免免疫摧毁	PD-L1 抗体、CTLA4 抗体、IDO 抑制剂
促进肿瘤炎症	选择性抗炎药物
基因组不稳定和突变	PARP 抑制剂
细胞能量异常	有氧糖酵解抑制剂

总之，肿瘤干细胞理论进一步支持肿瘤的异质性理论，对肿瘤治疗的复杂性以及对化疗、放疗的耐药性与复发性有了更加深入的认识。随着对肿瘤微环境复杂性的不断探索发现，特别是对免疫抑制微环境的深入理解，利用抗体技术封闭或阻断免疫负性调节分子（免疫检查点）的策略，如 PD-L1 和 CTLA4 的抗体，可以提高机体免疫监视效应，显著延长黑色素瘤、肺癌、胃肠癌等许多晚期肿瘤的生存期。因此当今肿瘤的药物治疗，在传统化疗、放疗基础上，正在向靶向药物治疗和免疫细胞治疗等综合方法方向转变；同时结合肿瘤个体特点，逐步形成了更加特异性的个体化肿瘤治疗方案。

第二节　肿瘤个体化治疗研究进展与应用

随着肿瘤分子生物学的研究不断深入及靶向药物的研发，肿瘤作为一种异质性疾病，每位患者在临床表现、治疗反应、耐受性及预后等方面都是独特的，针对肿瘤的个体化治疗的基因检测技术应运而生。所谓的"个体化治疗"是指在治疗中，通过鉴别肿瘤患者相关的分子标志物，可精确预测某患者更获益于具体某种治疗药物或剂量，既能减少传统化疗药物的毒性作用，提高其疗效，又能准确预测哪类药物更有效，特别是选择靶向药物时，检测靶向药物所识别的特异性蛋白突变位点，已经成为 FDA 批准的必需的伴随诊断。

一、肿瘤化学治疗药物的个体化治疗

（一）肿瘤化学治疗药物分类

化学药物治疗是肿瘤主要治疗手段，临床应用的大部分属于针对肿瘤细胞直接杀伤的细胞毒类药物，根据肿瘤增殖代谢旺盛的特点，恶性肿瘤化学药物治疗的作用机制主要是干扰核酸代谢，包括破坏 DNA 结构和功能的药物、干扰转录和 RNA 生成的药物，以及干扰蛋白质合成与功能的药物等。根据抗癌药对增殖细胞及非增殖细胞的敏感性、剂量反应曲线及药物在分子水平时的作用的相对差异分为两类。

1）细胞周期非特异性药物，对 G_0 期细胞有一定杀伤，但较增殖细胞弱；对分裂期各期细胞均有杀伤作用，作用快而强，药物可直接破坏 DNA，适用于体积较大、增殖比率小的肿瘤，主要包括烷化剂和抗癌抗生素（表 8-4）。

2）细胞周期特异性药物，主要作用于 S 期或 M 期细胞，药物通过抑制新 DNA 形成而起作用，适用于体积小、增殖快、增殖比率大的肿瘤，主要包括作用于 S 期的抗代谢药和作用于 M 期的植物抗癌药（表 8-4）。

表 8-4　常用化学治疗药物分类

种类	主要药物	作用机制	作用细胞周期
烷化剂	环磷酰胺、氮芥、白消安、洛莫司汀	DNA 化学结构	各时相
抗代谢药	甲氨蝶呤、6-巯基嘌呤、氟尿嘧啶、吉西他滨、阿糖胞苷	核酸合成	S 期
植物类	长春碱、喜树碱、三尖杉、紫杉醇、依托泊苷、多西他赛	微管蛋白合成	M 期
抗肿瘤抗生素	放线菌素 D、丝裂霉素、博来霉素、阿霉素、表柔比星、柔红霉素	核酸转录，RNA 合成	各时相
杂类	顺铂、卡铂、丙卡巴肼、六甲密胺	DNA 碱基交叉反应与结构破坏	各时相
激素类	黄体酮、丙酸睾酮、他莫昔芬、肾上腺皮质激素、来曲唑、左甲状腺素	激素受体信号	各时相

（二）化疗药物治疗存在的主要问题

1）抗肿瘤药的毒性反应，常用的化疗药物是细胞毒类药物，对肿瘤细胞的选择性不强，在杀伤肿瘤细胞的同时，也会对正常组织或细胞产生毒性损伤。因此对骨髓、消化道等正常器官的损伤，是化疗药物用量受限的关键。

2）肿瘤细胞产生耐药性，不同肿瘤细胞对化疗药物的敏感性有不同；敏感的肿瘤细胞用药后，会出现治疗后的继发性耐药反应。如何有效解决这些问题？对个体来源的肿瘤组织直接进行相关基因的检测，可以实现对肿瘤化疗药物的合理筛选，对合适的用药剂量进行更加精准的判断。

（三）常用肿瘤化学治疗药物反应分子标记

药物体内代谢、转运及药物作用靶点基因的遗传变异及其表达水平的变化可通过影响药物的体内浓度和敏感性，导致药物反应性个体差异。随着人类基因组学的发展，越来越多的药物基因组生物标志物及其检测方法相继涌现。药物基因组学已成为指导临床个体化用药、评估严重药物不良反应发生风险、指导新药研发和评价新药的重要工具。对药物代谢酶和药物靶点基因进行检测可指导临床针对特定的患者选择合适的药物和给药剂量，实现个体化用药，从而提高药物治疗的有效性和安全性，防止严重药物不良反应的发生。

2015 年中南大学湘雅医院临床药理研究所起草，经国家卫生和计划生育委员会个体化医学检测技术专家委员会、中国药理学会药物基因组学专业委员会、中国药理学会临床药理学专业委员会和中华医学会检验分会组织修订，颁布了《药物代谢酶和药物作用靶点基因检测技术指南（试行）》，旨在为个体化用药基因检测提供一致性的方法。其中化疗药物相关的个体化检测内容分为 4 个主要方面（表 8-5）。

表 8-5　常用化学治疗药物反应分子标记

检测项目	用药指导
DPYD*2A 等位基因	携带 DPYD*2A 等位基因的患者应慎用 5-FU、卡培他滨和替加氟，或降低用药剂量，以避免毒性反应。降低酶活性基因型患者 MP 的用药剂量，杂合子起始剂量为常规剂量的 30%～70%，携带两个突变等位基因的个体用药剂量为常规用药剂量的 1/10，或 1 周 3 次给予常规剂量的药物，或换用其他药物，以避免产生严重的造血系统毒性反应
TPMT 多态性	携带 TPMT 活性极高基因型的患者 MP 治疗可能无效。携带 TPMT 突变等位基因的儿童患者建议用卡铂而不用顺铂，以避免引起耳毒性
UGT1A1 多态性	UGT1A1*28（6/7）和（7/7）基因型个体应用伊立替康时应选用剂量较低的化疗方案，以避免引起严重腹泻；携带 UGT1A1*6 等位基因的患者 4 级中性粒细胞减少症的发生风险增加，应谨慎使用
错配修复蛋白缺失（dMMR）	建议 dMMR 患者接受不含 5-FU 的化疗方案
微卫星不稳定性（MSI）	MSI-H 患者建议不用 5-FU 辅助治疗
PML-RARα 融合基因	PML-RARα 融合基因阳性的 APL 患者可用 As_2O_3 进行治疗

续表

检测项目	用药指导
TOP2A 基因异常 （基因扩增或基因缺失）	TOP2A 基因异常的乳腺癌患者建议采用含蒽环类药物的治疗方案
ERCC1 mRNA 表达	建议 ERCC1 mRNA 低表达的非小细胞肺癌患者选用以铂类为主的化疗方案
RRM1 mRNA 表达	建议 RRM1 mRNA 低表达的患者选用以吉西他滨为主的化疗方案

1. 药物代谢酶与转运体基因多态性检测

（1）DPYD*2A 多态性检测

氟尿嘧啶（5-FU）、卡培他滨和替加氟都为嘧啶类似物，属抗代谢类抗肿瘤药物。卡培他滨为 5-FU 的前体，在体内可活化代谢为 5-FU，用于结肠癌和对紫杉醇及多柔比星等无效的晚期乳腺癌的治疗。替加氟为 5-FU 的衍生物，在体内经肝脏活化转变为 5-FU 而发挥抗肿瘤作用。85%的 5-FU 经二氢嘧啶脱氢酶（DPYD）代谢灭活。DYPD 活性低下的结肠癌和胃癌患者应用 5-FU、卡培他滨或替加氟后出现体内 5-FU 蓄积，引起严重黏膜炎、粒细胞减少症、神经系统症状甚至死亡。

DPYD 位于 1 号染色体短臂，该基因 14 外显子 1986 位 A＞G 多态性（DPYD*2A）是最常见的引起酶活性下降的遗传变异，等位基因携带率为 3%。约 40%低 DPYD 活性的个体携带 DPYD*2A 等位基因，其中有 60%的患者应用 5-FU 治疗后出现 4 级严重的粒细胞减少；而在 DPYD 活性正常患者中，5-FU 所致严重毒副反应的发生率仅为 10%。因此，对 DPYD*2A 多态性进行检测可预测 5-FU 治疗导致致命性毒性反应发生风险。FDA 已批准在 5-FU 说明书中增加在用药前对 DPYD 多态性进行检测的建议。CPIC 指南也建议在应用 5-FU、卡培他滨和替加氟前对 DPYD 多态性进行检测，携带 DPYD*2A 等位基因的患者慎用 5-FU、卡培他滨和替加氟，或降低用药剂量，以避免严重不良反应的发生或产生毒性。

（2）TPMT 多态性检测

巯嘌呤类药物如 6-巯基嘌呤（mercaptopurine，6-MP）、6-硫鸟嘌呤（thioguanine，6-TG）和硫唑嘌呤（azathioprine，AZP）等是一类具有免疫抑制作用的抗代谢药。6-TG 和 6-MP 常用于恶性肿瘤的化疗，AZP 则主要用于自身免疫性疾病及器官移植患者。AZP 作为前体药物在肝脏经谷胱甘肽转移酶转化为 6-MP。6-MP 经次黄嘌呤 - 鸟嘌呤磷酸核糖转移酶代谢为巯基次黄嘌呤单磷酸盐（thioinosine monophosphate，TIMP），后者再经过一系列的代谢过程，成为活性代谢产物 6-硫鸟嘌呤核苷酸（6-thioguanine nucleotide，6-TGN）后，发挥抗肿瘤作用。6-MP 也可经 TPMT 代谢为无活性的 6-甲巯基嘌呤（6-methyl MP，6-MMP）。TPMT 的活性与红细胞及造血组织中 6-MP 活性代谢产物 6-TNG 的水平呈负相关关系，TPMT 活性降低可使巯嘌呤类药物的造血系统毒性（严重的骨髓抑制）增加。

TPMT 活性分布存在多态性现象，TPMT 遗传变异是导致其活性降低的主要原因。正常活性的 TPMT 由 *TPMT*1* 等位基因编码，*TPMT*2*（rs1800462，238G＞C，Ala80Pro）、*TPMT*3A*（rs1800460 460G＞A，Ala154Thr；rs1142345，719A＞G，Tyr240Cys）、*TPMT*3B*（rs1800460 460G＞A，Ala154Thr）、*TPMT*3C*（rs1142345，719A＞G，Tyr240Cys）是导致 TPMT 活性下降的主要 SNP 或单体型。TPMT 基因型可分为 3 种：野生型纯合子（*TPMT*1/*1*）、杂合子和突变纯合子。野生型纯合子个体具有正常的 TPMT 活性，杂合子个体 TPMT 活性降低，而突变纯合子 TPMT 活性极低甚至缺乏。此外，两种突变等位基因纯合子（*TPMT*2/TPMT*3A* 和 *TPMT* 3A/TPMT*3C*）个体也缺乏酶活性。在白种人群和非洲裔美国人群中，野生型纯合子基因型频率约为 90%，突变杂合子基因型频率约为 10%，突变纯合子基因型频率约为 0.3%。中国人群中 *TPMT*3* 杂合子基因型频率约为 2.2%，未检测到 *TPMT*2* 等位基因。

FDA 已批准在 6-巯基嘌呤、6-硫鸟嘌呤和硫唑嘌呤的药品说明书中增加在用药前进行 *TPMT* 基因多态性检测的建议。CPIC 建议 TPMT 低酶活性基因型患者在接受 6-MP 治疗时减少用药剂量，杂合子基因型个体起始剂量为常规剂量的 30%～70%，突变纯合子个体将剂量减少至常规用药剂量的 1/10，或 1 周 3 次给予常规剂量的药物，或换用其他药物，以避免发生严重的造血系统毒性；TPMT 活性极高的患者接受常规剂量的 6-MP 治疗时可能达不到治疗效果。

顺铂广泛用于多种实体瘤的治疗，耳毒性是其主要不良反应之一。儿童患者中顺铂所致耳毒性的发生率高达 61%，多数情况下为双侧听力下降，并往往导致不可逆的听力丧失。听力监测是目前用于判断顺铂应用期间听力丧失的金标准。TPMT 可通过促进顺铂-嘌呤复合物的代谢，减少其与 DNA 的交联，从而抑制顺铂所引起的细胞死亡。TPMT 低活性等位基因可增加顺铂致耳毒性的风险，如携带 *TPMT*3B* 或 *TPMT*3C* 的儿童应用顺铂时耳毒性发生风险增加 17 倍，TPMT 突变等位基因预测顺铂致听力丧失的阳性预测值达 96%。2011 年 FDA 批准顺铂修改说明书，增加了 TPMT 基因变异与顺铂所致儿童耳毒性的用药安全信息。建议携带 TPMT 突变等位基因的儿童换用其他疗效相当的铂类化疗药物，如卡铂。

（3）*UGT1A1* 多态性检测

伊立替康为喜树碱类抗肿瘤药物的前药，在体内经羧酸酯酶代谢为活性代谢产物 7-乙基-10-羟基喜树碱（SN-38）。SN-38 作用靶为 DNA 拓扑异构酶 I，抑制 DNA 的合成。伊立替康广泛应用于结肠癌、肺癌、颈癌、卵巢癌等实体瘤的治疗。伊立替康可导致严重的延迟性腹泻和粒细胞缺乏，3～4 级迟发性腹泻的发生率达 40% 以上，中性粒细胞减少症的发生率约为 10%，导致化疗提前终止。

SN-38 在肝脏中经尿苷二磷酸葡萄糖醛酸转移酶（UGT1A1）葡萄糖醛酸化灭活，生成葡萄糖醛酸化 SN-38（SN-38G）。*UGT1A1* 基因具有多态性，最常见的是位于其启动子区 TATA 盒内的 TA 重复次数多态 *UGT1A1*28*。野生型等位基因含 6 次 TA 重复（TA6，*UGT1A1*1*），突变型个体含 7 次重复（TA7，*UGT1A1*28*，rs3064744）（Zulus et al.，2017）。*UGT1A1*28* 杂合子基因型个体 SN-38 葡萄糖醛酸化活性下降，突变纯合子个体 SN-38 葡萄糖醛酸化活性仅为野生型纯合子的 35%。在接受伊立替康治疗过程中，野生型 *UGT1A1*（6/6）基因型患者出现严重毒性作用风险较低，*UGT1A1*28* 杂合子（6/7）和突变型纯合子（7/7）患者出现毒性作用的概率分别为 12.5% 和 50%。*UGT1A1*6*（G71R，211G＞A）是东方人群中特有的突变等位基因，频率为 13%，该等位基因使 UGT1A1 的活性下降 70%，伊立替康毒性作用的发生风险增加，与伊立替康所致中性粒细胞减少症有关，可使 4 级中性粒细胞减少症的发生率升高 3 倍（Gao et al.，2013）。FDA 已批准对药物说明书进行修改，明确规定使用伊立替康前需进行 *UGT1A1* 基因型检测，以提高其用药安全。

2. 药物作用靶点基因多态性检测

（1）*PML-RARα* 融合基因检测

急性早幼粒细胞白血病（acute promyelocytic leukemia，APL）是一种特殊类型的急性白血病，95%～99% 的 APL 病例出现 17 号染色体（17q21）维甲酸受体 α（RARα）与 15 号染色体（15q22）早幼粒细胞性白血病基因（*PML*）融合，形成特异性融合基因 *PML-RARα*。该融合基因的表达产物通过异常招募转录抑制复合物和组蛋白去乙酰化酶等，干扰细胞内正常的 PML 和 RARα 信号通路，使粒细胞分化阻滞于早幼粒阶段，从而导致骨髓中的异常早幼粒细胞无限制增殖，最终导致 APL 的发生。

砷剂的代表药物三氧化二砷（As_2O_3）在治疗 APL 中显示出很好的疗效。As_2O_3 的抗 APL 作用与其快速调变和降解 PML-RARα 融合蛋白，从而清除 APL 对细胞分化和凋亡的阻遏作用有关。对 APL 患者进行 *PML-RARα* 融合基因检测对于指导选择治疗方案、检测残留病灶和判断 APL 的预后具有重要意义。

（2）*TOP2A* 基因异常检测

TOP2A 基因（topoisomeraseⅡ alpha，TOPⅡ）编码 DNA 拓扑异构酶Ⅱ，该酶通过调节核酸空间结构动态变化，参与 DNA 的复制、转录、重组及修复过程。乳腺癌患者肿瘤组织中存在 *TOP2A* 基因异常：*TOP2A* 基因扩增和基因缺失。*TOP2A* 基因异常的乳腺癌患者预后差，无复发生存期缩短。蒽环类药物是乳腺癌等多种肿瘤常用的化疗药物，*TOP2A* 基因异常患者对含蒽环类药物的治疗方案更为敏感。

3. 其他基因多态性的检测

（1）*dMMR* 检测

结直肠癌发病率在我国高居第 3 位，占癌症死因的第 5 位。80% 的结直肠癌为散发性，不具有遗传性；20%的结直肠癌伴有家族聚集性，最常见的为家族性腺瘤性息肉病和遗传性非息肉性结直肠癌（Lynch综合征）。遗传性非息肉性结直肠癌患者的预后比散发性结直肠癌患者好。染色体不稳定或微卫星不稳定（microsatellite instability，MSI）都可导致结直肠癌的发生，约15%的结直肠癌患者是由于dMMR错配修复蛋白缺失而导致MSI。dMMR是结直肠癌患者预后的独立预测因子，较pMMR患者具有更好的预后。5-FU联合左旋咪唑或甲酰四氢叶酸辅助治疗是Ⅲ期结直肠癌或高风险Ⅱ期结直肠癌患者的标准治疗方案。5-FU辅助治疗能显著提高pMMR患者的无病存活期，而dMMR患者不能从5-FU治疗中获益。因此，dMMR既可用来预测Ⅱ期和Ⅲ期结肠癌患者预后，又可用来判断结直肠癌患者能否从5-FU化疗中获益。《NCCN结直肠癌诊治指南》2010年起推荐检测MMR，并建议dMMR患者不接受含氟尿嘧啶的辅助化疗方案。

（2）*MGMT*启动子甲基化检测

替莫唑胺为烷基类抗肿瘤前体药物，在体内经非酶途径快速转化为具有细胞毒性的活性化合物MTIC[5-(3-甲基三氮烯-1)-咪唑-4-甲酰胺]，并对细胞产生毒性。MTIC的细胞毒性源于其DNA烷基化作用，烷基化主要发生在鸟嘌呤的O6位和N7位。替莫唑胺是目前神经胶质瘤的一线化疗药物，部分患者服用替莫唑胺后出现不同程度的耐药，导致化疗失败。

O6-甲基鸟嘌呤-DNA-甲基转移酶（MGMT）是一种DNA修复酶，存在于细胞质和细胞核中，当DNA烷基化时，大量MGMT转移至细胞核，不可逆地将烷基化基团从O6转移到自身145位的半胱氨酸残基上而保护细胞免受烷化剂的损伤。MGMT活性升高是神经胶质瘤患者烷化剂耐药的主要原因之一。MGMT基因启动子区CpG岛甲基化可抑制其基因表达，高甲基化可导致MGMT基因沉默，MGMT活性下降。45%～70%的神经胶质瘤患者存在MGMT启动子甲基化。替莫唑胺联合放疗对MGMT启动子甲基化的胶质瘤患者的治疗效果远好于甲基化阴性患者。

（3）微卫星不稳定性检测

微卫星是指基因上含有重复的DNA短小序列或单核苷酸区域。在人类基因组中，有成百上千个微卫星，当DNA进行复制时，微卫星重复序列错配（微卫星突变）导致其序列缩短或延长，从而引起微卫星不稳定性（MSI）。通常情况下，DNA错配修复基因（*MMR*）可修复这些突变。但在肿瘤细胞内，由于MMR蛋白缺失，无法修复错配的微卫星，导致肿瘤细胞内出现MSI。MSI已成为判断MMR蛋白缺失的标志物。根据MSI的程度，可分为高不稳定性（MSI-H）和低不稳定性（MSI-L）。正常情况下称为微卫星稳定（microsatellite stability，MSS）。

MSI与结直肠癌的发生发展及5-FU治疗获益密切相关，约15%的结直肠癌由于dMMR导致MSI。针对Ⅱ期和Ⅲ期结肠癌患者进行的大样本随机临床研究发现，MSI-H 患者较 MSS 或 MSI-L 患者的预后更好，但 MSI-H 患者不能从氟尿嘧啶辅助治疗中获益，而 MSS 和 MSI-L 患者可从氟尿嘧啶辅助治疗中获益。因此，MSI 可作为预测Ⅱ期和Ⅲ期结肠癌患者预后，以及是否可从氟尿嘧啶辅助治疗中获益的指标。

4. 药物作用靶点基因表达水平检测

（1）ERCC1 mRNA 表达检测

铂类药物（包括顺铂、卡铂和奥沙利铂）广泛用于多种实体瘤的化疗。铂类进入肿瘤细胞后通过烷基化 DNA 链上的碱基并交联，形成"DNA-铂"复合物，从而抑制 DNA 复制和肿瘤细胞的生长。铂类药物所造成的 DNA 损伤可通过核苷酸剪切修复酶的作用进行修复。切除修复交叉互补组 1（excision repair cross-complimentation group 1，ERCC1）是识别并切除修复"DNA-铂"复合物的限速酶。ERCC1 表达水平与铂类药物的疗效呈负相关关系，ERCC1 mRNA 表达水平低的非小细胞肺癌患者在接受铂类与吉西他滨联合化疗方案或以铂类为主的化疗后疗效更好，总生存期显著延长。《NCCN 临床实践指南：非小细胞肺癌》（Ettinger et al.，2010）将 ERCC1 mRNA 表达水平作为预测铂类药物疗效的生物标志物，ERCC1 mRNA 呈高表达水平的患者耐药，低表达水平者敏感。

（2）RRM1 mRNA 表达检测

吉西他滨是一种类似于胞嘧啶的抗代谢药物，可直接抑制 DNA 的合成，或通过抑制核糖核苷酸还原酶（ribonuclease reductase，RR）的活性，间接影响 DNA 的合成，诱导细胞凋亡。吉西他滨临床上用于非小细胞肺癌、乳腺癌、胰腺癌、膀胱癌及其他实体瘤。RR 由两个亚基 RRM1 和 RRM2 组成，调节亚基 RRM1（ribonuclease reductase modulator 1）由 *RRM1* 基因编码。临床研究发现，RRM1 mRNA 表达水平与吉西他滨的疗效呈负相关关系，检测其表达水平可用于指导临床是否应用吉西他滨进行化疗。在晚期非小细胞肺癌患者肿瘤组织中，RRM1 mRNA 表达水平与中位生存期相关，RRM1 低表达者的中位生存期显著延长。NCCN 非小细胞肺癌的临床治疗指南（Riely et al.，2011）将 RRM1 mRNA 表达水平作为吉西他滨疗效预测的生物标志物，RRM1 mRNA 表达水平低的患者选用以吉西他滨为主的化疗方案疗效较好。

二、肿瘤靶向治疗药物个体化治疗研究进展与应用

肿瘤靶向治疗药物个体化医学检测指南即《肿瘤个体化治疗的检测技术指南（试行）》，2015 年由国家卫生和计划生育委员会个体化医学检测技术专家委员会制定颁布。它是国家卫生和计划生育委员会个体化医学检测指南的重要内容，旨

在为临床分子检测实验室进行肿瘤个体化用药基因的检测提供指导。通过检测肿瘤患者生物样本中生物标志物的基因突变、基因 SNP 分型、基因及其蛋白质表达状态来预测药物疗效和评价预后，指导临床个体化治疗，提高疗效，减轻不良反应，促进医疗资源的合理利用。

靶向治疗是针对可能致细胞癌变的重要靶点，如原癌基因和抑癌基因、细胞信号转导通路、细胞因子及受体和抗肿瘤血管形成等，从分子水平逆转恶性生物学行为，从而抑制肿瘤细胞生长。靶向治疗药物在肿瘤部位有高浓度特异性分布，对肿瘤细胞具有特异性高和高效的杀伤活性，而且毒性作用更低。

（一）常用肺癌靶向治疗药物分子靶点及药物反应分子标记

肺癌常规治疗手段主要是手术和放化疗，近年来，癌症的"精准治疗"为肺癌患者带来了更多新的希望，这种通过最新的癌症基因检测技术，分析癌症基因突变信息，通过多学科肿瘤专家、病理学家、遗传学家联合制定靶向药物的精准治疗方案，具备精准、见效快、显著延长患者的生存期、不良反应小、患者生存质量高等独有优势。

临床研究表明，非小细胞肺癌（NSCLC）是由一些特定的致癌驱动基因改变所引起的，包括 *AKT1*、*ALK*、*BRAF*、*EGFR*、*HER2*、*KRAS*、*MEK1*、*MET*、*NRAS*、*PIK3CA*、*RET* 和 *ROS1*，这些特殊的致癌基因（细胞）结构上的改变（突变、过度表达或重排），引发和促进肿瘤细胞的发展。靶向治疗药物就是针对已经明确的癌细胞，在分子层面上通过药物来抑制这类基因（细胞）的改变，从而抑制肿瘤细胞的增殖，实现对特定致癌基因"定点"打击，杀死癌细胞但不伤害正常组织细胞，达到精准靶向治疗的目的。

肺癌的精准治疗是通过先进的基因检测分析患者的癌症基因，再通过大数据分析，找到适合患者的靶向药物或者临床试验。以下是全球肿瘤医生网根据美国国立综合癌症网络（NCCN）指南总结出的不同肺癌基因突变（表 8-6）和针对不同突变基因对应的靶向药物（表 8-7）。

表 8-6　致癌基因及其突变

致癌基因	改变方式	在 NSCLC 中发生频率/%
PTEN	突变	4～8
ALK	重排	3～7
HER2	突变	2～4
METa	扩增	2～4
KRAS	突变	15～25
BRAF	突变	1～3
PIK3CA	突变	1～3

续表

致癌基因	改变方式	在 NSCLC 中发生频率/%
EGFR	突变	10~35
DDR2	突变	1~4
FGFR1	扩增	20
AKT1	突变	1
MEK1	突变	1
NRAS	突变	1
RET	突变	1
ROS1a	突变	1

表 8-7 肺癌中遗传学改变及其相应的靶向药物

遗传学改变（驱动事件）	针对肺癌驱动事件的活性靶向药物
GFR 突变	厄洛替尼、吉非替尼、阿法替尼
ALK 重排	克唑替尼
BRAF 突变	维罗非尼（vemurafenib）、达拉非尼（dabrafenib）
MET 扩增	克唑替尼
ROS1 基因融合	克唑替尼
RET 基因融合	卡博替尼（cabozantinib）

举例说明 EGFR 靶点相关的基因检测与 *K-ras* 突变（图 8-1）：表皮生长因子受体（epidermal growth factor receptor，EGFR）属酪氨酸激酶型受体。EGFR 与其配体 EGF 结合后，其细胞内区被激活，触发下游多条信号通路活化，如触发转录因子 STAT 入核、活化 PI3K/AKT 信号、活化 RAS/RAF/MEK/ERK 信号等。约 60%的 NSCLC 患者 EGFR 存在着过表达现象，而很多 EGFR 过表达的患者又存在 EGFR 外显子 18~21 的突变。这些 EGFR 外显子 18~21 突变的患者对 EGFR 受体酪氨酸激酶抑制剂（EGFR-TKI）的治疗具有较高的敏感性。*K-ras* 基因编码 EGFR 信号通路中下游的 K-ras 蛋白，对细胞的存活、增殖、分化等功能都有着重要的影响，在完成 EGFR 等信号通路传导后迅速失活。*K-ras* 突变与患者对 EGFR-TKI 药物耐药有关。存在 *K-ras* 突变的患者对 TKI 应答率更低，总生存期也显著缩短。在选择 EGFR-TKI 治疗前，可通过 EGFR 变异、*K-ras* 基因检测筛选适合的患者。

（二）常用乳腺癌、卵巢癌靶向治疗药物分子靶点及药物反应分子标记

1. HER-2 相关基因检测

乳腺癌是女性最常见的恶性肿瘤。乳腺癌分子靶向治疗是继化疗和内分泌治疗后的又一种有效临床治疗手段。20%~30%的乳腺癌患者呈 *HER2* 基因扩增或

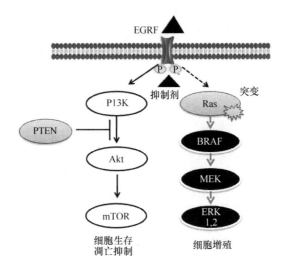

图 8-1　EGFR 信号与 *K-ras* 突变

蛋白质过表达。HER2 是 EGFR 家族一员。HER2/neu 蛋白位于细胞表面，易被抗体接近，故成为转移性乳腺癌理想的治疗和诊断靶点。赫赛汀有效成分曲妥珠单抗是针对 HER2/neu 蛋白设计的人源化人鼠嵌合型单抗，作用靶点是 *HER2* 基因调控的细胞表面 p185 糖蛋白。赫赛汀是第 1 个针对 HER-2 阳性乳腺癌进行的肿瘤基因靶向治疗的药物，其作用对象为 HER-2 过度表达的肿瘤细胞，通过将自身附着于 HER-2 上阻止人体表皮生长因子在 HER-2 的附着，显著下调 HER-2 受体的表达，干扰后者的自身磷酸化及阻碍异源二聚体形成，抑制信号转导系统的激活，抑制肿瘤细胞的增生，在体内诱导针对肿瘤细胞的抗体介导的细胞毒效应。对赫赛汀的耐药和复发是缘于 HER-2 信号转导系统的重新激活。

2. *BRCA* 突变检测在奥拉帕尼治疗中的应用

大约 10%的卵巢癌患者和 5%的乳腺癌患者携带有 *BRCA1* 或 *BRCA2* 基因突变，这提示乳腺癌和卵巢癌的发病风险较高。*BRCA1* 和 *BRCA2* 都属于肿瘤抑制基因，是修复 DNA 双链断裂的同源重组修复途径的主要组成部分。在 *BRCA1* 或 *BRCA2* 突变的癌症模型中，修复单链 DNA 断裂的重要成分——多聚 ADP 核糖聚合酶（PARP）的抑制剂可杀灭突变的癌细胞。若同时存在这两种修复缺陷，便可诱导细胞死亡。上述发现表明，奥拉帕尼（olaparib）是新型口服 PARP 抑制剂，能够杀灭 BRCA 缺陷细胞，可能成为这类突变携带者的癌症治疗药物。

（三）常用慢性粒细胞白血病靶向治疗药物分子靶点及药物反应分子标记

慢性粒细胞白血病的发病机制是染色体 t（9; 22）易位，*ABL* 基因与 *BCR* 基因平行易位成为 *BCR-ABL* 融合基因。易位后的 *BCR-ABL* 融合基因编码的

P$^{210BCL-ABL}$蛋白的酪氨酸激酶被异常激活,干扰靶细胞的基本活动从而引起细胞增殖恶变。甲磺酸伊马替尼是一种 N-苯基-2-嘧啶胺类衍生物,它与 ATP 或底物竞争位于激酶催化中心的结合位点,通过取代 BCR-ABL 融合蛋白中的 ATP 而阻断 ABL 酪氨酸激酶的持续磷酸化,特异性抑制 BCR-ABL 细胞酪氨酸激酶的活性,阻止磷酸基团向酪氨酸残基转移,而起到抑制 Ph 阳性白血病克隆的增殖和抗凋亡作用,成为第一个成功治疗 Ph 阳性慢性粒细胞白血病的靶向药。格列卫也能抑制 P185BCL-ABL、V-ABL、C-ABL 及血小板衍生生长因子(PDGF)、干细胞因子(C-Kit)受体的酪氨酸激酶的活性。格列卫被评为里程碑式的发现,与人类基因工程等并列为 2001 年世界十大科技突破之一。对格列卫的耐药和复发是缘于 BCR-ABL 信号转导系统的重新激活。*BCR-ABL* 基因扩增或基因点突变是导致系统的耐药的原因。

(四)PD-1 相关的免疫检查点

肿瘤治疗领域最新的进展无过于针对免疫检查点 PD-1 和 PD-L1 的抗体药物的应用,它和化疗药、靶向药的作用完全不同,不是针对肿瘤细胞进行的治疗,而是增强免疫细胞对肿瘤的免疫监视作用。研究发现,免疫细胞之所以无法识别癌细胞,是因为免疫细胞上存在一个 PD-1 受体,癌细胞在进化发展中,根据免疫细胞的受体,会产生一个称为 PD-L1 的配体。一旦 PD-1 受体和 PD-L1 配体结合,免疫细胞就无法识别癌细胞了,PD-1 和 PD-L1 药物就是从中阻断受体和配体的结合,帮助免疫细胞重新识别癌细胞,发挥免疫监视作用的。临床试验显示,PD-1 免疫治疗可以控制 50%的恶性黑色素瘤患者的癌症进展,对于顽固的非小细胞肺癌,PD-1 抗体也显示出了 20%的有效率。由于其广谱的抗癌作用,对于肾癌、胃癌、乳腺癌、膀胱癌、血癌、头颈癌、肠癌和脑瘤等癌症的临床疗效也正在临床Ⅱ期或Ⅲ期试验之中。

在治疗前建议接受 PD-1 和 PD-L1 的相关基因检测,如果基因检测显示为阳性,则表示患者非常适合 PD-1 抗体治疗。已有研究显示,使用 PD-1 抗体之前检测 PD-1 和 PD-L1 有利于预测预后,两者的相关性很强,但是也不代表检测 PD-1 或是 PD-L1 没有表达就意味着使用 PD-1 抗体没有效果,可能的原因是基因检测的结果有问题,存在假阳性或是假阴性的可能性。此外,免疫疗法的评价指标值得一提,因免疫治疗的结果具有滞后性,某些肿瘤标志物甚至短时间内还可能出现指标上升。一般来说,PD-1 抗体用完 3 个疗程,也就是 2～3 个月之后,可以检测肿瘤大小,看效果。

目前已经获得美国 FDA 批准上市的 PD-1 抑制剂有默克的 Keytruda(pembrolizumab)和施贵宝的 Opdivo,二者都是获得 FDA 批准的突破性药物。主要用于治疗晚期黑色素瘤及非小细胞肺癌。其他相关肿瘤的临床治疗评价正在进行当中。应该说该类药物疗效的前景很好，相比于其他治疗靶点，是肿瘤治疗领域的新突破。

综上所述，近年肿瘤个体化治疗研究获得较大进展。癌驱动基因相关的临床研究为患者提供"个体化治疗"的可能性增加，针对于癌基因的靶向药物（表 8-8）现成为许多癌症患者的首选。然而，靶向药耐药以及不良反应仍是待解决的难题。

表 8-8 肿瘤靶向治疗药物分子靶点及药物反应分子标记

分子靶点	靶向治疗药物	药物反应分子标记
EGFR	吉非替尼、厄洛替尼、埃克替尼、阿法替尼、西妥昔单抗	EGFR 外显子 18~21、K-ras 突变
EGFR、KRAS	帕尼单抗、维克替比	K-ras 密码子 12 和 13 突变
ALK	艾乐替尼、色瑞替尼、克唑替尼	ALK 基因重排
BCR-ABL1	博舒替尼、达沙替尼、帕纳替尼、普纳替尼、泊那替尼	费城染色体、T315I
KIT、BCR-ABL1、PDGFRB、FIP1L1-PDGFRA	伊马替尼	费城染色体、c-KIT D816V、*PDGFR* 基因重排、*FIP1L1-PDGFRα* 融合、CHIC2 缺失
ERBB2	拉帕替尼、曲妥珠单抗、帕妥珠单抗	HER2 蛋白
BRCA1-2	奥拉帕尼	BRCA1-2 突变
RET/ROS 融合基因	克唑替尼	AP 26113、ASP 3026
RAS/MAPK 通路	曲美替尼（GSK1120212）、Pimastertib、Refametinib、TAK733	
BRAF、CD274	派姆单抗	BRAF V600
PD-1/PDL-1	纳武单抗、MPDL3280A	PD-L1 蛋白

（卢兹凡，张菊）

参 考 文 献

李艳, 李金明. 2013. 个体化医疗中的临床分子诊断. 北京: 人民卫生出版社.

Black A J, McLeod H L, Capell H A, et al. 1998. Thiopurine methyltransferase genotype predicts therapy-limiting severe toxicity from azathioprine. Ann Intern Med, 129: 716-718.

Druker B J, Talpaz M, Resta D J, et al. 2001. Efficacy and safety of aspecific inhibitor of the BCR-ABL tyrosine kinase in chronic myeloid leukemia. N Engl J Med, 344: 1031-1037.

Ettinger D S, Akerley W, Bepler G, et al. 2010. Non-small cell lung cancer. J Natl Compr Canc Netw, 8(7): 740-801.

Gao J, Zhou J, Li Y, et al. 2013. UGT1A1 6/28 polymorphisms could predict irinotecan-induced severe neutropenia not diarrhea in Chinese colorectal cancer patients. Med Oncol, 30(3): 604-608.

Gryfe R, Kim H, Hsieh E T, et al. 2000. Tumor microsatellite instability and clinical outcome in young patients with colorectal cancer. N Engl J Med, 342: 69-77.

Hanahan D, Weinberg R A. 2000. The hallmarks of cancer. Cell, 100(1): 57-70.

Hanahan D, Weinberg R A. 2011. Hallmarks of cancer: the next generation. Cell, 144(5): 646-674.

Larkin J, Chiarion-Sileni V, Gonzalez R, et al. 2015. Combined nivolumab and ipilimumab or monotherapy in untreated melanoma. N Engl J Med, 373(1): 23-34.

Lee J M, Ledermann J A, Kohn E C. 2014. PARP Inhibitors for BRCA1/2 mutation-associated and BRCA-like malignancies. Ann Oncol, 25(1): 32-40.

Ou S H I, Bartlett C H, Mino-Kenudson M, et al. 2012. Crizotinib for the treatment of ALK-rearranged non-small cell lung cancer: a success story to usher in the second decade of molecular targeted therapy in oncology. Oncologist, 17(11): 1351-1375.

Pearson R, Kolesar J M. 2012. Targeted therapy for NSCLC: ALK inhibition. J Oncol Pharm Pract, 18(2): 271-274.

Ribic C M, Sargent D J, Moore M J, et al. 2003. Tumor microsatellite-instability status as a predictor of benefit from fluorouracil-based adjuvant chemotherapy for colon cancer. N Engl J Med, 349: 247-257.

Riely G J, Chaft J E, Ladanyi M, et al. 2011. Incorporation of crizotinib into the NCCN guidelines. J Natl Compr Canc Netw, 9(12): 1328-1330.

Sargent D J, Marsoni S, Monges G, et al. 2010. Defective mismatch repair as a predictive marker for lack of efficacy of fluorouracil-based adjuvant therapy in colon cancer. J Clin Oncol, 28: 3219-3226.

Stoehlmacher J, Ghaderi V, Iobal S, et al. 2001. A polymorphism of the *XRCC1* gene predicts for response to platinum based treatment in advanced colorectal cancer. Anticancer Res, 21: 3075-3079.

Stoehlmacher J, Park D J, Zhang W, et al. 2004. A multivariate analysis of genomic polymorphisms: prediction of clinical outcome to 5-FU/oxaliplatin combination chemotherapy in refractory colorectal cancer. Br J Cancer, 91(2): 344-354.

Terrazzino S, Cargnin S, Del R M, et al. 2013. DPYD IVS14+1G>A and 2846A>T genotyping for the prediction of severe fluoropyrimidine-related toxicity: a meta-analysis. Pharmacogenomics, 14(11): 1255-1272.

Tung N, Domchek S M, Stadler Z, et al. 2016. Counselling framework for moderate-penetrance cancer-susceptibility mutations. Nat Rev Clin Oncol, 13(9): 581-588.

Zulus B, Grünbacher G, Kleber M E, et al. 2017. The *UGT1A1*28* gene variant predicts long-term mortality in patients undergoing coronary angiography. Clin Chem Lab Med, 30(2): 7-12.

第九章　自身免疫性疾病与器官移植的药物基因组学

自身免疫性疾病及器官移植导致的移植排斥是多因性疾病，是环境因素和遗传因素相互作用的产物，其分子病因学尚不清楚。某些基因是疾病发生的易感因素，某些基因是疾病发生的调节因子，它们会影响疾病的严重程度及患者对治疗药物的反应性。药物基因组学研究的目的就是，基于这方面的数据对个体患者进行更专属和更有效的治疗。近年来自身免疫性疾病和器官移植的药物基因组学研究蓬勃兴起，大大推动了对这些疾病发生机制、个体化用药和新靶点药物研究的进展，本章主要介绍这方面的进展。

免疫系统是机体抵抗外来感染的重要防御机制，对维持机体的健康起重要作用。正常情况下，免疫系统对自身成分不产生病理性免疫应答，这种选择性的免疫无应答称为免疫耐受（self tolerance），是正常免疫系统的基本特征。在某些情况下，自身免疫耐受遭到破坏，机体免疫系统就会对自身组织成分、细胞成分及其产物等自身抗原产生明显的免疫应答反应，即在体内产生了针对自身组织成分的抗体或致敏淋巴细胞，称为自身免疫（autoimmunity），这种免疫应答会导致以组织、器官损伤为特点的自身免疫性疾病（autoimmune disease）。

自身免疫性疾病具有一定的遗传性，呈现家族聚集的倾向，常在外界因素如感染因子、毒性药物、生活环境、精神压力的推动下，借由机体内部因素发挥作用。美国自身免疫相关疾病学会（AARDA）提供的数据显示，美国自身免疫性疾病患者人数高达 5000 万人，其中 75% 为女性，并且每年有约 25 万例新增患者。类风湿关节炎（rheumatoid arthritis，RA）、系统性红斑狼疮（systemic lupus erythematosus，SLE）、强直性脊柱炎（ankylosing spondylitis，AS）、干燥综合征（Sjogren's syndrome，SS）等发病率最高的几类自身免疫性疾病近年来在我国乃至全球呈逐年攀升的趋势。

本章我们主要介绍机体针对两类抗原产生免疫应答所引发的疾病的药物基因组学：第一类是针对自身组织抗原，即自身免疫性疾病；第二类是针对移植器官的免疫应答，即移植排斥（graft rejection）。这两类疾病的共同之处都是要长期使用免疫抑制剂治疗，而且不同患者对不同药物的反应多样，差异很大。因此，我们从药物基因组学的角度出发，优化这两类疾病的药物治疗的能力对疾病的治疗有重大意义。

第一节　类风湿关节炎的药物基因组学

一、类风湿关节炎的定义、流行病学、病因及病理过程

1. 定义及流行病学

类风湿关节炎（RA）是一种以慢性、进行性、侵袭性关节炎为主要表现的全身性自身免疫性疾病，若不经正规治疗，病情会逐渐发展，最终导致关节畸形、功能丧失，具有很高的致残率。RA全球发病率为1%，我国的RA发病率为0.32%～0.36%，80%发病于35～50岁，女性发病率是男性的2倍。全世界每年投入RA的治疗费用高达140亿美元，因此RA的治疗一直是医学界关注的焦点。

2. 主要病因及病理过程

类风湿关节炎是一种多因素疾病，是在易感基因的背景下，由一种或多种环境因素共同作用而产生的。除了感染、遗传及内分泌因素外，环境、性别、吸烟等均在RA的发生发展中发挥一定作用。

RA的发病机制非常复杂，至今尚未明确。它涉及一系列免疫反应，抗原、巨噬细胞、趋化因子、细胞因子等多种因素参与导致软骨和骨的降解，最终发生关节畸形和关节强直。目前认为RA的发病机制主要包括以下几个方面。

1）自身抗原和自身抗体。在RA患者中，成熟B细胞遇到RA相关抗原刺激分化扩增为短寿命浆细胞或进入生发中心，产生记忆性自身反应性B细胞和长命浆细胞，进而产生RA相关自身抗体。这些自身抗体与相应抗原形成免疫复合物，作用于靶细胞表面Fc受体或激活补体，引起抗体或补体介导的吞噬和超敏反应，导致RA组织损伤。

2）T细胞。RA患者体内，尤其是滑膜关节内T细胞处于慢性免疫活化状态，且功能缺陷，表现为γ干扰素（IFN-γ）产生减少，对抗原刺激呈现低反应性，增殖能力下降。而具有调节免疫耐受、抑制效应T细胞作用的调节性T细胞功能受损。反之，促炎性Th17细胞过度产生。

3）B细胞。在RA中的作用主要包括：作为抗原提呈细胞处理和递呈抗原肽供T细胞识别，参与T细胞的活化，分泌包括TNF-α在内的促炎性细胞因子，产生类风湿因子（RF）。RF又能维持B细胞的活化及参与免疫复合物，激活补体而使炎症反应持续存在。

4）细胞因子网络。巨噬细胞和成纤维细胞是RA中促炎性细胞因子的重要来源，由白细胞介素1（IL-1）、TNF-α、IL-6、IL-15、IL-18、粒细胞-巨噬细胞集落刺激因子（GM-CSF）等构成的细胞因子网络，参与了滑膜炎症的持续，在RA

患者炎症性关节炎的发生中起重要作用（图 9-1）。其中 TNF-α 在 RA 发病机制中起主导作用，是炎症瀑布的上游分子，具有多效性，能够上调滑膜细胞表达黏附分子、细胞因子、前列腺素 E2、胶原酶和胶原；TNF-α 刺激巨噬细胞产生 IL-6、IL-8、单核细胞趋化蛋白 1（MCP-1）及氧自由基，参与局部炎症反应；滑膜巨噬细胞产生大量的 NO 又能诱导滑膜细胞产生 TNF-α。另外一个非常重要的细胞因子 IL-1 可诱导黏蛋白降解、抑制其合成，并诱导金属蛋白酶基质溶酶和胶原酶活性，是导致关节破坏和骨吸收的重要介质。RA 患者中 T 细胞和巨噬细胞产生的 IL-15 和 Th17 细胞产生的 IL-17 又刺激巨噬细胞释放 IL-1 和 TNF-α，从而形成正反馈回路。因此，以上多种机制共同作用构成了 RA 滑膜炎症维持和进展的重要机制（菲尔斯坦，2011）。

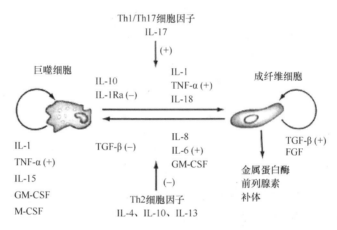

图 9-1 类风湿关节炎中的细胞因子系统

旁分泌和自分泌途径均可导致滑膜衬里层成纤维细胞样或者巨噬细胞样滑膜细胞的活化

二、类风湿关节炎的易感基因

研究表明，类风湿关节炎的发病机制与遗传密切相关。支持遗传因素参与发病的最有说服力的证据是同卵双生子的共患病率为 12%～15%，远远高于一般人群 1% 的患病率。目前研究最多而且可能对 RA 发病影响最大的危险因子是编码人主要组织相容性抗原的 HLA-II 类基因。

（一）HLA 类遗传易感基因及变异

主要组织相容性抗原（major histocompatibility antigen）是指在同种异体组织或器官移植后引起排斥反应的主要抗原，主要组织相容性抗原由一组密切连锁的称为主要组织相容性复合体（major histocompatibility complex，MHC）的基因座编码。20 世纪 30 年代科学家在研究小鼠同种异体移植排斥反应时首次发现了小鼠主要组织相容性抗原。人类主要组织相容性抗原由于广泛表达在白细胞表面，所以称为人白细胞抗原（human leukocyte antigen，HLA）。HLA 复合体位于人 6 号染色体短臂（6p21.31）一个窄小的区域内，包括 350 万~400 万个碱基。这个区域内基因座非常密集并且密切连锁，呈现高度多态性。根据 HLA 复合体中基因座在染色体上的分布情况及其所编码 HLA 分子的功能差异，HLA 复合体又可分为 3 个基因区，分别为 HLA-Ⅰ类、Ⅱ类、Ⅲ类基因区，其中 HLA-Ⅱ类基因具有高度多态性，HLA-DP、HLA-DQ 和 HLA-DR 基因座分布于此（图 9-2），是参与机体特异性免疫应答的主要成分。

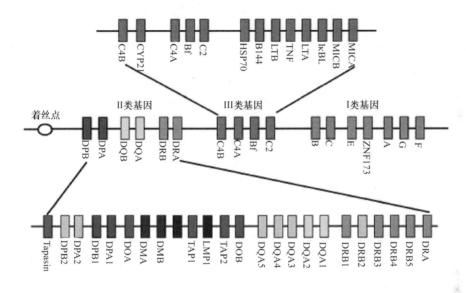

图 9-2 人类 MHC（HLA）胚系基因图（彩图请扫封底二维码）

　　HLA 抗原最初只限于命名使用血清学或细胞学技术检测的抗原特异性 HLA，20 世纪 80 年代，分子生物学引入 HLA 领域，并进一步在 PCR 基础上发展了各种 DNA 分型技术，发现原先属于同一个血清学特异性的抗原往往可被数个甚至数十个不同的等位基因所编码，表明同一个特异性的 HLA 抗原实际上由多个亚型组成。因此，HLA 命名委员会制定了如下的 HLA 命名原则：对某一个等位基因，先写出座位名，下接"*"，再用 4 个数字代表这个等位基因的名字，如 *B*2707*、*DRB1*0405* 等。例子中的 *B*、*DRB1* 均指 *HLA* 基因座位，"*"后面的四位数中前两位是指这个等位基因相应的血清学特异性，如 *B*2707* 的血清学特异性是 B27，*DRB1*0405* 中血清学特异性是 DR4，后两位数则代表该等位基因序号。

　　HLA-Ⅱ类分子结构与增加的 RA 易感性和疾病活动度相关,占遗传因素中 40%

的作用。RA 与 *HLA-DR* 基因在遗传上的联系于 20 世纪 70 年代被首先报道，HLA-DR4 在 70%的 RA 患者中出现，而在对照组中仅为 30%，具有 *HLA-DR4* 基因的个体罹患 RA 的相对危险性为 4～5。*HLA-DR4* 分别由 *DRB1*0401* 和 *DRB1*0404* 等位基因编码。这两个基因与其他紧邻的 DR4⁺等位基因相比，存在着一些结构和遗传差异，正是这些差异决定了这两个基因与 RA 的相关性。*DRB1*0401* 和 *DRB1*0404* 等位基因的特征为 DR 分子中 64～74 的氨基酸序列。RA 相关的 DR4 分子在该区域携带有 LLEQRRAA 或 LLEQKRAA 序列，而与 RA 无关的基因在该区域内的序列有所不同，通常包括了一个带负电荷的氨基酸，如 D（Asp）或者 E（Glu）。目前已证实多个种族具有与 RA 相关的 *HLA-DRB1* 等位基因。*HLA-DRB1* 共享表位（QK/RRAA）序列位于 α 螺旋结构的第 70～74 位氨基酸。*DRB1*0401*、*DRB1*0404*、*DRB1*0101*、*DRB1*0405* 和 *DRB1*1402* 均携带这段序列。这些 HLA 等位基因都与 RA 相关。在 *DRB1*0401* 和 *DRB1*0404* 基因携带率低的人群中，主要是 *DRB1*0101*、*DRB1*0405* 和 *DRB1*1402* 等位基因与 RA 相关。在我国、韩国和日本，最高度相关的 HLA 等位基因是 *DRB1*0405*（表 9-1）。在一些 DR4 易感等位基因的携带率较低的种族中，其 RA 的患病率也较低（栗战国等，2009）。

表 9-1　RA 中 *HLA-DRB1* 易感性（栗战国等，2009）

	DRB1 易感基因	表位序列	RA 中的流行度/%
高加索人	*0401（DR4，Dw4）	LLEQKRAA	50
	*0404（DR4，Dw14）	LLEQRRAA	30
	*0101（DR1，Dw1）	LLEQRRAA	24
中国、韩国及日本人	*0405（DR4，Dw4）	LLEQRRAA	71
雅吉瓦人（印第安部族）	*0401（DR4，Dw4）	LLEQRRAA	83
以色列犹太人	*0401（DR4，Dw4）	LLEQRRAA	28

　　近来研究结果表明，单独基因座不足以完全解释 *HLA* 基因对 RA 发病风险的影响。由于基因连锁不平衡的存在，其他 RA 易感基因座也逐渐被发现。Lee 等（2008）在 HLA-Ⅰ类基因区域发现与 RA 发病相关的新基因区域，该区域包括 *DOB1*、*TAP2*、*DPB1* 及 *COL11A2* 基因。这充分证明 RA 发病是与多个基因座相关的。

　　此外，*HLA* 还与 RA 的严重程度及预后密切相关。虽然已有部分关于遗传因素在 RA 严重程度中所起作用的研究，但是大多数预测价值不大，而且并没有完全被证实。到目前为止可以确定的是，*HLA-DRB1* 共享表位无疑是 RA 易感性最强的遗传标志物，并且对疾病的严重程度有重要影响。研究表明，在北欧、荷兰、意大利等白种人中含有共享表位的 *HLA-DRB1*0401* 等位基因可以在一定程度上预测 RA 严重程度,而在韩国人群中可以通过 *HLA-DRB1*0405* 预测 RA 严重程度。另外,共享表位对不同年龄 RA 患者严重程度的影响不同,在老年患者中的影响较大。这提示老年患者相关基因变异的检测,对预后判断、调整治疗方案尤为重要。

（二）非 HLA 类遗传易感基因及变异

近年由于全基因组关联分析（GWAS）的广泛应用,大量位于 MHC 区域外的基因逐渐引起研究重视,这些基因不但与疾病的易感性相关,而且与疾病表型、患者对治疗的反应密切关联。在研究 RA 的易感基因中,蛋白酪氨酸磷酸酶非受体型 22（PTPN22）、肿瘤坏死因子受体相关因子 1-补体 5（TRAF1-C5）、肽酰精氨酸脱亚胺基酶 4（PADI4）及信号转导和转录激活因子 4（STAT4）等是关联性最强的几个基因。

PTPN22 基因是 MHC 区域外与 RA 关联性最强、一致性最高的基因,并且独立于其他易感基因之外。其与多种自身免疫性疾病相关,如 1 型糖尿病、Grave 病等。*PTPN22* 编码蛋白酪氨酸磷酸酶,能够抑制 T 细胞的激活。*PTPN22* 基因可以作为预测 RA 患病风险的遗传标志物。对不同人群的研究已发现 *PTPN22* 基因 SNP 是 RA 患病的重要危险因素,主要涉及 C1858T 多态性改变。这种变化会导致 620 位的氨基酸从精氨酸变成色氨酸,增加患 RA 风险,主要发生在白种人群中。但是目前证明亚洲人群中 *PTPN22* 基因多态性与 RA 发病相关的研究仍然较少,而且缺乏严格实验设计的大样本研究,有待进一步深入研究。

虽然 *PTPN22* 对 RA 的易感性已由多个研究证明,但是 *PTPN22* 基因与 RA 疾病活动性和严重程度的关系,尚未阐述清楚。

此外,多项研究表明,编码肿瘤坏死因子受体相关因子 1-补体 5、肽酰精氨酸脱亚胺基酶 4 及信号转导和转录激活因子 4 等的基因多态性均与 RA 的易感性、严重程度及预后相关,但是目前相关研究结论不一致,仍需大规模、多中心临床病例试验来验证这一结论。

（三）其他非 *HLA* 基因

除上述主要的非 *HLA* 基因外,近些年还发现很多基因及变异与 RA 发病相关,总数达 101 个基因位点。例如,*TNF* 基因、白细胞介素家族基因、骨桥蛋白（OPN）基因、穿孔素（PRF）1 基因、分泌性磷蛋白（SPP）-1 基因等。这些基因均与 RA 发病、预后有着不同程度的关联性。由于目前研究结果有限,尚不能明确这些基因在 RA 发病过程中的具体作用及关联性,仍有待进一步研究。

三、RA 的治疗药物分类及药理机制

目前仍没有能够治愈 RA 的药物，临床上对 RA 的治疗目标除了抗炎止痛、缓解症状和改善功能外，还包括抑制关节组织的进行性损伤，延缓或阻止病情的发展，并持久地改善关节功能。RA 的治疗药物主要有 3 类。

1. 非甾体抗炎药

非甾体抗炎药（NSAID）包括阿司匹林、吲哚美辛、布洛芬、双氯芬酸、赛来昔布等，这是一大类不同化学结构的具有抗炎、止痛、解热等功能的非类固醇药物。其主要的作用机制是抑制炎症部位的环氧化酶活性，减少炎性因子前列腺素的合成，从而减轻或控制由于炎症反应引起的症状和体征，在临床上应用非常广泛。但是在类风湿关节炎的治疗中，非甾体类抗炎药虽然可以缓解疼痛、减轻症状、消除关节局部的炎症反应，但不能控制疾病的活动及进展，不能改变疾病的基本过程，因此将这类药物的治疗称为针对症状性治疗。

2. 糖皮质激素类

糖皮质激素类（GC）包括氢化可的松、泼尼松、地塞米松等，这类药物具有强大的抗炎作用，对多种原因引起的炎症均有作用。其作用机制主要通过下列途径：①抑制膜磷脂类释放花生四烯酸，减少前列腺素和白三烯的形成；②增加毛细血管对儿茶酚胺的敏感性；③稳定肥大细胞和溶酶体膜，减少脱颗粒和溶酶体酶的释放；④干扰补体激活，减少炎症介质产生。此外，这类药物对细胞免疫和体液免疫都具有免疫抑制作用，不仅抑制免疫细胞的抗原识别、活化、增殖及免疫效应等过程，而且大剂量能够抑制 B 细胞转变成浆细胞，减少抗体生成。由于 GC 作用广泛而复杂，不良反应明显，因此在治疗 RA 的药物中，仍然最具有争议性。

3. 缓解病情的抗风湿药

风湿病学界将能防止关节的影像学损害的一类药物称为缓解病情的抗风湿药（disease modifying anti-rheumatic drug，DMARD）。这类药物主要包括 3 类：①传统 DMARD，如金制剂、柳氮磺砒啶等；②免疫抑制剂，如甲氨蝶呤、硫唑嘌呤等；③生物性 DMARD，如肿瘤坏死因子 α（TNF-α）、白细胞介素-1（IL-1）、白细胞介素-6（IL-6）拮抗药等。尽管 NSAID 和 DMARD 都能够改善 RA 患者的关节疼痛及肿胀，但是只有 DMARD 能够延缓关节破坏、阻止病情的进展、持久改善关节功能。因此，目前 DMARD 类药物仍是 RA 治疗的主流药物。

四、类风湿关节炎治疗药物反应标记

尽管近几十年来随着人们对 DMARD 类药物的认识及其在临床上广泛应用于类风湿关节炎的治疗，RA 的缓解率明显提高，但是在临床用药中仍存在一个突出问题，即个体间药物应答的差异。例如，一种药物对有些患者疗效良好，但对另一些患者则作用微弱，表明相同药物的作用对于不同的人群或者同类药物对于相同人群起到的作用不尽一致。对药物反应的个体差异进行研究，从基因变异的角度探讨、阐明药物疗效、药物作用靶点和作用模式，以及毒性作用等，不仅可以指导自身免疫性疾病的个体化治疗、预测药物反应，还能够促进新的药物作用靶点的发现，为新药研究提供依据。以下我们将主要介绍药物基因组学领域针对 RA 的治疗药物的最重要、最有意义的发现及其在临床中的应用。

（一）甲氨蝶呤

甲氨蝶呤（MTX）是应用最广的 DMARD 药物，由于其优良的有效性和安全性，作为治疗 RA 的一线药物已经应用了 20 多年。MTX 治疗 RA 的主要机制是 MTX 其能够抑制叶酸的形成，并阻断 DNA 的合成，具体通路见图 9-3。然而，临床发现只有 1/3 的患者 MTX 治疗有效，有些患者因为严重的毒性而停用 MTX。表 9-2 中列出了叶酸和 DNA 合成通路中相关基因的遗传变异对 MTX 有效性和毒性的影响。

1. 叶酸和 DNA 合成通路相关基因多态性对 MTX 的影响

在图 9-3 所示通路中，编码亚甲基四氢叶酸还原酶（MTHFR）基因 677 C>T 和 1298 A>C 的连锁不平衡会导致亚甲基四氢叶酸还原酶表达量减少、酶活性降低，进而影响 MTX 的有效性和毒性，但是目前这种关系尚未明确建立。一项 Meta 分析研究表明，编码 MTHFR 基因 677 C>T 与 MTX 的毒性具有相关性，而 1298 A>C 则无明显相关性。然而，另外一项包含了 1514 例 RA 患者的 Meta 分析结果表明，677 位和 1298 位的单核苷酸多态性与 MTX 的毒性和有效性均无关。

编码胸苷酸合成酶（嘧啶从头合成途径中促使 dUMP 转变为 dTMP）基因 TYMS 5'-UTR 的一段 28bp 串联重复序列，在体外能够增强 TYMS mRNA 的表达和 TYMS 的酶活性。研究发现，等位基因为三次重复序列的纯合子个体比等位基因为二次重复序列的纯合子个体 TYMS mRNA 表达水平高。相反，TYMS 3'-UTR 的一段 6bp 序列（1494～1499，TTAAAG）删除会降低 mRNA 的稳定性，并减少 TYMS 蛋白水平的表达。已有报道，这些编码 TYMS 的基因多态性会影响 MTX 治疗 RA 患者的有效性。此外，与 MTX 转运相关的基因 SLC19A1、ABCB1 和 ABCC2 等都会影响 RA 患者对 MTX 的反应（Lesley and Prabha，2011）。

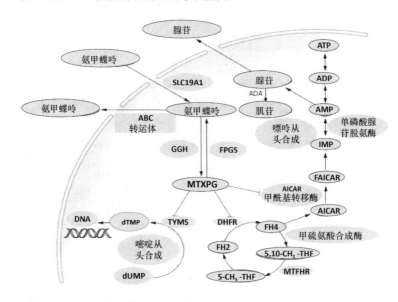

图 9-3　MTX 的细胞通路（引自 Nature reviews rheumatology，2011）

GGH，γ-谷氨酰水解酶；FPGS，多聚谷氨酰胺合成酶；MTXPG，甲氨蝶呤多聚谷酰胺；TYMS，胸苷合成酶；DHFR，二氢叶酸还原酶；dTMP，脱氧胸腺嘧啶；dUMP，脱氧尿嘧啶；5-CH₃-THF，5-甲基四氢叶酸；FH2，二氢叶酸；FH4，四氢叶酸；5,10-CH₂-THF，5,10-亚甲基四氢叶酸；MTFHR，甲酰四氢叶酸还原酶；AICAR，5-氨基-4-咪唑甲酰胺核苷酸；FAICAR，5-甲酰胺基-4-甲酰胺核苷酸；IMP，单磷酸肌苷；AMP，单磷酸腺苷；ADP，二磷酸腺苷；ATP，三磷酸腺苷；ADA，腺苷脱氨酶

表 9-2　MTX 的药物基因组学已知基因变异和药物的临床反应

基因及功能	基因型	基因型的细胞效应	报道的临床效果
		叶酸通路基因变异	
SLC19A1 叶酸摄取	80 G>A	细胞内甲氨蝶呤多聚谷氨酸盐累积	无影响
MTHFR 生成 5-甲基四氢叶酸	677 C>T	生成不耐热的亚甲基四氢叶酸还原酶，酶量减少	毒性增加
	1298 A>C	降低亚甲基四氢叶酸还原酶活性	对有效性和毒性的影响报道不一致
SHMT1 生成 5,10-亚甲基四氢叶酸	1420 C>T	酶活性改变	毒性增加
		药物转运相关基因变异	
ABCB1，药物泵出	3435 C>T	促进药物泵出	疗效降低
		DNA 合成相关基因变异	
TYMS，嘧啶从头合成途径中将 dUMP 转变为 dTMP	5′-UTR 重复序列	3 次重复与 TYMS 活性增加相关	3 次重复与有效性降低相关
	3′-UTR 重复序列	mRNA 稳定性和表达降低	药效增强
ATIC，嘌呤从头合成途径中促进 AICAR 甲酰化	347 C>G	酶活性改变，胞内 AICAR 水平升高	与药物有效性降低相关

2. 炎性细胞因子基因多态性对 MTX 的影响

MTX 治疗 RA 的作用机制并不仅仅限于对叶酸和 DNA 合成通路的抑制,其作用机制仍不十分清楚。在 RA 中,白细胞介素-1(IL-1)是一个至关重要的促炎性细胞因子,而体内存在的 IL-1 受体拮抗剂(IL-1Ra)是其天然的拮抗剂。研究认为,MTX 能够抑制 RA 患者外周血单核细胞 IL-1 的生成、诱导 IL-1Ra 与 IL-1 比例的上调,从而发挥一定的抗炎作用。一项针对 126 例接受 MTX 治疗的 RA 患者的研究发现,编码细胞因子 IL-1 的 *IL-1RN*3* 等位基因是 MTX 治疗抵抗的一个标志。

(二)硫唑嘌呤

硫唑嘌呤(azathioprine,AZA)的商品名为依木兰,是一种嘌呤类似物,1964 年首次报道用于 RA 的治疗,1981 年美国食品药品监督管理局证实批准用于 RA 的治疗。图 9-4 描述了 AZA 在体内的代谢。人群中不同个体红细胞内硫嘌呤甲基转移酶(TPMT)的活性差异非常大,约 90% 的群体此酶具有高活性;0.3% 的群体此酶活性很低,甚至无活性;10% 的群体酶活性中等。*TPMT*2*、*TPMT*3A*、*TPMT*3C* 这 3 种类型的等位基因变异解释了 80%~95% 的人 TPMT 具有低、中等活性。低 TPMT 活性的人群接受 AZA 治疗会导致严重甚至致命的造血毒性,这类患者治疗时就要求大量降低药物剂量以避免毒性。等位基因 *TPMT*3A* 为杂合子的风湿患者与等位基因为野生型的患者相比,接受 AZA 治疗时会有更高的造血

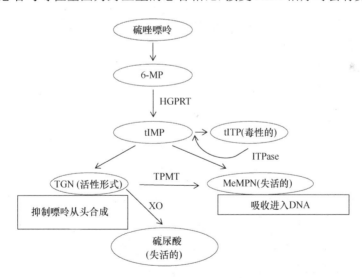

图 9-4 硫唑嘌呤的代谢

6-MP,6-巯基嘌呤;HGPRT,次黄嘌呤-鸟嘌呤磷酸糖核转移酶;TPMT,硫嘌呤甲基转移酶;tIMP,硫代肌苷酸;tITP,巯基三磷酸肌苷;TGN,硫鸟嘌呤核苷酸;MeMPN,甲基巯嘌呤核苷酸;XO,黄嘌呤氧化酶;ITPase,三磷酸肌苷焦磷酸酶

及胃肠毒性风险（Jabin et al.，2010）。此外，*TPMT* 基因多态性与系统性红斑狼疮（SLE）患者的骨髓抑制有很强的相关性。

在多项研究中已经证实 TPMT 的基因型有助于预测 AZA 的毒性，目前多个治疗中心已经应用商品化的 *TPMT* 基因检测来指导 AZA 的临床用药。而且，*TPMT* 基因检测已被列入 FDA 关于 AZA 的药物标签中药物遗传生物标志物检测项目。

（三）TNF 抑制剂

生物性 DMARD 是 20 世纪 90 年代末开始在风湿病中使用的具有明确靶点的新型药物，主要应用在类风湿关节炎等疾病的治疗领域。肿瘤坏死因子（TNF）是 RA 发病机制中起举足轻重作用的一个炎性因子，TNF 抑制剂是第一个 FDA 批准的治疗 RA 的生物制剂。目前，已上市的 TNF 抑制剂有 5 种：3 种是全长的单克隆抗体，包括英夫利昔、阿达木单抗和戈利木单抗，依那西普是人 TNF-α 受体-抗体 Fc 段的融合蛋白，赛妥珠单抗是一种聚乙二醇化的抗 TNF-α 单克隆抗体的 Fab′段，这些药物主要用于传统 DMARD 药物治疗无效的 RA 患者。我们以下主要介绍影响 TNF-α 抑制剂药效的相关基因多态性。

1. Fcγ 受体基因多态性

抗 TNF 抗体作用依赖于抗体的 Fcγ 识别 Fcγ 受体（FcγR），进而通过抗体依赖的细胞毒作用（ADCC）发挥药物的功能，因此，FcγR 的基因多态性会影响 TNF 抑制剂的药效。研究发现，编码 FcγRIIIA 的基因 *FCGR3A* 的单核苷酸多态性导致 158 位氨基酸由 Val 突变为 Phe，这种突变使得抗体 Fc 段的亲和力降低，ADCC 作用下降（Ruyssen-Witrand et al.，2011）。一项以 RA 患者、银屑病性关节炎或强直性脊柱炎（*n*=54、10 和 22）为研究对象的研究表明，TNF 启动子区–308 位等位基因 G 是患者对 3 种抑制剂依那西普、英夫利昔、阿达木单抗反应的一个标志物。不仅如此，在另外一项对 81 名 RA 患者的研究中能够预测患者对阿达木单抗的反应性。然而，一项 Meta 分析结果显示 RA 患者对药物的反应与–308 位的 SNP 无关。

2. RA 易感基因

对 1283 名接受依那西普、英夫利昔、阿达木单抗治疗的 RA 患者的易感基因研究发现，*PTPRC* 编码基因的一个 SNP（rs10919563）与这 3 种抑制剂治疗的患者的较好反应性相关，尤其在那些自身抗体阳性的患者中这种相关性更显著。*PTPRC* 基因编码产物是受体型酪氨酸蛋白磷酸酶 C，其主要表达在有核的造血细胞表面，不仅调控 B 细胞和 T 细胞受体信号，而且调节单核细胞 TNF 的分泌（Ferreiro-Iglesias，2016）。

丝裂原活化蛋白激酶（MAPK）在 RA 的炎性信号通路中，尤其是在促炎性细胞因子的分泌及基质金属蛋白酶的生成中发挥着非常重要的作用。在英国一项 1102 例 RA 患者的研究中发现，在 5 个参与编码 MAPK 信号通路蛋白的基因中，7 个 SNP 与患者对英夫利昔和阿达木单抗较好的反应性相关（Coulthard，2011）。

第二节　器官移植的药物基因组学

器官移植患者属于最复杂的患者群体，需要长期的免疫抑制治疗。这些患者的复杂性由许多因素所致，包括术前长期器官衰竭、必要的外科干预及其特有的并发症；从供受体方面考虑，不仅包括组织抗原性，还有传染性疾病的易感性；移植手术和药物治疗对移植体周围的器官系统大量的不良反应。因此，我们优化器官移植患者药物治疗的能力对移植体的存活和患者的生存有重大的影响。而近年来药物基因组学和一系列全新的免疫抑制剂的应用大大推动了器官移植患者的个体化用药，这种个体化治疗可能是患者器官移植治疗中下一项具有里程碑意义的进展。

一、定义、现状、面临的问题

器官移植是指摘除一个身体的器官并把它置于同一个体，或同种另一个体，或不同种个体的相同部分或不同部位。器官移植已成为治疗多种终末期疾病的一种重要的医疗手段，但也面临若干正待解决的难题，其中最重要的就是受体对移植物的免疫排斥反应，其本质是受者免疫系统针对供者移植物抗原产生免疫应答。因此，接受移植手术的患者必须终身服用免疫抑制剂，由此可能导致严重的并发症。

二、排斥反应发生的病理机制

移植物排斥反应的基本机制是通过在近交系小鼠之间进行皮肤移植而得以阐明。在同一动物或人不同部位（自体移植，autograft）或在基因完全相同的人和动物（同源移植物，syngeneic graft）间进行皮肤移植成功率可达 100%。然而在无关个体或同种异体（同种异体移植物，allograft）间进行皮肤移植，移植物最初被受体接受，但在移植后 10～13 天就会被排斥掉，这种反应称为第一次排斥反应（first-set rejection），发生的情况相当一致。排斥反应依赖于受体的 T 细胞，因为当在缺乏 T 细胞的裸鼠间进行皮肤移植时不会发生排斥反应，但将裸鼠注入 T 细胞后可以恢复排斥反应。当受者再次接受来自同一供者的皮肤时，第二次的移植物很快就被排斥（6～8 天），称为第二次排斥反应（second-set rejection）。受者接受不同的供者皮肤时只发生第一次排斥反应，而不发生快速的第二次排斥反应。

通过将第一个受者的 T 细胞转移可以将快速的第二次排斥反应传给正常受者，表明移植物排斥反应是由特异的免疫反应引起的。

三、器官移植患者使用的药物

器官移植患者术后常需联合应用大剂量免疫抑制药物以预防排斥反应的发生，目前临床上应用的免疫抑制剂主要有：①环孢素（CsA），CsA 是一种从真菌中提取的亲脂性环形多肽，它能够阻止 IL-2 和其他细胞因子的产生，减少淋巴细胞增殖。②他克莫司（tacrolimus，FK506），他克莫司是从放线菌中提取的一种大环内酯类药物，作为环孢素的替代性药物，它的药物强度是环孢素的 100 倍，广泛应用于器官移植。它能够与细胞内结合蛋白（FK 结合蛋白）结合形成复合物，之后与钙调磷酸酶结合，抑制细胞因子（如 IL-2）的转录，从而抑制 T 细胞的活化。③西罗莫司（雷帕霉素），西罗莫司是从放线菌中分离出来的，它能够与 FK 结合蛋白结合并抑制下游的信号转导通路，从而阻止细胞从 G_1 期向 S 期转化。④霉酚酸酯（MMF），霉酚酸酯是由真菌产生的具有抗代谢的霉酚酸半合成物，商品名为骁悉（cellcept）。此药中的活性成分为霉酚酸（MPA），霉酚酸酯是霉酚酸的 2-乙基酯类衍生物，具有较强的免疫抑制作用。

四、药物代谢相关基因多态性对药效的影响

（一）细胞色素 P450 3A 酶系（CYP3A）

CYP3A 是细胞色素 P450 超家族中最重要的家族成员之一。CYP3A 家族包括了人类肝脏中大量表达的 CYP 酶。人类 CYP3A 超家族已确定有 4 种亚型，包括 CYP3A4、CYP3A5、CYP3A7 和 CYP3A43，占肝脏总 CYP 含量高达 30%。这些酶负责代谢目前 50% 以上的药物，包括类固醇、抗抑郁药、免疫抑制剂和大环内酯类抗生素等。

已有报道 CYP3A5 蛋白在 10%～97% 的人类肝脏中有表达，水平差异非常大。CYP3A5 有两种功能性 SNP，内含子 3 上 CYP3A5*3（22893A＞G）等位基因导致 CYP3A5 蛋白表达部分丢失而产生截断蛋白，而外显子 7 上 CYP3A5*6（30597 G＞A）等位基因可引起剪接变异体中外显子 7 的缺失，从而抑制 CYP3A5 的催化活性。此外，其他 CYP3A5（CYP3A5*8、CYP3A5*9、CYP3A5*10）已经被证实与酶功能缺陷有关。具有多态 CYP3A5*3 等位基因的患者与至少有一个 CYP3A5*1 等位基因的患者相比，肝脏中的该基因表达减少，CYP3A5 肝酶活性降低（美国临床医学学院，2013）。

1. CYP3A5 与他克莫司

两项研究表明，他克莫司血药浓度/剂量与 *CYP3A5* 基因型明确相关。*CYP3A5* 高表达型（*CYP3A5*1/CYP3A5*1* 和 *CYP3A5*1/CYP3A5*3*）在移植手术后第一年间，需服用更多他克莫司，才能达到与酶低表达型（*CYP3A5*3/CYP3A5*3*）相同的血药浓度。之后，许多研究报道了 *CYP3A5* 基因型对他克莫司用药剂量与血药浓度的相关性。因此，高表达基因型需要增加他克莫司的剂量以达到治疗的血药浓度。然而，该理论在临床上实际应用仍有一定困难，主要是他克莫司血药浓度通常在移植后进行检测，并通常在此基础上调整剂量。

2. CYP3A5 与环孢素

环孢素是从真菌中提取的一种环多肽混合物，主要用于治疗难治性 RA。尽管环孢素经相同的 CYP3A5 酶代谢，但是 *CYP3A4* 和 *CYP3A5* 基因多态性对环孢素药代动力学的影响目前仍不十分清楚。有报道称 *CYP3A5* 多态性不影响环孢素剂量，但最近又有研究者认为 *CYP3A4*、*CYP3A5* 和 *CYP3A7* 基因多态性与环孢素浓度/剂量相关（Crettol，2008）。

（二）膜转运蛋白

膜转运蛋白作用各不相同，影响以它们为底物的药物的吸收、分布及清除。基因多态性可发生在几个主要的药物转运蛋白上，从而影响免疫抑制药物的处置。

1. 他克莫司和 *ABCB1* 基因变异

P-糖蛋白（P-gp）是由人类多药耐药基因（*ABCB1*，最初称为 *MDR1*）编码的一个 170kDa 的膜转运蛋白，由 1200 多个氨基酸组成，负责抵抗几类结构和功能均无关的临床使用的药物。P-gp 能将药物泵至胞外，从而减少在细胞内的聚集。可表达 P-gp 的组织包括肾小管细胞、组成血脑屏障的脑血管内皮细胞、肠上皮细胞和胆管上皮细胞。

P-gp 对药物的吸收、分布和消除起重要作用。用于器官移植中的主要免疫抑制剂环孢素、他克莫司、西罗莫司和糖皮质激素等都是 P-gp 的作用底物。活体肝移植中，肠 *ABCB1* 的表达可预测他克莫司药代动力学和患者的生存。最近研究表明，至少有 16 种 *ABCB1* 基因的多态性被确定，其中 *C3435T* 的多态性可单独影响药物的处置（Kimchi，2007）。

一项研究报道，在小儿心脏移植手术的患者中，按剂量/千克/天给药时的血药浓度与 *ABCB1 2677* 和 *ABCB1 3435* 基因型显著相关。移植后 3 个月、6 个月和 12 个月，*ABCB1 2677* GG 基因型患者需要较大剂量的他克莫司才能够达到与 GT/TT

的患者相类似的血药浓度。*ABCB1 3435* CC 野生型患者与 CT/TT 患者相比较，也得到同样的结果。然而在成人移植患者中的几项研究却与之相反，并没有发现他克莫司剂量和 *ABCB1* 基因型之间的关系。

2. P-糖蛋白和肾功能

肾小管细胞可在管腔侧细胞膜表达 P-gp，P-gp 对药物的运输是单向的，主要是将药物排出至尿液中。有两项研究发现器官移植后的肾功能不全与 *ABCB1* 基因型相关。一项对肺移植患者的研究表明，肾毒性反应的强弱与他克莫司的剂量及 *ABCB1* 基因型相关。在这项研究中，79 例患者中有 70 例全年使用他克莫司，最高血清肌酐测量在 *ABCB1 2677* GG 和 GT/TT 患者之间明显不同。研究者得出结论，他克莫司的肾毒性部分是通过 P-gp 相关的肾脏过程介导的。更重要的是，供体的 *ABCB1* 基因型与环孢素肾毒性之间存在关联。肾供体为低泵型基因型 *ABCB1 3435* TT 时，与环孢素产生肾毒性强烈相关。因此，*ABCB1* 基因型对于个体化治疗的药物选择具有一定的提示作用。

五、药物作用靶点基因多态性对药效的影响

药物靶点的多态性在移植患者对免疫抑制剂治疗反应中发挥重要作用，而细胞因子被认为是所有免疫抑制剂治疗的靶点，以下将讨论编码这些药物靶点的基因多态性对药物疗效的影响。

1. 肌苷酸脱氢酶

霉酚酸（MPA）的活性是对 IMPDH 的抑制，IMPDH 是嘌呤合成的脱氮途径中至关重要的酶。肌苷酸脱氢酶的两个编码基因分别为 *IMPDH1* 和 *IMPDH2*。研究结果表明，*IMPDH1* 基因更具多态性。最近的研究报道 *IMPDH* 多态性部分影响 MPA 活性。其中一种 *IMPDH2* 多态性能将酶活性降低至正常的 10%。而另一种 *IMPDH2* 多态性与中性粒细胞减少有关，需要停止 MPA 用药。针对 191 名肾移植患者的活检证明，排斥反应与两种 *IMPDH1* 多态性有关。

因此，MPA 给药的总体效果由代谢酶、膜转运蛋白和嘌呤合成中的靶点酶所决定，其编码基因均存在多态性。

2. 细胞因子

细胞因子在介导免疫反应与急性排斥反应中起到了关键性的作用，调整细胞因子的产生是减少排斥反应的一种治疗策略。细胞因子的产生具有遗传倾向，它会造成免疫反应的巨大个体差异。通常细胞因子的功能是多重的，因此往往几种细胞因子共同作用促进某项特定功能的发挥。这也是至今没有发现单个细胞因子

的多态性对免疫抑制能够有足够关键性影响的主要原因。

一项小儿心脏移植研究发现，肿瘤坏死因子α（TNF-α）低表型结合 IL-10 高/中表型与最低的排斥反应发生率相关。此外，IL-6 高表型、血管内皮生长因子（VEGF）高表型和 IL-10 低表型联合的基因型与重复发作和迟发性急性排斥反应明显相关，且不受受者的种族和年龄影响。

3. 趋化因子

趋化因子是能吸引白细胞移行到感染部位的低分子量的蛋白质。趋化因子与趋化因子受体之间相互作用能够将白细胞吸引至炎症部位，对移植后排斥反应和感染也有重要作用。

目前有几项关于趋化因子受体多态性与肾移植患者预后相关性的研究。研究报道，1%的白人是 CCR5趋化因子受体缺失的纯合子携带者，而这会导致趋化因子受体的失活。在一项有576名肾移植受者的研究中，其中21人为 CCR55△32纯合子，这群患者中只有一个失去了其移植体，而其余555名患者中有高达78人失去了其移植体。此项研究表明 CCR55△32纯合子组移植体存活时间明显长于其他基因型组。这也显示了这种趋化因子受体多态性在器官移植中的重要作用。

六、小结

药物基因组学有着非常好的应用前景，然而目前仍面临很大挑战。尽管这方面的研究已经跨越了10年，但是到目前为止，仅有一个基因，即 *TPMT* 被列入 FDA 关于 AZA 的药物标签中药物遗传生物标志物检测项目。因此，随着药物基因组学研究方法及技术的提高，在未来，研究者或许应该将更多的注意力集中在多个基因与药物治疗效果方面的研究，而且要把注意力从普遍存在的基因变异转移到稀有的基因变异，这样或许能够找到更多能够指导自身免疫性疾病临床治疗的遗传生物标志物。

到目前为止，在器官移植患者药物治疗的药物基因组学研究中，多数基因多态性对药物的疗效、毒性、代谢的影响仍未有定论。药物基因组学研究的最终目标是要找到明确的遗传变异，这一变异能够区分对各类药物的反应性明显不同的患者。理想的药物基因组学分析要能够为每个患者提供快速、准确、低成本的组合基因型分析，然后为每名患者选择最适合的治疗药物。尽管必须承认，这一目标现在还不能实现，但是通过在这一领域持续不断的努力，不远的将来，个体化的药物治疗将会成为可能，自身免疫性疾病及器官移植治疗药物的未来是光明的。

（汪莉）

参 考 文 献

菲尔斯坦. 2011. 凯利风湿病学. 8 版. 北京: 北京大学医学出版社: 2026.

栗战国, 张奉春, 鲍春德. 2009. 类风湿关节炎. 北京: 人民卫生出版社: 298.

美国临床医学学院(ACCP). 2013. 药物基因组学——在患者医疗中的应用. 2 版. 杭州: 浙江大学出版社: 565.

Coulthard L R, Taylor J C, Eyre S, et al. 2011. Genetic variants within the MAP kinase signalling network and anti-TNF treatment response in rheumatoid arthritis patients. Ann Rheum Dis, 70(1): 98-103.

Crettol S, Venetz J P, Fontana M, et al. 2008. *CYP3A7*, *CYP3A5*, *CYP3A4*, and *ABCBI* genetic polymorphisms, cyclosporine concentration, and dose requirement in transplant recipients. Ther Drug Monit, 30: 689-699.

Ferreiro-Iglesias A, Montes A, Perez-Pampin E, et al. 2016. Replication of PTPRC as genetic biomarker of response to TNF inhibitors in patients with rheumatoid arthritis. Pharmacogenomics, 16(2): 137-140.

Jabin D, Kumar S, Gow P J. 2010. Outcome of patients on azathioprine: a need for a better pre-treatment assessment and dosing guideline. N Z Med J, 123(1324): 67-73.

Kimchi S C, Oh J M, Kim I W, et al. 2007. A "silent" polymorphism in the MDR1 gene changes substrate specificity. Science, 315: 525-528.

Lee H S, Lee A T, Criswell L A, et al. 2008. Several regions in the major histocompatibility complex confer risk for anti-CCP-antibody positive reheumatoid arthritis, independent of the DRB1 locus. Mol Med, 14(5-6): 293-300.

Lesley D, Prabha R. 2011. Pharmacogenetics: implications for therapy in rheumatic diseases. Nature Reviews Rheumatology, 7: 537-550.

Ruyssen-Witrand A, Rouanet S, Combe B, et al. 2012. Fcγ receptor type IIIA polymorphism influences treatment outcomes in patients with rheumatoid arthritis treated with rituximab. Ann Rheum Dis, 71(6): 875-877.

第十章　2型糖尿病的药物基因组学

2型糖尿病（T2D）是一种具有复杂病因的慢性病，早期主要高发于发达国家，与饮食类型密切相关。近年来中国人群发病率大大增高，产生胰岛素抵抗的人群数量达到10%以上，估计中国糖尿病患者群数量已达到1亿人以上。来自于同卵双生的糖尿病患者群研究提示，该疾病的发生因素有30%～70%可能与遗传相关。根据个体遗传基因多态性，提前对高风险人群进行预警，可减少发病率，延缓疾病发展；此外，某些遗传位点的多态性还与糖尿病的药物治疗的有效性与毒性作用有一定关联，可据此指导糖尿病患者的个体化用药。

第一节　糖尿病发病机制与病因

一、糖尿病诊断与发病机制

（一）糖尿病的概念

1）定义：糖尿病是由于胰岛素分泌缺陷或胰岛素作用缺陷而引起的以慢性血糖水平升高为特征的代谢疾病群。

2）糖尿病引起体内糖、蛋白质及脂肪代谢紊乱，久病可引起多系统损害，导致眼睛、肾脏、神经、血管和心脏等组织、器官的慢性并发症。

3）随着生活水平的提高，糖尿病的发病率逐年增加，已成为发达国家继心血管系统疾病和肿瘤之后第三大非传染性疾病。目前全球有超过数亿糖尿病患者，我国现有糖尿病患者数量居世界前两位。

（二）糖尿病分型特点

1. 主要分型

糖尿病主要有1型糖尿病（type 1 diabetes mellitus，T1DM）、2型糖尿病（type 2 diabetes mellitus，T2DM）、妊娠糖尿病（gestational diabetes mellitus，GDM）和其他遗传型糖尿病，如青年人中的成年发病型糖尿病（maturity onset diabetes mellitus in young，MODY）、线粒体突变糖尿病等。

2. 2 型糖尿病特点

2 型糖尿病患者约占糖尿病患者总数的 95%；胰岛素抵抗和胰岛素分泌缺陷是 2 型糖尿病发病基础。多见于成年人，起病比较缓慢，病情较轻。患者往往体型肥胖，较少自发性发生酮症，多数患者不需要胰岛素控制血糖。

（三）2 型糖尿病临床表现

1. 代谢紊乱征候群

"三多一少"即多饮（polydipsia）、多食（polyphagia）、多尿（polyuria）和体重减少；皮肤外阴瘙痒、双眼模糊、视物不清。

2. 并发症症状

急性并发症包括：反应性低血糖、糖尿病酮症酸中毒（diabetic ketoacidosis，DKA）、高渗性非酮症糖尿病昏迷（hyperosmolar nonketotic diabetic coma）、化脓性感染、真菌性感染。

慢性并发症包括以下几类。

1）大血管病变：动脉粥样硬化，其患病率高，发病年龄小，病情进展快。

2）心血管病变：冠心病，心肌梗死。

3）下肢血管病变：坏疽，截肢。

4）微血管病变：微血管是指微小动脉和微小静脉之间，管腔直径在 100μm 以下的毛细血管及微血管网，微循环障碍、微血管瘤形成和微血管基底膜增厚，是糖尿病微血管病变的典型改变。微血管病变主要表现是视网膜、肾脏、神经、心肌组织的病变，其中尤以糖尿病肾病和视网膜病变为重要。

5）糖尿病肾病（diabetic nephropathy）：常见于病史超过 10 年的患者，毛细血管间肾小球硬化症是主要的糖尿病微血管病变之一，是 1 型糖尿病患者的主要死亡原因；在 2 型糖尿病中，其严重性次于冠状动脉和脑血管动脉粥样硬化病变。

6）糖尿病视网膜病变（diabetic retinopathy）：新生血管出现是其主要标志，最严重时会出现继发性视网膜脱落失明。

（四）糖尿病的诊断

1. 糖尿病诊断新标准

糖尿病的诊断一般不难，空腹血糖大于或等于 7.0mmol/L，和（或）餐后 2h 血糖大于或等于 11.1mmol/L 即可确诊，诊断糖尿病后要进行分型。

2. 实验室检查方法

1）血糖：是诊断糖尿病的唯一标准。有明显"三多一少"症状者，只要一次异常血糖值即可诊断。无症状者诊断糖尿病需要两次异常血糖值。可疑者需做 75g 葡萄糖耐量试验。

2）尿糖：常为阳性，血糖浓度超过肾糖阈（160～180mg/dl）时尿糖阳性。肾糖阈增高时即使血糖达到糖尿病诊断也可呈阴性。因此，尿糖测定不作为诊断标准。

3）尿酮体：酮症或酮症酸中毒时尿酮体阳性。

4）糖化血红蛋白（HbA1c）：是葡萄糖与血红蛋白非酶促反应结合的产物，反应不可逆，HbA1c 水平稳定，可反映取血前 2 个月的平均血糖水平。HbA1c 是判断血糖控制状态最有价值的指标。

5）糖化血清白蛋白：是血糖与血清白蛋白非酶促反应结合的产物，反映取血前 1～3 周的平均血糖水平。

6）血清胰岛素和 C 肽水平：反映胰岛β细胞的储备功能。2 型糖尿病早期或肥胖型血清胰岛素正常或增高，随着病情的发展，胰岛功能逐渐减退，胰岛素分泌能力下降。

7）血脂：糖尿病患者常见血脂异常，在血糖控制不良时尤为明显。表现为三酰甘油、总胆固醇、低密度脂蛋白水平升高，高密度脂蛋白水平降低。

（五）2 型糖尿病病程与主要发病机制

1. 2 型糖尿病的系统性特点

2 型糖尿病是一个多器官与组织参与的系统性疾病，主要参与的器官包括：①外周组织：利用葡萄糖和脂肪较多并受胰岛素调节的组织，如脂肪组织、肌肉组织、肝脏组织；②调节血糖平衡的器官：胰腺组织，通过胰岛素和胰高血糖素的分泌，分别发挥降低或增高血糖水平的作用，维持血糖的平衡。

2 型糖尿病在疾病状态下最主要的表现是：血液中的葡萄糖不能被有效输送到周围器官，提供能量或储存能量，导致血液中的糖过高产生糖基化应激反应，而外周器官内部表现出"糖饥饿"的疾病状态，脂肪组织出现脂肪分解增加，血液游离脂肪酸增高。此外，炎症相关信号被活化。

2. 2 型糖尿病主要发病过程

根据糖尿病的临床表现，分为 3 个主要阶段（图 10-1）。在代偿期中，最主要的表现就是外周组织对胰岛素的敏感性降低，表现为胰岛素相关信号分子的减少，对葡萄糖的摄取利用效率降低。

脂肪组织摄入糖并转变成白色脂肪组织的能力减少，相反脂肪分解能力增加，导致血液中游离脂肪酸增高，炎症相关信号分子活化；肌肉组织也是利用葡萄糖、参与能量平衡调控的重要器官。当多种因素导致肌肉组织中胰岛素敏感性降低时，糖摄取不足，肌肉中的糖原和三酰甘油合成能力降低，严重时发生自噬，导致肌肉组织萎缩；肝脏作为代谢的调控器官，通过糖异生、糖原合成与分解、三酰甘油的合成与分解，以及脂蛋白合成转运，发挥稳定血糖水平的重要功能；当胰岛素敏感性降低时，肝脏会出现病理性的糖异生活化，加重高血糖的改变。

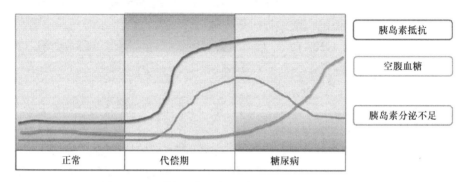

图 10-1　2 型糖尿病的病程（彩图请扫封底二维码）

3. 胰腺组织在糖尿病中的作用

胰腺作为血糖平衡的重要内分泌器官，主要分泌胰岛素和胰高血糖素，通过降低血糖和增高血糖，维持血糖的平衡。在糖尿病发病的代偿期后期，其胰岛素分泌水平虽然整体水平高于正常，但是失去了早期血糖增高后的第一个分泌峰（图10-2）；随着病程的逐渐进展，胰腺分泌能力衰竭，胰岛素的分泌水平最后出现降低，最终发生低胰岛素血症。

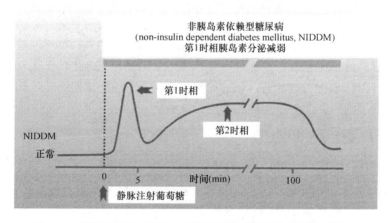

图 10-2　胰岛素分泌时相与 2 型糖尿病（彩图请扫封底二维码）

二、糖尿病的致病因素

1. 糖尿病发病的环境因素

1 型糖尿病患者存在免疫系统异常，在某些病毒（如柯萨奇病毒、风疹病毒、腮腺病毒等）感染后导致自身免疫反应，破坏胰腺β细胞。2 型糖尿病发病的环境因素包括：进食过多，体力活动减少导致的肥胖是 2 型糖尿病发病最主要的环境因素，这些因素使具有 2 型糖尿病遗传易感性的个体更容易发病。

2. 糖尿病发病的单基因遗传因素

1 型或 2 型糖尿病均存在明显的遗传异质性。糖尿病存在家族发病倾向，1/4～1/2 患者有糖尿病家族史。临床上至少有 60 种以上的遗传综合征可伴有糖尿病。1 型糖尿病有多个 DNA 位点参与发病，其中以 HLA 抗原基因中 DQ 位点多态性关系最为密切。2 型糖尿病属于复杂遗传病，支持其遗传性病因的证据有：①同卵双胞胎 2 型糖尿病发病的一致性；②2 型糖尿病的家族聚集性；③不同种族间糖尿病发病率的巨大差异性。

在 2 型遗传性糖尿病中，最具有典型的常染色体显性遗传特征的疾病是青年人中的成年发病型糖尿病（MODY）。该病发患者数很少，根据突变基因不同，可分为 MODY1、MODY2、MODY3、MODY4 等 4 个亚型。其中 MODY1 突变的基因是位于 20 号染色体上的 HNF-4；MODY2 是 7 号染色体上的葡萄糖激酶（GK）；MODY3 是 12 号染色体上的 HNF-1；MODY4 是 *IPF1* 基因突变。其他已发现多种明确的基因突变的人群的遗传模式尚不明确，说明遗传因素只是其中之一，或是有多重遗传因素起效，如胰岛素基因、胰岛素受体基因、线粒体基因等的突变。随着现代生物学技术领域的基因测序技术进步，更多基因多态性位点被揭示，逐渐帮助遗传学家更清晰地认识了复杂遗传病的致病机制。

3. 2 型糖尿病的 SNP 易感基因与 GWAS 结果

SNP 作为目前个体遗传多态性的标识，广泛用于筛查人群中对某类疾病的易感性，在全基因组范围内进行大批疾病人群与正常人群对比，获得有价值 SNP 位点，再在一定数量的人群进行验证，并确立相关 SNP 位点，被称为 GWAS。世界各地多个研究单位分别进行的多项 GWAS，获得了 70 多个 SNP 位点，其中单个风险率最高的基因是 *TCF7L2* 和 *KCNQ1*，其他单个位点的多态性在人群发病中的重要性较低；另外，这些多态性位点大多位于基因组的非编码区，使得基因与功能和病理机制的研究非常困难，为此被业内戏称为"遗传学家最头痛的事"。

在众多 SNP 位点中，某些位点具有人种的特异性，但某些基因区的位点在人种中有一定的共同性。在欧洲人群中，*TCF7L2*、*HHEX*（homeobox hematopoietically expressed）、*SLC30A8*（solute carrier family 30）都是早期年轻发病的 2 型糖尿病易感位点（表 10-1）。而 *CDKN2A*（cyclin-dependent kinase inhibitor）、*IGF2BP2*（insulin-like growth factor 2 mRNA-binding protein 2）和 *CDKAL1*（CDK5 regulatory subunit associated protein 1-like 1）则是晚期 2 型糖尿病发病的易感位点。对亚洲人群的研究结果表明，KCNQ1（potassium voltage-gated channel subfamily Q member）作为电压依赖性的钾钙离子通道，在胰腺组织表达，可能与胰岛素分泌相关，该基因第 15 内含子（intron 15）的 SNP 位点（rs2237892）与 2 型糖尿病密切相关，而且重要性较大，其 odds ratio（OR）=1.40。此外 *UBE2E2*、*C2CD4A* 和 *C2CD4B* 等基因是泛素-蛋白酶体系统（ubiquitin-proteasome system）中可以维持正常胰岛素合成与分泌、调控内质网应激的重要基因，而且 C2CD4A 和 C2CD4B 表达与炎症信号刺激有关，推测它们基因相关的 SNP 与胰岛素在应激条件下的信号分泌相关。通过不同人种的实验发现，亚洲人群与欧洲人群的易感基因位点都比较一致，经过大样本比对发现，至少 3 个基因 *TCF7L2*、*PEPD* 和 *KLF14* 的多态性位点在多个人种中均有意义，其他相关基因在不同人种中的表现均有不同价值。

表 10-1　常见 30 个影响胰岛β细胞和胰岛素抵抗功能的 2 型糖尿病相关的 SNP

	SNP	基因位点 （locus）	染色体位置 （Chr）	风险等位基因 （allele）	2 型糖尿病 相关性
胰岛β细胞 功能相关	rs10830963	*MTNR1B*	11	G	0.0414
	rs10203174	*THADA*	2	C	0.0569
	rs6819243	*MAEA*	4	T	0.0294
	rs7903146	*TCF7L2*	10	T	0.1399
	rs11717195	*ADCY5*	3	T	0.0492
	rs1552224	*ARAP1*	11	A	0.0374
	rs3802177	*SLC30A8*	8	G	0.0531
	rs10758593	*GLIS3*	9	A	0.0253
	rs10278336	*GCK*	7	A	0.0374
	rs17168486	*DGKB*	7	T	0.0374
	rs2075423	*PROX1*	1	G	0.0294
	rs4402960	*IGF2BP2*	3	T	0.0531
	rs4502156	*VPS13C*	15	T	0.0212
	rs7756992	*CDKAL1*	6	G	0.0607
	rs11257655	*CDC123*	10	T	0.0334
	rs1496653	*UBE2E2*	3	A	0.0374
	rs163184	*KCNQ1*	11	G	0.0374
	rs10811661	*CDKN2A/B*	9	T	0.0755
	rs1111875	*HHEX/IDE*	10	C	0.0374
	rs5215	*KCNJI1*	11	C	0.0294

续表

SNP	基因位点 （locus）	染色体位置 （Chr）	风险等位基因 （allele）	2型糖尿病 相关性
rs12970134	*MC4R*	18	A	0.0334
rs13233731	*KLF14*	7	G	0.0043
rs13389219	*GRB14*	2	C	0.0374
rs1801282	*PPARG*	3	C	0.0453
rs2261181	*HMGA2*	12	T	0.0414
rs2943640	*IRS1*	2	C	0.0414
rs459193	*ANKRD55*	5	G	0.0414
rs780094	*GCKR*	2	C	0.0334
rs8182584	*PEPD*	19	T	0.0212
rs9936385	*FTO*	16	C	0.0531

（左侧纵向表头：胰岛素抵抗相关）

三、小结

现代遗传学的最终目标是将遗传知识用于临床实践，或能明确复杂疾病发生的分子机制，为疾病诊断和治疗提供依据。糖尿病发病率高，预后差，常伴有心血管系统疾病，对其提前预防和控制疾病发展显得尤为重要。过去虽然有用于2型糖尿病疾病风险的预测模型，但是与普通预测方式[体重指数（BWI）、性别、年龄与发病史]相比，优势并不明显。而最近出现的结合62个位点进行异常风险评估的方式效果也并不十分显著。说明从目前遗传易感角度获得的信息出发，进行2型糖尿病相关的遗传风险的预测，并从中获得疾病诊断价值，可能还需要一定的时间。

第二节　糖尿病的治疗及药物反应标记

一、2型糖尿病的治疗及机制

现代糖尿病治疗的5个要点：饮食控制、运动疗法、血糖监测、药物治疗和糖尿病教育。无论任何方式的治疗，患者都要掌握血糖的自我检测（self-monitoring of blood glucose，SMBG），经常观察记录血糖水平，从而可以判断和追踪疗效，选择合适的治疗方案。当非药物疗法无效后，才选择药物治疗。

（一）药物治疗类别和机制

1. 口服降糖药

根据疾病的病程和严重程度，主要从以下几种类别中选择，其分类主要有：

双胍类（胰岛素信号增敏剂）、促胰岛素分泌剂（磺脲类和非磺脲类）、α葡萄糖苷酶抑制剂（阻断肠道糖类物质吸收）、噻唑烷二酮类（胰岛素信号增敏作用），见图10-3。

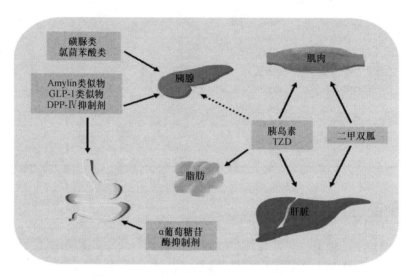

图 10-3　2 型糖尿病的治疗药物及其作用途径

（1）双胍类

双胍类（biguanide）是糖尿病治疗的首选药物，主要适用于早期胰岛素抵抗的患者。主要作用机制是通过对多个器官作用，增强机体对胰岛素的敏感性，加强外周组织对葡萄糖的摄取，抑制肝内糖异生，减少肠道葡萄糖的吸收，不刺激胰岛素的分泌，见图10-4。

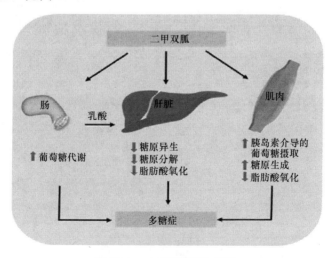

图 10-4　二甲双胍药物作用

（2）促胰岛素分泌剂

适应证：口服降糖药主要用于治疗2型糖尿病确诊后，经饮食控制和体育锻炼2～3个月血糖仍不佳者。如已用胰岛素治疗的糖尿病患者其用量在20～30u 以下者因对胰岛素不敏感，胰岛素每日用量超过30u 者，亦可加用。禁忌证：1型糖尿病；2型糖尿病合并严重感染、酮症酸中毒、高渗性昏迷、进行大手术、伴有肝肾功能不全及合并妊娠者。

a. 磺脲类

磺脲类（sulfonylurea，SU）的作用机制是与胰岛β细胞膜上的 SU 受体特异性结合，使钾离子通道关闭，膜电位改变，钙离子通道开启，膜内 Ca^{2+} 升高，促进胰岛素分泌（图10-5）。另外，磺脲类还有改善胰岛素敏感性的胰外效应。常见药物有第一代磺脲类：甲磺丁脲（D860）、氯磺丙脲；第二代磺脲类：格列苯脲（优降糖）、格列齐特（达美康）、格列吡嗪（美吡达）、格列喹酮（糖适平）、格列波脲（克糖利）。这些药物的使用原则是治疗应从小剂量开始，第二代药物常可餐前服用，肾功能较差者使用格列喹酮较安全。对年老、体弱者慎用格列苯脲，以免发生低血糖。磺脲类的不良反应主要为低血糖，与剂量过大、饮食不配合、使用长效制剂或使用增强 SU 降糖作用的药物等有关，其他则包括胃肠道反应、肝功能损害、过敏等。

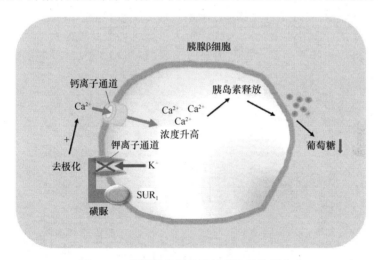

图 10-5　促进胰岛素分泌的药物的作用方式

b. 非磺脲类

非磺脲类药物作用于 β 细胞膜上的 K^+ ATP，但结合位点与 SU 不同，模拟胰岛素生理分泌，主要控制餐后高血糖，单独应用不引起低血糖。常用制剂有瑞格列奈、那格列奈。这类药物的适应证主要有 2 型糖尿病。肥胖、血胰岛素偏高者尤为适宜；磺脲类继发性失效的 2 型糖尿病改用或加用此药；1 型糖尿病胰岛素治疗血糖不稳定，辅用二甲双胍有助于稳定血糖，减少胰岛素用量。禁忌证主要是过敏反应；急性、慢性酸中毒；心脏、肝脏、肾脏、肺疾病，半缺氧、酸中毒倾向。最常见的副反应为消化道反应：腹泻、恶心、呕吐、腹胀、厌食；最严重的为乳酸性酸中毒。

（3）α葡萄糖苷酶抑制剂（AGI）

1）作用机制：抑制α葡萄糖苷酶，此酶将小分子复合糖分解为单糖（主要为葡萄糖）；延缓肠道碳水化合物的吸收，降低餐后高血糖；减轻餐后高血糖对β细胞的刺激作用；增加胰岛素敏感性。

2）常用药物：阿卡波糖、伏格列波糖。

3）适应证：用于 2 型糖尿病的治疗；可单独应用，也可与磺脲类或二甲双胍联合应用，提高疗效；加强胰岛素治疗的 1 型糖尿病血糖控制，但二者应减量，并注意低血糖的发生。

4）禁忌证：肝肾功能不全者、胃肠功能紊乱者、孕妇、哺乳期妇女和儿童禁用。

5）用药方法：开始量小，缓慢增加；在就餐时服药，老年人用量酌减。

6）不良反应：胃肠反应，如排气增多或腹泻、腹胀。

（4）噻唑烷二酮类（thiazolidinedione，TZD）

1）作用机制：为胰岛素增敏剂，减轻外周组织对胰岛素的抵抗；减少肝中糖异生作用；激活 PPARγ，PPARγ为核转录因子，可调控多种影响糖脂代谢基因的转录；促进外周组织胰岛素引起葡萄糖转运蛋白 4（CLUT 4）介导的葡萄糖摄取（图 10-6）。

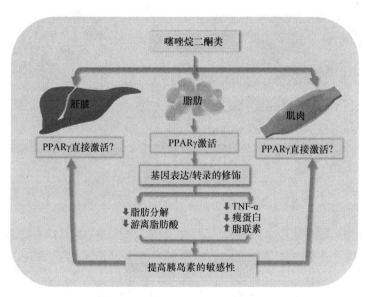

图 10-6　噻唑烷二酮类药物的作用

2）常用制剂：罗格列酮（Rosiglitazone）、吡格列酮（Pioglitazone）。

3）适应证：2 型糖尿病，单独应用或与磺脲类、胰岛素合用。

4）禁忌证：不宜用于 1 型糖尿病患者、孕妇、儿童。

2. 胰岛素治疗

胰岛素（insulin）主要用于晚期胰岛素分泌能力降低的治疗，其他药物作用效果不好，需要联合用药情况。

（二）2 型糖尿病药物治疗规范

在糖尿病口服药物用于临床治疗时，根据发病阶段，结合临床检测数据可进行不同药物的治疗与联合用药。首选二甲双胍，作为第一线药物，二甲双胍可增加多个组织的胰岛素敏感性，同时降低糖摄取；二线给药是在胰岛素分泌能力降低后，利用促进胰岛素分泌的药物，再同时增加二甲双胍或其他阻止肠道糖吸收的药物或其他类药物。如果还无法达到良好控制血糖的效果，则需要给予胰岛素，同时增加其他促进胰岛素分泌的药物。

二、糖尿病治疗药物的遗传反应标记

1. 二甲双胍相关的遗传标记

二甲双胍是糖尿病的一线药物，其主要通过抑制肝脏糖异生，增加肌肉、脂肪等组织的胰岛素敏感性实现药效。药物口服肠道吸收后，主要通过肾脏排泄。患者用药后只有不到 2/3 的患者有较好控制血糖的疗效。一些与该药吸收、分布、排泄相关的分子的多态性差异，可能是疗效差异的原因。

OCT1（SLC22A），主要是转运二甲双胍进入肝脏的通道，有关该基因的多态性位点有很多，包括 R61C（rs12208357）、G401S（rs34130495）、420del（rs72552763）、G465R（rs34059508），这些多态性位点都会导致该药物疗效降低。OCT2（SLC22A2）主要位于肾小管上皮，影响其重吸收；MATE1（the multidrug and toxin extrusion transporter 1，SLC47A1）与 MATE2-K（SLC47A2）位于肾小管上皮，负责药物的肾脏排泄；PMAT（SLC29A 4）位于肠道上皮，这些基因的一些 SNP 位点对二甲双胍的药物代谢及药物效应产生一定影响。

2011 年欧洲多家单位经过上千例患者全基因组 SNP 的 GWAS 的扫描分析后，再结合 3920 多例患者验证，发现服用二甲双胍后患者的降糖效果，与 rs11212617 SNP 位点即含有 *ATM* 基因的突变密切相关，$P<0.008$，OR 为 1.35～1.64，95% 置信区间（CI）为 1.37～1.99；大鼠 H4IIE hepatoma 的细胞学实验证明，ATM 抑制剂 KU-55933 确实影响二甲双胍诱导的 AMPK 的磷酸化及其下游 *ACC* 基因的

磷酸化，降低血糖在肝脏等器官的利用。2016 年同一研究小组又发表了另一个有关二甲双胍用药相关的基因组学成果，发现溶质载体家族蛋白 2，即促进葡萄糖转运蛋白成员 2（facilitated glucose transporter，GLUT2）基因的内含子区的 rs8192675 位点 C 等位基因，与二甲双胍用药后产生的降低糖化血红蛋白效应相关，可以高达 0.17%[P=6.6×10（～14）]；该位点的 C 纯合型相比 T 纯合型，肝脏中 *SLC2A2* 基因的表达水平降低，但二甲双胍治疗后的反应性更好，可以使 HbA1c 的血清水平降低到 0.33%（3.6mmol/mol）。其具体分子机制可能与二甲双胍激活细胞内信号途径，并能增强葡萄糖的转运能力有关。

2. 胰岛素促进分泌药物相关的遗传标记

磺脲类药物如格列吡嗪（glipizide）、格列美脲（glimepiride）、甲苯磺丁脲（tolbutamide），主要的代谢酶是 CYP2C9；而格列美脲代谢中 CYP3A4 则占 50%，CYP2C9 占 30%。在这两种代谢酶的功能缺失型的基因型人群中[rs1799853（CYP2C9*2）和 rs1057910（CYP2C9*3）]，药物代谢速度降低，更容易达到降低血糖的效应，比野生型代谢个体的药效更好。此外，与该类药物识别的受体基因相关的两个基因 *KCNJ11* 和 *ABCC8*，都位于 11 号染色体，相距 5kb，具有连锁不平衡遗传。这两个基因的错义突变是 2 型糖尿病的遗传易感位点，具有这类易感基因的人群，可能会对某种药物敏感度增加，但是也有可能加快药物二次用药后的耐药，这方面的证据还不完全统一。另外一个与糖尿病易感性密切相关的重要转录因子 TCFL2，其内含子 rs7903146 位点多态性引起β细胞功能降低，导致这类人群对磺脲类药物作用基本无效。

3. PPARγ 激活剂类相关的遗传标记

噻唑烷二酮类作为 PPARγ的激活剂，通过促进脂肪合成，抑制脂肪分解，对肝脏糖抑制效应发挥功能。有报道 PPARγ 编码区的错义突变的人群，对2型糖尿病具有一定抗性。其次 PPARγ识别区域的多态性，也会对噻唑烷二酮类药物的效应有一定影响。此外，其他相关基因如脂联素（adiponectin）基因的多态性也对罗格列酮的治疗效果有一定影响。CYP2C8代谢酶的多态性对罗格列酮的血清清除效率有影响。

4. FDA 批准的糖尿病药物的基因检测内容

应用格列本脲等药物时，进行 *G6PD* 基因缺失检测，避免发生溶血。此外，利福平、苯巴比妥及华法林等药物与格列本脲共用 CYP2C9 进行代谢。因此，FDA 要求格列本脲与上述几种药物共用时注意调整剂量，避免发生药效过高或过低。

三、小结

上述有关2型糖尿病的治疗相关的药物基因组学相关内容，实际包括了遗传易感性与药物治疗中的药物基因组学两方面的内容，而且两者相互影响。但在临床实践中的应用还不成熟，依赖更多大样本的研究数据的更新。此外，随着遗传药理学与药物基因组学的进一步发展，将对该疾病的病理机制产生新的认识，发现新的药物治疗靶点，促进新治疗药物的研发。

（卢兹凡）

参 考 文 献

Bao W, Hu F B, Rong S, et al. 2013. Predicting risk of type 2 diabetes mellitus with genetic risk models on the basis of established genome-wide association markers: a systematic review. Am J Epidemiol, 178: 1197-1207.

Chen L, Takizawa M, Chen E, et al. 2010. Genetic polymorphisms in organic cation transporter 1(OCT1) in Chinese and Japanese populations exhibit altered function. J Pharmacol Exp Ther, 335: 42-50.

Florez J C, Jablonski K A, Sun M W, et al. 2007. Effects of the type 2 diabetes-associated PPARGP12A polymorphism on progression to diabetes and response to troglitazone. J Clin Endocrinol Metab, 92: 1502-1509.

Genomes Project Consortium. 2010. A map of human genome variation from population-scale sequencing. Nature, 467: 1061-1073.

Holstein A, Hahn M, Körner A, et al. 2011. TCF7L2 and therapeutic response to sulfonylureas in patients with type 2 diabetes. BMC Med Genet, 12: 30-35.

Kooner J S, Saleheen D, Sim X, et al. 2011. Genome-wide association study in individuals of South Asian ancestry identifies six new type 2 diabetes susceptibility loci. Nat Genet, 43: 984-989.

Lyssenko V, Laakso M. 2013. Genetic screening for the risk of type 2 diabetes: worthless or valuable. Diabetes Care, 36(S2): S120-S126.

Ma R C, Hu C, Tam C H, et al. 2013. Genome-wide association study in a Chinese population identifies a susceptibility locus for type 2 diabetes at 7q32 near PAX4. Diabetologia, 56: 1291-1305.

Pearson E R, Donnelly L A, Kimber C, et al. 2007. Palmer CNA: variation in TCF7L2 influences therapeutic response to sulfonylureas: a GoDARTs study. Diabetes, 56: 2178-2182.

Shu Y, Brown C, Castro R A, et al. 2008. Effect of genetic variation in the organic cation transporter 1, OCT1, on metformin pharmacokinetics. Clin Pharmacol Ther, 83: 273-280.

Steinthorsdottir V, Thorleifsson G, Reynisdottir I, et al. A variant in CDKAL1 influences insulin response and risk of type 2 diabetes. Nat Genet, 39: 770-775.

The International HapMap Consortium. 2007. A second generation human haplotype map of over 3.1 million SNP. Nature, 449(7164): 851-861.

Unoki H, Takahashi A, Kawaguchi T, et al. 2008. SNPs in KCNQ1 are associated with susceptibility to type 2 diabetes in East Asian and European populations. Nat Genet, 40: 1098-1102.

Vassy J L, Hivert M F, Porneala B, et al. 2014. Polygenic type 2 diabetes prediction at the limit of common variant detection. Diabetes, 63: 2172-2182.

Wolford J K, Yeatts K A, Dhanjal S K, et al. 2005. Sequence variation in PPARG may underlie differential response to troglitazone. Diabetes, 54(11): 3319-3325.

Yasuda K, Miyake K, Horikawa Y, et al. 2008. Variants in KCNQ1 are associated with susceptibility to type 2 diabetes mellitus. Nat Genet, 40: 1092-1097.

Zhou K, Bellenguez C, Spencer C C A, et al. 2011. Common variants near ATM are associated with glycemic response to metformin in type 2 diabetes. Nat Genet, 43(2): 117-120.

Zhou K, Yee S W, Seiser E L, et al. 2016. Variation in the glucose transporter gene SLC2A2 is associated with glycemic response to metformin. Nat Genet, 48(9): 1055-1059.

第十一章　中枢神经疾病的药物基因组学

第一节　精神障碍性疾病的药物基因组学

精神疾病是一类以认知、情感、意志及行为异常为特点的常见疾病。中国疾病预防控制中心精神卫生中心 2009 年公布的数据显示,中国各类精神疾病患者在 1 亿人以上,在全国疾病总负担中排名第一(占 20%),预计到 2020 年,这一比例将上升到 25%。精神疾病不仅给患者本人及其家属带来极大痛苦,同时也给家庭、医疗系统及整个社会带来沉重的经济负担。严峻的形势使该类疾病的基础研究及临床研究逐渐成为热点。

一、精神分裂症

精神分裂症(schizophrenia)是一种慢性致残性精神障碍,其特征是异常社会行为和不能理解什么是真实的。常见的症状包括错误信念、不清楚或困惑的思想、幻听、较少的社会交往和情感表达、缺乏动机等。精神分裂症患者经常患有别的心理健康问题,如焦虑症、抑郁症等。症状通常始于成年早期,持续很长时间,且具有反复发作、不易治愈的特点,对患者及其家属造成极大的痛苦。全球 0.38%～0.84%的人受到影响。

精神分裂症主要表现为 3 种类型的症状。①阳性症状:以幻觉或错觉及妄想等为主,无智力障碍,其病理过程是可逆的。②阴性症状:以情感淡漠、主动性缺乏和回避社交等为主,有时存在智力障碍,其病理过程相对不可逆。③认知症状:以注意力、执行能力、解决问题能力和短期记忆能力缺失或减弱等为主,存在智力障碍。

(一)精神分裂症的主要发病机制及药物治疗

1. 发病机制

目前认为精神分裂症的发病机制与遗传和环境因素、神经递质功能异常、神经系统退行性改变、社会心理因素及自身免疫和内分泌功能紊乱等有关。多巴胺(DA)功能亢进在精神分裂症的发病过程中发挥了重要作用,其他相关的神经递质还包括 5-羟色胺(5-HT)和谷氨酸等,它们最终也会通过调节 DA 神经系统功能和其他脑通路发挥作用。

1）阳性症状：当中脑-边缘多巴胺能通路功能亢进时，边缘系统的多巴胺 D_2 受体功能亢进能引起阳性症状，如幻觉、妄想等。

2）阴性症状和认知障碍：当中脑-皮质多巴胺能通路功能低下时，前额皮质多巴胺（D_1）受体功能不足及脑内部分脑区存在谷氨酸功能低下，5-羟色胺（5-HT）功能亢进时，引起阴性症状和认知障碍。

2. 常用治疗药物

依据化学结构不同，抗精神病药被分为吩噻嗪类（phenothiazine）、硫杂蒽类（thioxanthene）、丁酰苯类（butyrophenone）及其他抗精神病药，如五氟利多、舒必利、氯氮平、奥氮平、洛沙平、吗茚酮、利培酮等。

根据临床用途，将抗精神病药分为典型和非典型抗精神病药两类。典型抗精神病药有氯丙嗪、奋乃静（perphenazine）、氟奋乃静（fluphenazine）、氟哌噻吨（flupentixol）、氟哌啶醇等，对阳性症状非常有效。大多非典型抗精神病药对阳性症状和阴性症状均有效，如甲硫哒嗪、氯氮平、利培酮、舒必利等。

（1）吩噻嗪类

氯丙嗪能够阻断 DA 受体、$5-HT_2$ 受体、α 受体、M 受体、H_1 受体，其作用广泛，对中枢神经系统有较强的抑制作用，通过拮抗中脑-边缘系统和中脑-皮层系统的 D_2 受体而发挥疗效，但不良反应也较多。

奋乃静、氟奋乃静及三氟拉嗪（trifluoperazine）是吩噻嗪类中哌嗪衍生物。与氯丙嗪相比，抗精神病作用及锥体外系反应强，而镇静作用弱，对心血管系统、肝脏及造血系统的不良反应较氯丙嗪弱。

（2）硫杂蒽类

氯普噻吨（chlorprothixene）是本类药的代表，其结构与三环类抗抑郁药相似。氯普噻吨的抗幻觉、妄想作用不如氯丙嗪，但调整情绪、抗抑郁焦虑的作用比氯丙嗪强。由于其抗肾上腺素与抗胆碱作用较弱，故不良反应较少，锥体外系症状也较轻。

氟哌噻吨（flupentixol），其作用与氯丙嗪相似，有一定的抗抑郁焦虑作用，镇静作用弱，锥体外系反应多见，偶有猝死报道。

（3）丁酰苯类

这类化学结构与吩噻嗪类完全不同，但其药理作用和临床作用与吩噻嗪类相似，包括氟哌啶醇、氟哌利多、匹莫齐特。

（4）其他抗精神病药物

氯氮平，属于苯氮卓类抗精神分裂症药物，该药不仅对精神分裂症阳性症状有效，对阴性症状也有一定疗效。1966 年澳大利亚精神病学家首先报道氯氮平治疗精神分裂症效果良好，同时未见引起锥体外系症状。对兴奋躁动、睡眠障碍、各种幻觉妄想及思维障碍的精神分裂症患者疗效显著，且对难治性精神分裂症患者有肯定的治疗效果，但氯氮平可导致粒细胞减少，一般不作为首选药。

舒必利，主要特点是选择性阻断中脑-边缘系统的多巴胺（D_2）受体，对其他递质受体影响较小，抗胆碱作用较轻，没有明显镇静和抗兴奋躁动作用，还具有强止吐和抑制胃液分泌作用。用于精神分裂症单纯型、偏执型、紧张型及慢性精神分裂症的孤僻、退缩、淡漠症状，对抑郁症状有一定疗效。近年来，舒必利和其他抗精神分裂症药物联合使用有日益增加的趋势。

根据传统抗精神分裂症药物的自身缺点，药物的更新换代很有必要。目前，新型抗精神分裂症药物在提高药物有效性和减少不良反应方面的研究取得了突破。认为新型抗精神分裂症药物能双重阻断 5-羟色胺和多巴胺受体，在治疗剂量下不良反应少，锥体外系反应和血清催乳素不升高，对精神分裂症患者急性发作的治疗和预防及复发的维持治疗，效果优于传统抗精神分裂症药物，而且锥体外系症状、迟发性运动障碍（TD）等不良反应小。

目前研制出来的第二代抗精神分裂症新型药物有利培酮、奥氮平、奎的平和齐拉西酮等 4 种。

利培酮，是新型非典型抗精神分裂症药物，对多巴胺 D_2 受体、5-HT 受体具有平衡拮抗作用，该药在引发锥体外系反应方面比通常所使用的药物低，它不但能扭转因用氟哌啶醇而引发的迟发性运动障碍，而且引发粒细胞缺乏症的风险不大，已成为第一线抗精神病药物。

奥氮平，化学结构和药理作用特点与传统抗精神分裂症药氯氮平十分相似，是在前一代治疗药物氯氮平的基础上研制的。精神分裂症与脑内多巴胺受体、5-羟色胺受体失衡有着密切的联系，奥氮平的治疗作用正是来自于它对这人脑中这两类受体的作用，主要用于治疗精神分裂症的阳性症状，对阴性症状有部分疗效。

奎的平，由英国 Zeneca 公司于 1985 年研制成功，它是一种二苯二氮卓类衍生物，以富马酸形式存在，安全性较高，几乎不影响锥体外系症状（EPS）、不引起催乳素升高。

齐拉西酮，国内外许多临床研究表明，其对精神分裂症阳性症、阴性症状及认知障碍患者均有良好的治疗效果，患者耐受性、依从性较好。齐拉西酮最显著的优点是不会引起肥胖，长期服药对老年患者血栓事件的影响较小，因此，对肥胖及有心脑血管疾病的老年患者来说，使用齐拉西酮可以提高临床安全性。

（二）抗精神分裂症药物治疗与药物反应标记

精神分裂症治疗中药物疗效和不良反应的个体差异一直备受研究者关注。药物治疗一直是治愈精神分裂症的主要手段，然而，临床实践发现约 30% 的精神分裂症患者对抗精神病药物的治疗没有反应，甚至在体重和药物剂量相同的两个个体中血药浓度相差可达 1000 多倍。此外，抗精神病药物有时会导致很多药物不良反应，如体重增加、锥体外系反应、迟发性运动障碍、粒细胞缺乏症等。

目前，临床上通常用试错的方法不断地对患者的药方进行调整，这样往往会造成病情延误并加大医疗负担，甚至有时会产生严重的不良反应。抗精神病药物临床治疗反应的个体差异是精神疾病治疗的一个关键问题，寻找这些个体差异相关的遗传标记一直是精神疾病药物基因组学的核心内容（表 11-1）。

表 11-1　抗精神病药物反应相关的遗传标记

基因	标志物	例数	研究数目	诊断	相关表型
DRD2	rs1799732	687	6	精神分裂症	缺失，无应答
HTR2A	rs6311	315	2	精神分裂症	等位基因 A 患者治疗效果更佳
ANNK1	rs1800497	1256	6	精神分裂症	等位基因 A 与迟发性运动障碍发病风险相关
HTR2C	rs3813929	1108	14	精神分裂症	等位基因 C 与体重增加相关
MC4R	rs489693	344	4	非特异	基因型 AA 与体重增加相关
	rs17782313	345	1	混合型	等位基因 C 与体重增加相关

1. *DRD2/ANKK1*

DRD2 基因编码多巴胺受体 D_2，其为大多数抗精神病药物的主要靶点。位于 *DRD2* 启动子区域的–141C 插入/缺失多态性已被证实有与其表达相关的功能性效果。一项包含 687 例精神分裂症患者的 Meta 分析中，–141C 变异体被证明与 8 周内治疗有效相关（症状缓解超过 50%）。锚蛋白重复和激酶域Ⅰ基因（*ANKK1*）来源于 *DRD2* 基因，10kb 大小，其与迟发性运动障碍（TD）相关。一项 1256 例精神病患者的 Meta 分析中，*ANKK1* 基因型与 TD 相关，其 OR 值为 1.30～1.50。*DRD2* 基因表达量的减少伴随着等位基因风险，或许能够解释 *ANKK1* 基因型对 TD 发病风险的影响。

2. *HTR2A*

许多抗精神病药物通过阻断 *HTR2A* 基因编码的 $5\text{-}HT_{2A}$ 受体改变血清素信号。一些研究证实，携带有 *HTR2A* 基因启动子稀有功能性变异体 A-1438G 的患者对奥氮平和氯氮平的应答较差。

3. *HTR2C*

为了确定抗精神药物引起的体重增加和代谢综合征的遗传易损性，HTR2C 编码 $5\text{-}HT_{2C}$ 受体，发现它们之间相关性较强。Meta 分析显示，HTR2C 的 SNP 位点 C759T 与抗精神病药物诱导体重增加低风险显著相关。与之相似的 10 项研究证实精神分裂症患者携带 C 等位基因与抗精神病药物诱导的体重增加显著相关。

4. *MC4R*

MC4R，一个最重要的与体重增加和肥胖风险增加相关的基因，发现其在调节食物摄入和能量动态平衡方面发挥作用。一项包含 139 例儿童患者的 GWAS 证实，非典型抗精神病药物诱导体重增加与 *MC4R* 相关，该结果在后续的 3 项研究中得到重复证实。此前有报道与体重增加相关 SNP，结果与前述结果类似。

抗精神病药物通常也用于双相障碍治疗，并作为急性狂躁和抑郁症状的一线治疗药物。然而心理医生逐渐不愿意使用这类药物，原因在于这类药物长期的不良反应，尤其是体重增加。并且有代谢问题，其中二代抗精神病药物相关锥体外系反应风险达到了13%～17%。由于抗精神病药物的遗传药理学研究主要集中于精神分裂症患者，因此对于双相障碍的研究需要推究。鉴于这一原因，在解释这类结果时需格外谨慎。许多临床数据可能应用于双相障碍。首先，精神分裂症和双相障碍的大量症状重叠并具有相似的遗传风险，表明理解二者的发病机制具有相似性。其次，由于如体重增加等不良反应被假设为脱靶效应，二者不良反应机制相似。可以肯定的是，无论是针对精神症状还是情绪，抗精神病药物的研究扩展到双相障碍是有必要的。

自首个抗精神病药氯丙嗪问世以来，抗精神病药在精神分裂症的治疗中始终发挥着主要作用，使 60%～70%患者的症状得以改善，但也有高达 40%的患者出现严重的锥体外系反应。与典型抗精神病药相比，非典型抗精神病药不但对阳性症状有效，对阴性症状和认知症状也均有良好的效果，而且能显著降低患者抑郁和自杀的倾向，锥体外系反应等严重不良反应明显减少，患者耐受性和依从性较好，但也伴随其他不良反应（如体重增加、代谢异常、直立性或体位性低血压、Q-T 间期延长等），而且除了氯氮平之外，其他非典型抗精神病药的疗效并不比典型抗精神病药更强，而氯氮平则由于严重的粒细胞缺乏症的不良反应，应用受限。为了克服目前抗精神病药存在的各种局限性，新型抗精神病药物的研发还有很大空间，研究人员正在寻找和开发更加安全有效的药物。目前正在研发中的抗精神病药以 D_2 受体拮抗剂（或部分激动剂）/5-HT_{1A} 受体部分激动剂最具潜力，很有可能成为继第二代非典型抗精神病药之后的第三代抗精神病药。

二、抑郁症

抑郁症（depression）为情绪障碍的一种临床症状，抑郁症是以显著而持久的情绪低落、思维迟缓、认知功能损害、意志活动减退和躯体症状为主要临床特征的一类情绪障碍。世界卫生组织（WHO）最新统计，全球抑郁症和恶劣情绪者患病率达 12.8%，并预测 2020 年抑郁症将成为全球第二大医疗疾患。抑郁症不仅使患者健康受到损害，生活质量下降，而且给家庭、社会造成极大负担，已经成为一个严重的社会和医疗问题。抑郁症的发病与性别、年龄、种族、婚姻、社会环境、经济状况、文化程度、生活事件和应激等因素有关。抑郁症的病因不清楚，发病机制复杂。

（一）抑郁症的主要发病机制及药物治疗

1. 发病机制

5-羟色胺（5-hydroxytryptamine，5-HT）及其受体学说：该学说由 Coppen 等于 1965 年首先提出，认为抑郁症的发生是中枢神经系统中 5-HT 功能下降，释放 5-HT 减少，突触间隙含量下降所致。主要依据为：使用耗竭 5-HT 的药物（利血平），可诱导抑郁发生；抑郁症自杀患者脑内 5-HT、5-羟吲哚乙酸（5-HIAA）含量下降；使用提高 5-HT 的药物，可治疗抑郁症；抑郁症患者脑脊液中、尿中 5-HT 的代谢产物 5-HIAA 含量下降；使用 5-HT 前体 5-羟色氨酸（5-HTP）治疗抑郁症患者，脑脊液中 5-HIAA 浓度增高；三环类抗抑郁药（TCA）、选择性 5-HT 再摄取抑制剂（selective 5-HT reuptake inhibitor，SSRI）能抑制突触间隙 5-HT 的重吸收，使可利用 5-HT 含量增高等。5-HT$_{1A}$ 自身受体表达增加进而抑制 5-HT 能神经传递是导致抑郁症发生的重要原因。此外，5-HT$_{1A}$ 受体敲除小鼠因缺乏突触前 5-HT$_{1A}$ 受体的抑制作用，氟西汀（fluoxetine）可立即增加 5-HT 的释放；但由于同时缺乏突触后 5-HT$_{1A}$ 受体，氟西汀并不表现出明显的抗抑郁作用，提示 5-HT$_{1A}$ 受体与抑郁症的发生相关，而且突触前与突触后 5-HT$_{1A}$ 受体在抗抑郁治疗中均具有重要作用。

多巴胺（dopamine，DA）及其受体学说：该学说由 Randrup 等于 1975 年首先提出，认为 DA 可能参与抑郁症的发生，某些抑郁症患者脑内 DA 功能降低。研究表明，DA 前体 L-DOPA 可以改善部分单相抑郁症患者的抑郁状态；DA 激动剂吡贝地尔（piribedil）和溴隐亭（bromocriptine）等具有抗抑郁作用，而布普品（bupropion）主要阻断 DA 的再摄取。DA 主要通过相应的膜受体发挥作用，调控不同类型基因的转录翻译，从而影响神经元的生长、分化和生存。

2. 药物治疗

抗抑郁症药（antidepressant）主要通过提高中枢单胺递质功能或降低受体敏感性从而达到治疗目的。根据化学结构及作用机制不同，抗抑郁药可分为 6 类，这些药物大多是基于单胺假说而研发的药物。其中，三环类抗抑郁药（tricyclic antidepressant，TCA）属于第一代抗抑郁药，单胺氧化酶抑制剂类（monoamine oxidase inhibitor，MAOI）为第二代抗抑郁药，选择性 5-HT 再摄取抑制剂（SSRI）

为第三代抗抑郁药，SSRI 以其良好的安全性能已取代 TCA 而成为目前临床最常用的治疗抑郁症药物。

三环类抗抑郁药：该类药因其化学结构中含有由一个中央杂环与两个苯环连接构成的三环，故称为三环类抗抑郁药。TCA 包括丙咪嗪（imipramine）、阿米替林（amitriptyline）、氯丙咪嗪（clomipramine）、多塞平（doxepin）。目前临床较常用的是阿米替林。三环类抗抑郁药与兴奋剂不同，对正常人不产生兴奋，只对抑郁症患者消除情绪低落产生抗抑郁作用。

本类药物属于非选择性单胺摄取抑制剂，主要阻断去甲肾上腺素（noradrenaline，NA）和 5-HT 递质的再摄取，从而使突触间隙的递质浓度增高，促进突触传递功能而发挥抗抑郁作用。TCA 可阻断 α_1 受体和 H_1 受体，引起过度镇静、嗜睡、体重增加。并且，TCA 可阻断 D_2 受体，引起锥体外系症状等。

单胺氧化酶抑制剂：包括异烟肼、异丙肼、苯乙肼、反苯环丙胺、异卡波明及司来吉兰等，但因引起严重的肝损伤及高血压危象等毒性反应而被淘汰，直到近年来新的选择性 MAOI 如吗氯贝胺（moclobemide）被研制出来，临床又重新使用此类药物。

MAOI：抑制中枢神经末梢单胺氧化酶（monoamine oxidase，MAO），使单胺类递质分解减少，从而增强单胺递质功能，发挥抗抑郁作用。

NA 再摄取抑制剂（norepinephrine reuptake inhibitor，NARI）：化学结构中有两个苯环一个杂环，故也属于三环类药物。其通过选择性抑制突触前膜 NA 的再摄取，增强中枢神经系统 NA 的功能而发挥抗抑郁作用。包括地昔帕明、马普替林、去甲替林、普罗替林、阿莫沙平。

选择性 5-HT 再摄取抑制剂：与 TCA 的结构不同，对 5-HT 再摄取的抑制作用选择性更强，对其他递质和受体作用甚微，既保留了 TCA 相似的疗效，又克服了 TCA 的诸多不良反应。此类药物品种较多，具有代表性的有氟西汀、帕罗西汀、西酞普兰、氟伏沙明、舍曲林等。

5-HT 及 NA 再摄取抑制剂（serotonin and norepinephrine reuptake inhibitor，SNRI）：可同时抑制 5-HT 和 NA 的再摄取，而对肾上腺素能受体、胆碱能受体及组胺受体无亲和力。无 TCA 和 MAOI 常见的不良反应，其安全性及耐受性较好。包括文拉法辛和度洛西汀。

NA 和特异性5-HT 能抗抑郁药（noradrenergic and specific serotonergic anti-depressant，NaSSA）：具有对 NA 和5-HT 双重作用的新型抗抑郁药。该类代表药物米氮平（mirtazapine），其抗抑郁作用机制与其他类抗抑郁药不同，不是通过阻断泵的再摄取，而是阻断突触前膜α_2肾上腺受体，削弱 NA 和5-HT 释放的抑制作用，使 NA 和5-HT 释放增加；同时由于 NA 的释放增加，刺激5-HT 神经元的α_1受体，减弱5-HT$_1$的抑制作用，使5-HT 释放进一步增加。此外，米氮平特异性阻断突触后膜5-HT$_{2A}$、5-HT$_{2C}$ 和5-HT$_3$，对组胺受体 H$_1$也有一定的阻断作用。米氮平起效比 SSRI 快，安全、耐受性好，应用于各种抑郁症。

（二）抗抑郁药物治疗与药物反应标记

选择性 5-HT 再摄取抑制剂（SSRI）作为心境稳定剂或抗精神病药，被广泛应用于治疗双相障碍的抑郁症状，并出现在精神药理学指南当中。然而由于质疑其有效性及可能引发的狂躁症状，研究确认与遗传性变型相关的应答和不良反应，如狂躁发作和快速循环是很有必要的。在抑郁症及双相障碍混合抑郁症样本研究中，选择性 5-HT 再摄取抑制剂应答被作为首要研究对象。因此，由抑郁症推向双相障碍的证实过程中，利用这类标志物作为提示（表 11-2）。

表 11-2 与抗抑郁药反应相关的遗传标记

基因	标志物	例数	研究数目	诊断	相关表型
GRIK4	rs1954787	1816	2	MDD	携带 CC 基因型患者对西酞普兰应答效果更佳
HTR2A	rs7997012	1329	1	MDD	携带等位基因 A 患者对西酞普兰应答效果更佳
SLC6A4	5-HTTLPR	1435	15	MDD、BD	携带长片段等位基因患者对 SSRI 应答效果更佳；短片段携带者则易发生抗抑郁药诱导狂躁
FKBP5	rs4713916	1426	4	MDD、BD	携带等位基因 A 的患者抗抑郁药物效果更佳
ABCB1	rs2032583	689	2	MDD	携带等位基因 C/A 患者治疗效果更优
	rs2235040	424	1	MDD	携带等位基因 C/A 患者不良反应明显

1. SLC6A4（5-HTTLPR）

5-HTTLPR 为位于血清素转运蛋白 SLC6A4 基因启动子区域的 44bp 插入/缺失，其短片段基因转录活性要低于长片段。15 项囊括 1435 例抑郁症和双相障碍患者的研究进行了选择性 5-HT 再摄取抑制剂（SSRI）应答相关性分析。结果显示，长片段基因有更好的药物应答效果，而短片段基因型缓解率较低且需要较长的应答时间。携带短片段基因的双相障碍患者则更容易发展成为抗抑郁诱导狂躁（anti-depressant-induced mania，AIM），患病风险增加了 35%。

2. GRIK4

连续替代物缓解抑郁症治疗起始于西酞普兰单一疗法。在一项包含 1816 例选择性 5-HT 再摄取抑制剂治疗的患者研究中，通过研究候选基因 768 个 SNP 位点，证实 GRIK4 基因 SNP 位点 rs1954787 与治疗应答相关。GRIK4 为离子型红藻氨酸/谷氨酸受体的元件。在另一项 387 例双相障碍/抑郁症（BD/MDD）患者重复性研究中，发现同样的证据，但并非同一 SNP 位点，表明需要其他基因的干涉。

3. *HTR2A*

自血清素转运蛋白作为选择性 5-HT 再摄取抑制剂的直接靶点以来，血清素转运调节长期被作为关键的作用机制。一项 1953 例患者相关性分析结果显示，*HTR2A* 基因内含子 SNP 位点 rs7997012 与治疗效果相关。在协同作用的方式下，GRIK4、HTR2A 保护性纯合子等位基因携带者对西酞普兰的应答率超过 23%。

4. *FKBP5*

FKBP5 基因在精神病中编码糖皮质激素受体伴侣蛋白。研究证实其能够影响下丘脑-垂体-肾上腺（HPA）和调节蛋白激酶 B（Akt）活性，从而改变大量神经元功能。在两项独立的样本分析中证实 FKBP5 遗传性突变体与抗抑郁药物应答相关。同时，另一项包含 2199 例患者的 Meta 分析重复了该项研究结果。

三、躁郁症

躁郁症又称双相障碍（bipolar disorder），属于心境障碍的一种，是指病情既有躁狂发作又有抑郁发作，且两种情感都十分明显。双相情感障碍是一种严重的精神疾病，全球范围内患病率为 3%～5%。这种疾病给患者及其家属造成了极大的负担，并且在患者病程当中有 10%～20%自杀。

双相障碍在临床表现上既有躁狂或轻躁狂发作，又有抑郁发作。因此，与抑郁障碍相比，它的临床表现更复杂、治疗更困难、预后更差、自杀风险也更大。临床观察发现：双相障碍临床表现复杂、症状多样多型，既有各种情感症状，又有精神病性症状、躯体症状等；与抑郁障碍、焦虑障碍、进食障碍、注意缺陷多动障碍及精神分裂症等存在诸多精神病理学方面的重叠，疾病边界不清。长期随访显示，双相障碍的实质并非"情感低落、高涨"可以涵盖，只有"摇摆"或"不稳定"才能真实、合理地反映其病情特点。治疗结局表明，如果施以"对症处理"的治疗措施（如兴奋躁动时给予强镇静剂处理，抑郁消沉时采用抗抑郁剂激活），一般难以奏效，更不要妄言临床治愈，只有"心境稳定剂"才能逐渐显现其针对性，并显现持久疗效。

（一）躁郁症的主要发病机制及药物治疗

1. 发病机制

双相障碍的病因尚不明确。自从"人类脑计划"（1997 年在美国正式启动，包括神经科学和信息学相互结合的研究，其核心内容是神经信息学）研究风行以来，神经科学工作者对"最具生物学基础"的双相障碍、孤独症（自闭症）等精神疾病开展了全方位、多层次的病因学与发病机制探索。临床研究逐渐确立了双相障碍发病的危险因素，主要包括以下 8 个方面。

1）发病年龄早：20 岁以下起病者高达 75%。

2）家族聚集性：家族中常有罹患双相或抑郁障碍、精神分裂症等疾病的成员，甚或高发。

3）季节性特点：初冬（10～11 月）倾向于抑郁发作，夏季（5～7 月）倾向于躁狂发作。

4）生活事件与应激。

5）产后抑郁和经前期紧张综合征。

6）代谢综合征。

7）内分泌失调：闭经或多囊卵巢综合征。

8）物质使用障碍。

聚焦于发病机制的研究表明，遗传和环境因素对于双相障碍发病均有重要作用。

神经递质系统（5-羟色胺、去甲肾上腺素、多巴胺等）、神经内分泌功能（下丘脑-垂体-肾上腺轴、下丘脑-垂体-甲状腺轴等）是研究双相障碍神经发病机制的经典思路与途径。临床多见双相障碍共患或共病代谢综合征、内分泌系统紊乱及生物节律颠倒等现象，因而对于神经内分泌系统及与此相关的神经免疫学标志物，如炎症细胞因子（inflammatory cytokine）、肿瘤坏死因子-α（tumour necrosis factor-α，TNF-α）、白细胞介素（interleukin，IL）等与双相障碍相关的研究方兴未艾。目前，关于胆固醇等血脂水平的相关性研究也引起了重视。

结构影像学技术计算机断层扫描（CCT）、磁共振成像（MRI）与功能性影像学技术 PET、SPECT、MRS 和 fMRI 在精神科已经普遍应用，神经影像学技术使双相障碍机制研究进入了新阶段。结构性脑影像研究集中于调控情绪的神经环路相关结构的异常，涉及的主要是额叶-丘脑-边缘系统环路；功能影像研究提示最显著的脑区变化涉及内侧前额叶皮质、扣带回前部、杏仁核、海马、丘脑与下丘脑等脑区。而当前学界更感兴趣的是前额叶皮质与边缘系统各区域的连接，以及这些连接的功能异常。

其他探索同样受到关注，相关研究对双相障碍发病机制进行了诠释。

1）胆碱能假说：脑内乙酰胆碱能神经元过度活动可能引起抑郁；肾上腺素能神经元过度活动可能导致躁狂。

2）氨基酸与神经肽假说：谷氨酸、γ-氨基丁酸（γ-aminobutyric acid，GABA）及神经活性肽类（血管紧张素、内源性阿片样物质等）在双相障碍发病中有一定作用。

3）第二信使失衡假说：cAMP 系统功能减退导致抑郁，反之则导致躁狂。

4）神经可塑性与神经营养失衡假说：脑源性神经营养因子（brain-derived neurotrophic factor，BDNF）与酪氨酸激酶 B（tyrosine kinase B，TrkB）结合，激活参与神经营养因子作用的信号转导途径，对发育过程中神经元的存活、分化及成年神经元的存活、功能起重要作用。双相障碍的心境发作与突触受体后信号转导、基因转录调控及下游靶基因表达改变有关。

5）线粒体 DNA（mitochondrial DNA，mtDNA）与双相障碍的关系：双相障碍患者发病遗传规律与线粒体的遗传特点有所吻合。目前，类似的研究获得了诸多阳性结果，但总体结论仍有争议。

2. 药物治疗

对于躁郁症的治疗，目前多以锂盐作为一线治疗药物，为一种心境稳定剂。第一代心境稳定剂以锂盐为代表，包括卡马西平和丙戊酸等，20 世纪 60 年代用于精神病治疗。90 年代中期，随着具有心境稳定剂作用的非典型抗精神病药物及拉莫三嗪的应用，第二代抗精神病药物应用于临床。已有研究表明，第二代抗精神病药物如喹硫平、奥氮平、利培酮等也具有稳定心境的作用，可以与锂盐配合使用以增强其效果，起到增效剂的作用。

在长期的治疗过程中，预防狂躁和抑郁的复发程度能够成为情绪稳定剂的主要效应表型。对于与锂盐配伍的增效剂的选择及其效果差异等，在目前的临床治疗中争议较多，如何选出最为恰当的增效剂将对最终的治疗结局有较大的影响。阿立哌唑是近几年许多专家较为推崇的增效剂，其为第二代抗精神病药物，已被美国 FDA 批准用于躁狂症的治疗。阿立哌唑的药理作用为与多巴胺 D_2、D_3 受体，$5-HT_{1A}$、$5-HT_{2A}$ 受体结合，起到激动 D_2、$5-HT_{1A}$ 受体，拮抗 $5-HT_{2A}$ 受体的作用。阿立哌唑相较于其他增效剂具有保护神经功能的作用，且起效较快。5-羟色胺能系统一直以来用于双相情感障碍的神经生物学和锂的作用机制研究当中。研究表明，锂治疗效应与 5-羟色胺受体基因 *5-HT₁*、*5-HT₂ₐ* 和 *5-HT₂c* 呈负相关关系。

（二）抗躁郁药物治疗与药物反应标记

尽管目前可用于治疗双相障碍的药物较多，但心理医生在治疗双相障碍时仍面临巨大挑战。首先，双相障碍本身的异质性及诊断较为困难。精神伴随疾病很常见，典型的双相障碍患者误诊率极高。其次，诊断确定后，治疗效果不佳，缓解率低，尤其是那些处在抑郁阶段的患者。第三，许多药物耐受性差，负效应较为普遍。治疗双相障碍的首要挑战就是患者之间不同的应答率。同一药物在两个不同患者中会产生不同的治疗效果，以至于在治疗的同时，需寻找替代疗法。不同的治疗效果由病理生理学和药物代谢差异所造成，二者结合起来即为遗传背景差异。因此，理解遗传因素与治疗效果二者的关系，通过药物基因检测，可为临床医生快速有效地治疗双相障碍提供帮助。

　　基因关联研究已经广泛应用于精神类疾病药物基因组学领域，进行统计遗传标记与治疗相关表型、治疗效果、不良反应等关联分析。通过假设特定的候选基因进行检测或者作为 GWAS，从整个基因组中取样的关联独立于一个特定的假设。在关联研究中，患者被确定为绝对或定量的反应者或非反应者，这一评估可以前瞻性地或回顾性地确定。目前，大量与精神类疾病治疗应答相关的遗传标记用于关联分析，其中包括双相障碍的关联分析。研究表明，用于治疗抑郁症或精神分裂症的药物，在双相障碍治疗中同样有效。

1. *BDNF* 基因、*NTRK2* 基因

　　脑源性神经营养因子（brain-derived neurotrophic factor，BDNF），在神经元的存活、分化和可塑性当中起着至关重要的作用。BDNF 与 TrkB 受体相结合，激活下游信号通路，其广泛参与胞内信号级联放大作用，被认为在介导锂盐治疗应答过程中起重要作用（表 11-3）。已有研究表明，BDNF 与双相障碍发病机制相关，*BDNF* 基因（Val66Met）多态性与锂盐治疗相关，其中第 66 位氨基酸为甲硫氨酸（Met）的携带者锂盐治疗后有更好的效果。最新双相障碍 GWAS 研究表明 *NTRK2* 基因多态性被证实与锂盐治疗效果相关联，且与自杀企图风险相关联。

表 11-3　与锂盐药物反应相关的遗传标记

基因	标志物（多态性位点）	例数	研究数目	诊断	相关表型
BDNF	rs6265	538	3	BD Ⅰ/Ⅱ	携带等位基因 A（甲硫氨酸）患者治疗效果更好
NTRK2	rs1387923	284	1	BD Ⅰ	携带等位基因 T 患者治疗效果不佳
CREB1	rs6740584	258	1	BD Ⅰ/Ⅱ	基因型 GA 患者治疗效果更好
GRIA2	rs9784453	817	2	BD Ⅰ/Ⅱ	携带等位基因 A 患者治疗效果不佳
ODZ4	rs11237637	817	2	BD Ⅰ/Ⅱ	携带等位基因 T 患者治疗效果不佳
GSK3B	rs1954787	307	3	BD Ⅰ	携带等位基因 C 患者治疗效果更好

2. *CREB* 基因

　　cAMP 效应元件结合蛋白（the cAMP response element-binding protein，CREB1），一种转录因子，在锂盐和抗抑郁治疗过程中，对神经元可塑性、细胞存活和神经元调节起到重要作用。一项包含 258 例双相障碍患者接受锂盐单一疗法的前瞻性研究结果显示，*CREB1* 基因变异与锂盐治疗应答相关。独立的 *CREB1* 基因型与 SSRI 缓解相关。

3. *GRIA2*、*ODZ4*（*TENM4*）

　　一项接受系统治疗双相障碍患者的锂盐应答 GWAS 研究中，有 5 个 SNP 位

点（P＜5*10-4）显示与双相障碍相关。这些遗传变异位于谷氨酸受体基因亚基（GRIA2）上。谷氨酸在双相障碍的发病过程中起重要作用，在海马神经元当中GRIA2 通过锂盐进行调节。在大量的 GWAS 数据中，ODZ4（TENM4）被证实与双相障碍的易感性相关，并且与锂盐治疗的应答相关。

4. GSK3B

糖原合酶激酶（glycogen synthase kinase 3β，GSK3B）在神经生长、发育当中发挥作用，其能够被锂抑制。一项包含 88 例双相障碍患者的药学遗传学研究表明，一个位于 GSK3B 启动子区域的功能性 SNP 与锂盐治疗应答相关。类似的结果在另外一项含 138 例双相障碍患者的研究中得到证实，这部分双相障碍并伴有抑郁症的患者接受锂盐治疗。

5. 卡马西平应答

卡马西平用于治疗双相障碍患者。但没有与卡马西平相关药物基因组学研究。

6. 丙戊酸应答

有关心境稳定剂丙戊酸的遗传药理学应答相关研究较少。但丙戊酸作为双相障碍治疗的一线药物，其遗传药理学应成为相关研究的首要工作。

在过去的 25 年里，全世界范围内锂盐用于治疗双相障碍的比例逐年下降，尤其在北美洲，伴随着的是第二代情绪稳定剂快速发展并占领市场。然而，将锂盐作为情绪稳定剂的临床应用又逐渐在增长，究其原因，不仅在于其花费较低，易于利用，而且在于其没有相应的代谢负荷，更在于其具有对神经的保护作用。近来，研究已经证实，锂盐对双相障碍 I 型患者过度兴奋的神经元具有不同的效应，该结果能加速在这一领域的研究进展。尽管双相障碍的人类基因组研究尚处于初级阶段，但已有不少研究取得了不错的进展。伴随着标准化的临床数据采集，多中心参与，以及利用全基因组、全外显子等测序方法研究稀有遗传变种等，我们期待在不远的将来药物基因组学的方法能够应用于治疗效果的预测和评价。

第二节　神经性疾病的药物基因组学

一、阿尔茨海默病

阿尔茨海默病（Alzheimer's disease，AD），也称老年痴呆症，是最常见的一种痴呆症，它会引起记忆、认知及行为障碍。疾病症状通常进展缓慢，但随时间推移会逐渐恶化，严重时会影响患者的日常生活能力，甚至发展到生活不能自理，最终死亡。目前全世界大约有 3000 万人在遭受着阿尔茨海默病的折磨。有报告指出，预计在 20 年之内全世界 AD 的患者人数会增加 1 倍。

（一）阿尔茨海默病的主要发病机制及药物治疗

解剖患 AD 而死亡的患者的大脑，主要可以看到两种病变：①大脑当中有大量的老年斑（senile plaque），其中主要成分是β淀粉样蛋白（β amyloid，Aβ）沉淀；②出现神经元纤维缠结（neurofibrillary tangle）。同时，大脑出现明显的萎缩。

美国 2011 年的统计数据显示，当时全美国已确诊的、患有 AD 的患者达 540 万人。美国的总人口是 3.1 亿人，也就是说，每 60 个美国人当中，就有一个是 AD 患者。而 70 岁以上的老人当中，每 20 个人当中，就至少有 1 个患有 AD。随着全世界人口的不断老龄化，患 AD 的人数正变得越来越多。

1. 发病机制

AD 按其发病的年龄分为：早发性 AD（early onset Alzheimer's disease）和晚发性 AD（late onset Alzheimer's disease）。其中 60 岁之前发病的称为早发性 AD，60 岁之后发病的称为晚发性 AD。早发性 AD，大部分是按照孟德尔家族显性遗传的方式进行遗传的。早发性 AD 相关的主要基因是 *APP*、*PSEN1*、*PSEN2* 这 3 个基因。晚发性 AD 有多个基因参与。现在已知这些基因的突变与晚发性 AD 相关。其中 *APOE* 基因的变异与 AD 的相关性十分明显。AD 的发病过程，从开始有症状，到最后患者死亡，往往会经过十多年的时间。关于 AD，目前的科学研究还只了解了一部分的发病机制。

正常情况下，溶解状态的β淀粉样蛋白、β淀粉样蛋白的寡聚物和β淀粉样蛋白沉淀这三种形式之间是可以相互转化的，即β淀粉样蛋白在大脑当中是有一定溶解度的。在人大脑当中，正常情况下β淀粉样蛋白的清除速度是每小时清除 8%，清除β淀粉样蛋白的酶包括：脑啡肽酶（enkephalinase）、胰岛素降解酶（insulin degrading enzyme）等。当产生β淀粉样蛋白的速度大于清除的速度时，就会导致β淀粉样蛋白聚集成寡聚物，或者聚集成β淀粉样蛋白沉淀。

现在已经发现的β淀粉样蛋白导致 AD 的几种致病机制如下：①β淀粉样蛋白聚集成纤维，这种纤维能够引发神经元细胞的凋亡；②β淀粉样蛋白聚合成纤维，这种纤维会堵在神经元的突触间隙之间，直接影响神经元信号的传递；③溶解的β淀粉样蛋白会影响 tau 蛋白的（被）切割和磷酸化，而 tau 蛋白的（被）切割和磷酸化是神经元死亡，并形成神经元纤维缠结的重要原因。

2. 药物治疗

到目前为止，还没有针对 AD 的药物正式通过 FDA 的批准。Biogen 公司的

Aducanumab（一种处于研发阶段的抗体类药物）和 TauRx 公司的 LMTX（一种处于研发阶段的化学小分子药物）目前都处于临床三期阶段。近年来为了改善 AD 患者认知功能，延缓疾病发展，抗 AD 的药物主要有如下几类。

1）胆碱酯酶抑制药：如他克林、多奈哌齐、利斯的明、加兰他敏（galantamine）、石杉碱甲等。加兰他敏是第二代可逆性中枢乙酰胆碱酯酶（AChE）抑制药。对神经元的 AChE 有高度选择性，抑制神经元 AChE 的能力较抑制血液 AChE 的能力强 50 倍，是 AChE 的竞争性抑制药。在胆碱能高度不足的区域（如突触后区域）活性最大。用于轻、中度 AD 的治疗。

2）谷氨酸受体阻断药：如美金刚（memantine）。美金刚是一种特异、非竞争性 N-甲基-D-天冬氨酸（N-methyl-D-aspartate，NMDA）受体阻断药，是第一个 FDA 批准用于治疗中、重度 AD 的药物。可与 NMDA 受体上的苯环己哌啶（phencyclidine）结合位点结合，干扰谷氨酸能兴奋性毒性、影响海马神经元的功能而改善 AD 症状。其可降低谷氨酸所引起的兴奋性毒性，与其他 NMDA 受体拮抗药如金刚烷胺不同，美金刚可以适度结合 NMDA 受体，即可阻断 NMDA 受体过度激活所引起的兴奋性毒性，也可以保留正常学习和记忆所需要的 NMDA 受体活性。

3）脑代谢激活药：如脑活素等。

4）神经保护药：如丙戊茶碱等。

5）抗氧化药：如银杏叶提取物。

6）钙离子通道阻滞药。

（二）阿尔茨海默病的易感基因

目前，已知的 4 个与 AD 紧密相关的基因为 *APP* 基因、*PSEN1* 基因、*PSEN2* 基因和 *APOE* 基因。

1. *APP*基因

APP（amyloid beta precursor protein）基因编码的蛋白β淀粉样前体蛋白，简称"APP 蛋白"。APP 蛋白被翻译后，转运到细胞膜上，APP 蛋白 N 端胞外域被酶切割后，参与神经细胞的多种功能。动物实验表明，该胞外域肽段，对于动物的认识功能十分重要。APP 蛋白的 C 端胞内段被酶切割后降解。切掉 N 端和 C 端，中间段的 N 端可以被α分泌酶切断，也可以被β分泌酶切断。若 N 端被α分泌酶切断，C 端被 γ 分泌酶切断，则形成的中间段是 p3 肽。p3 肽可溶解在水中，不会形成β淀粉样蛋白沉淀。而如果该中间段的 N 端是被β分泌酶所切断，C 端被 γ 分泌酶切端，则形成的中间段就是β淀粉样蛋白(Aβ)，被 β 分泌酶所切断的位置会比被α分泌酶所切断的位置多出 16 个氨基酸残基。多出的 16 个氨基酸残基，

使 β 淀粉样蛋白在水中的溶解度变得较差。多个 β 淀粉样多肽易相互聚集起来，形成β淀粉样蛋白的寡聚物和β淀粉样蛋白沉淀。目前，已经在 *APP* 基因上发现了 30 多个与家族性早发性 AD 相关的基因突变，家族性早发性 AD 当中，有 10%～15%是由 *APP* 基因的突变所引起的。尽管对 AD 的分子机制已有深入的了解，但针对其进行的药物治疗仍然十分有限。

2. *PSEN1* 和 *PSEN2* 基因

PSEN1（presenilin protein 1）和 *PSEN2*（presenilin protein 2）基因有 60%的序列是一致的。*PSEN1* 和 *PSEN2* 所编码蛋白为 γ 分泌酶复合物的组成部分。γ 分泌酶复合物，是把 APP 蛋白 C 端（近细胞质一端）切断的酶。γ 分泌酶复合物切割 APP 蛋白所产生的β淀粉样蛋白有两种形式，40 个氨基酸残基，或 42 个氨基酸残基。后者比前者溶解度更低，更易发生聚合、沉淀，形成斑块。*PSEN1*、*PSEN2* 基因的突变，都会导致 γ 分泌酶复合物在切割 APP 蛋白时产生更多的 42 个氨基酸残基的多肽。目前，已经在 *PSEN1* 基因上发现了 150 个（以上的）与家族性、早发性 AD 相关的基因突变。在家族性、早发性 AD 当中，约有 50%（的病例）是由 *PSEN1* 基因突变所引起的。在 *PSEN2* 基因上已经发现了 20 个（以上的）与家族性、早发性 AD 相关的基因突变，在家族性、早发性 AD 当中，由 *PSEN2* 基因突变引起的病例（数量）相对（相比于 *PSEN1*）较少。

3. *APOE* 基因

APOE（apolipoprotein E）基因为载脂蛋白 E 基因，编码一个 299 个氨基酸残基的蛋白质。载脂蛋白 E 参与乳糜微粒和中间密度脂蛋白代谢。*APOE* 基因主要有 3 个等位基因：*APOE2*、*APOE3* 和 *APOE4*。这 3 种等位基因之间的差别只在于第 112 位和第 158 位的两个氨基酸残基是半胱氨酸还是精氨酸。其中，*APOE4* 是一个 AD 的高风险等位基因，有这个等位基因的人，患 AD 的概率会明显高于没有这个等位基因的人。如果一个人是 *APOE4* 的纯合子，他患 AD 的可能性是普通人的 14.9 倍。*APOE4* 纯合子的人，在普通人群当中的比例为 2%～3%，但是在 AD 患者当中，有 12%～15%的人是 *APOE4* 纯合子。*APOE3* 是出现频率最高的等位基因，它的等位基因频率是 79%。在 AD 当中，*APOE3* 是一个中性等位基因，即 *APOE3* 纯合子发生 AD 的比例处于平均水平。*APOE2* 则是一个 AD 的低风险等位基因，有这个等位基因的人患 AD 的概率会明显低于其他人。*APOE* 基因所表达的蛋白质是载脂蛋白的组成部分，对于脂肪和胆固醇的代谢很重要。*APOE4* 基因相比于 *APOE3* 和 *APOE2*，对胆固醇有更好的代谢能力。而 *APOE2* 表达的蛋白质，代谢胆固醇的效率是这 3 种等位基因当中效率最低的。所以 *APOE2* 纯合子的人得血管疾病和Ⅲ型高脂血症的概率要远高于其他人。

（三）阿尔茨海默病的药物治疗与药物反应标记

目前，FDA 公布的与阿尔茨海默病相关的药物遗传反应标记主要为 CYP450 酶系 CYP2D6、CYP2C19，此部分在前面章节已有叙述（参见第五章）。

二、帕金森病

帕金森病（Parkinson's disease，PD）是临床上较为常见的难治病症，常引起中老年人的运动障碍。1817 年英国医生 James Parkinson 首先报道了这种病，所以，这种病就被命名为 Parkinson's disease。主要临床表现为：静止性震颤、运动迟缓、肌张力高、走路姿势和站立姿势都出现异常。同时患者还可能伴有：抑郁、便秘、睡眠障碍和痴呆等症状。病情会逐步加重。最终，患者会死亡。患者从发病到死亡，可能会经历 10～20 年的时间。

（一）帕金森病的主要发病机制及药物治疗

1. 发病机制

帕金森病的主要病理改变是脑内黑质的多巴胺能神经元的变性死亡，纹状体内多巴胺（dopamine，DA）含量显著性减少，以及黑质残存神经元细胞的胞质内出现嗜酸性包涵体，即 Lewy 小体（Lewy body）。

帕金森病是一种慢性、进行性、神经退行性疾病。在所有的神经退行性疾病当中，AD的发病率排第 1，帕金森病的发病率排第 2。在 60 岁以上的人群当中，帕金森病的发病率为 1%。在80%岁以上的人群当中，帕金森病的发病率为 4%。帕金森病的平均发病年龄是 70 岁左右。目前，在全球范围内约有 400 万名帕金森病患者。在所有的帕金森病患者当中，约有 4%的患者在 50 岁之前就发生帕金森病，称这些在 50 岁之前发病的为 "早发性帕金森病"。另外，男性的患病风险是女性的 1.5 倍。目前，已知的 3 个与帕金森病发病直接相关的因素如下。

1）年龄：年龄越大，越容易得帕金森病。

2）遗传因素：现在已知，约 10%的帕金森病是因为遗传因素而致病的。

3）环境：暴露在杀虫剂或者其他有害物质的环境当中易引发帕金森病。

已知会引起帕金森病的有毒物质中有一种名为 "MPTP"，它的全名是 1-甲基-4-苯基-1,2,3,6-四氢吡啶。这种物质可以引起帕金森病。在现在的科学研究当中，用 MPTP 处理动物，可以让动物患上帕金森病。这是标准的制备帕金森病动物模型的方法。MPTP 是除草剂 "百草枯"（paraquat）的类似物。

2. 药物治疗

目前，治疗帕金森病的主要药物是左旋多巴（levodopa）。帕金森病的发病原因就是多巴胺能神经元的退化，左旋多巴可以部分地透过血脑屏障，再经过脱羧酶的作用脱掉羧基，变成多巴胺，给神经元补充多巴胺。然而，不同的患者对药物的疗效及毒性有不同的反应。

（1）拟多巴胺药

左旋多巴是儿茶酚胺类神经递质酶促合成过程的中间代谢产物，也是 DA 递质的前体物质，由酪氨酸羟化酶催化左旋酪氨酸生成。多巴胺不能透过血脑屏障，外周给药对帕金森病无效。左旋多巴是多巴胺的代谢前体，通过血脑屏障后，再经过脱羧酶的作用脱掉羧基，变成多巴胺，给神经元补充多巴胺。

（2）多巴胺受体激动剂

溴隐亭为半合成的麦角生物碱，选择性激动下丘脑和垂体细胞的 D_2 受体，抑制催乳素分泌和生长激素的释放；对锥体外系黑质-纹状体 DA 通路和 D_2 受体有较强的激动作用。

（二）帕金森病的易感基因

现在已经发现的与帕金森病相关的基因有 30 多个，如 *SNCA*、*LRRK2*、*MAPT*、*PARK2*、*PINK1*。

1. *SNCA* 基因

SNCA（synuclein-alpha）基因负责编码 α-突触核蛋白。α-突触核蛋白在全部神经细胞胞质内的蛋白质当中占1%。该蛋白质主要位于突触前末梢当中。它对于突触前末梢当中的突触小泡的供应起很重要的作用。帕金森病患者的神经元细胞当中，出现 Lewy 小体，是帕金森病的一个很重要的特征。而 Lewy 小体的主要成分就是 α-突触核蛋白。目前已经知道，至少有5种 *SNCA* 基因的点突变会导致帕金森病。而且这些突变是显性遗传的，只要有这些突变，就会得帕金森病。*SNCA* 基因点突变所导致的帕金森病是早发性帕金森病，一般在50岁之前就会发病。*SNCA* 基因的拷贝数异常增加，也会导致更加早发的帕金森病，而且由这个基因拷贝数增加所导致的帕金森病的病情，比基因点突变所导致的病情更加严重。目前，还不是很清楚 *SNCA* 基因突变是如何导致帕金森病的。一般是认为 *SNCA* 基因的点突变会导致 α-突触核蛋白更加容易聚集成 Lewy 小体；或者 *SNCA* 基因拷贝数异常增加，会直接增加 α-突触核蛋白的数量，过多的 α-突触核蛋白就聚集成 Lewy 小体。而 Lewy 小体阻碍了多巴胺的代谢和神经元的正常功能，导致神经元的死亡。

2. *LRRK2* 基因

LRRK2（leucine-rich repeat kinase 2）基因突变，一般会引起中期或者晚期发生的帕金森病，且病情发展较缓慢。现在一般认为，*LRRK2* 基因所表达的蛋白质主要是参与细胞骨架的组装，以及蛋白质与蛋白质之间的相互作用。到目前为止，已经在 *LRRK2* 基因当中找到了 100 多个与帕金森病发病相关的突变。其中 G2385R 突变，是亚洲人群当中较为常见的一个致病突变。*LRRK2* 基因突变引起的帕金森病是显性遗传的。

3. *MAPT* 基因

MAPT（microtubule-associated protein tau）基因编码 TAU 蛋白，是组成微管的一个重要部分。到现在为止，已经发现了 40 多种 *MAPT* 基因突变，与帕金森病的发病相关。AD 患者的神经元，会因为发生神经元纤维缠结（neurofibrillary tangle）而死亡。而神经元纤维缠结的主要成分就是 TAU 蛋白。但是，编码 TAU 蛋白的这个 *MAPT* 基因，当它发生突变的时候，引发帕金森病，而不是引起 AD，当然，帕金森病发展到后期，患者也会出现痴呆症状。

4. *PARK2* 基因

PARK2 基因编码一个泛素连接酶。该泛素连接酶把细胞内的蛋白质连接上泛素，让蛋白质进入泛素降解途径，把蛋白质给降解掉。当 *PARK2* 基因发生突变时，就不能把该降解的蛋白质连上泛素，这样多余的蛋白质就不能被降解，而会堆积在细胞内。*PARK2* 基因突变所导致的帕金森病为隐性遗传。*PARK2* 基因突变的纯合子或者复合杂合子所引起的帕金森病，往往是早发型的，在 30 岁或者 40 岁时就发病，最早的 20 岁之前就会发病。家族性的、30 岁之前就发生帕金森病的病例，其中 77% 是 *PARK2* 基因突变引起的。

5. *PINK1* 基因

研究证实，*PINK1*（PTEN induced putative kinase 1）有维持线粒体功能的作用。在正常情况下，*PINK1* 表达的蛋白质可以被蛋白酶切断，并进入线粒体内膜发挥正常作用，而线粒体内膜也可以保持正常的极化。而当 *PINK1* 表达的蛋白质有突变时，它不能被蛋白酶切断，也就不能进入线粒体内膜，这样，线粒体内膜就会去极化，最终导致神经元细胞的死亡。现在已经在 *PINK1* 上发现了 70 多种突变会导致帕金森病。*PINK1* 突变所导致的帕金森病大多数是早发性的，患者会在 50 岁之前就发病。*PINK1* 突变所导致的帕金森病为隐性遗传。

到目前为止，基因突变如何引发帕金森病，它们在生物通路当中是如何作用的，还不是很清楚。一般认为，它们通过参与以下这 4 个生物通路导致帕金森病：

①突触的神经信号传递；②细胞内的物质运输；③溶酶体的自噬作用；④线粒体的代谢。

（三）帕金森病的药物治疗与药物反应标记

治疗帕金森病的药物，如左旋多巴以及直接作用的多巴胺激动剂，能够有效地缓解帕金森病的运动症状。然而，这类药物也会引起运动并发症，如左旋多巴诱导的运动障碍、疗效波动和幻觉、日间过度嗜睡等不良反应。在临床应用当中，发现大量的个体应答差异。例如，多达45%的接受左旋多巴的患者会在5年内发展为左旋多巴诱导的运动障碍；超过25%的接受多巴胺能药物治疗的患者会出现幻觉。基因编码的药物代谢酶、药物受体，以及在信号通路当中发挥作用的蛋白质分子的遗传差异性是造成个体药物应答差异的主要原因。

在过去的10年当中，有关抗帕金森病药物的遗传药理学研究相继被报道，其中包括抗帕金森病药物应答与基因遗传变异相关的。然而部分结果是相矛盾的。

研究证实，多巴胺受体 DRD2 基因、转运蛋白 DAT 基因及膜蛋白 OPM1 基因的遗传多态性与左旋多巴诱导的运动障碍呈正相关关系。而症状波动则与 DRD2 基因多态性相关。有研究指出，帕金森病服药幻觉发生也与遗传多态性相关。一些研究证实幻觉的出现与 DAT 基因、胆囊收缩素 CCK 基因和载脂蛋白 E（APOE 基因）呈显著正相关关系，但也有结果并未得到证实，与之相矛盾。无征兆的睡眠发作则与 DRD4 基因、HCRT 基因、DRD2 基因及儿茶酚氧位甲基移位酶（COMT）基因遗传多态性相关，并且最新研究结果显示，编码多巴胺 D_2、D_3 受体和 COMT 蛋白的基因多态性与无征兆的睡眠发作显著相关。左旋多巴诱导感应性精神病，一种致残性疾病，好发于晚期帕金森病，Lin 等（2007）研究了血管紧张素 I 转化酶（ACE）在左旋多巴应答中的作用，结果显示，含有 ACE 基因纯合子（ins/ins）的患者为左旋多巴感应性精神病发病的高危人群，是一般患者发病风险的2.5倍。而 ACE 在左旋多巴感应性精神病发病过程如何发挥作用仍未被阐明，仍需进一步研究。

由此我们可以得出结论，与其他疾病如精神病相比，抗帕金森病药物个体应答的药物基因组学研究则相对较少。帕金森病患者的遗传药理学研究主要集中于编码药物受体、药物转运蛋白和突触药物代谢酶（药效学）的基因。通常，在帕金森病和精神病的遗传药理学研究中，缺乏神经递质受体、转运蛋白基因型与治疗效果和不良反应的有意义的相关性研究。并且，相关性在一项研究中得到证实后，并不能在别的研究中得到证实，或出现与先前相矛盾的结果。或许，神经递质受体、药物转运蛋白的单一基因多态性研究方法过于简单，而不能阐述帕金森病和精神疾病等复杂性神经障碍疾病在药物应答中出现的显著差异性。越来越多的证据显示，长期的多巴胺能药物刺激促进神经可塑性以及神经营养性信号级联放大的基因的结构变化，因此，这类研究方法对于抗帕金森病药物治疗的遗传变异性研究是值得期待的。

三、癫痫

癫痫（epilepsy）是一种以反复自发性发作为特征的慢性神经系统疾病，其病因和临床症状都非常复杂，发病机制尚未明确，也尚未找到能治愈癫痫或能真正修正疾病进程的有效药物。

（一）癫痫的主要发病机制及药物治疗

1. 发病机制

目前认为遗传因素、后天获得性因素等造成癫痫发病。其中后天获得性因素包括严重的脑损伤、脑卒中、肿瘤及脑部感染等，约60%的患者其病因是未知的。遗传和发育因素导致的癫痫好发于年轻人，老年患者则主要是因为脑部肿瘤和脑卒中等。

2. 药物治疗

癫痫的治疗主要为抗惊厥治疗，部分患者需长期服药。抗惊厥药物的选择根据癫痫发作的类型，以及患者健康因素、年龄、生活方式等。最初治疗选用单一药物，如无效癫痫的治疗目前在很大程度上依靠经验，而基于发病机制的个体精准治疗开展的可能性小。由于癫痫发病机制较复杂，仍有许多病因未明，个体化治疗仍然受限。然而，近来在基因领域、神经影像及癫痫的神经生物学研究方面的技术进步，为已有的治疗方法的选择和新的治疗方法的发展提供了指导，并且在癫痫的治疗领域内，开拓出了新的发展方向，从而能够为患者制定精准特异性的治疗计划。

依据作用机制，抗癫痫药物可分为以下几种。

1）膜稳定剂，如钠离子通道阻滞剂、钾离子通道阻滞剂。

2）减少神经递质释放的药物，如 N/P/Q 型钙离子通道阻滞剂和突触囊泡蛋白 2A（synaptic vesicle protein 2A，SV2A）配体。

3）提高 γ-氨基丁酸（γ-aminobutyric acid，GABA）介导的兴奋性抑制的药物，如 GABA 类似物。

4）其他，如 N-甲基-D-天冬氨酸（N-methyl-D-aspartate，NMDA）受体阻滞剂等。

苯妥英钠，抑制突出传递的强直后增强（posttetanic potentiation，PTP）。PTP 在癫痫病灶异常放电的扩散过程中起易化作用。苯妥英钠通过抑制 PTP 阻止异常放电向病灶周围的正常脑组织扩散。苯妥英钠还具有膜稳定作用，能降低细胞膜对 Na^+ 和 Ca^{2+} 的通透性，抑制 Na^+ 和 Ca^{2+} 的内流，从而降低了细胞膜的兴奋性，抑制动作电位的产生。

卡马西平，作用机制与苯妥英钠相似。降低 Na^+ 和 Ca^{2+} 的通透性、降低神经元的兴奋性和延长不应期，与增强 GABA 神经元的突触传递功能有关，抑制癫痫灶及其周围神经的放电和传播。

丙戊酸钠，增强 GABA 神经元的突触传递功能。抑制脑内 GABA 转氨酶，减缓 GABA 的代谢；提高谷氨酸脱氢酶的活性，使 GABA 形成增多；抑制 GABA 转运体，减少 GABA 的摄取，使脑内 GABA 含量增高；提高突触后膜对于 GABA 的反应性，从而增强 GABA 能神经突触后抑制。同时也能抑制钠离子通道和 L-钙离子通道。

托吡酯，托吡酯通过多种机制发挥抗癫痫作用，其可阻断电压依赖性钠离子通道，阻断钙离子通道，增强 GABA 介导的抑制作用，抑制兴奋性氨基酸释放，是一种广谱抗癫痫药物。

拉莫三嗪，为苯三嗪衍生物，通过阻滞电压依赖性钠离子通道、抑制兴奋性神经递质的释放等发挥抗癫痫作用。目前较多应用于癫痫部分性发作、全面强直-阵挛发作、失神发作、肌阵挛发作及全面强直。

奥卡西平，为卡马西平的 10-酮基类衍生物，可调节电压依赖性钠离子通道，对钙离子通道亦有阻滞作用。其适应证同卡马西平，已逐渐代替卡马西平作为部分性发作首选药物，且对复杂部分性发作有疗效。

（二）癫痫药物治疗与药物反应标记

尽管目前已有 20 多个抗癫痫药物（antiepileptic drug，AED）通过 FDA 认证用于癫痫治疗，可以有效性地控制 70% 患者的癫痫发作，但癫痫治疗仍面临巨大挑战，约 1/3 的患者会出现严重的医疗、生理及社会问题。患者对现有 AED 表现出不同的应答，部分患者的症状仍得不到有效干预和控制。有研究表明，患者遗传基因多态性导致了较差的疗效及不良反应的产生。基因组技术的发展，包括染色体芯片和二代测序等技术的应用，提高了我们对癫痫的基因遗传背景的理解。近来一些癫痫遗传研究为我们提供了新的视角，从发生机制到有重要功能的蛋白，如离子通道蛋白、与突触作用和能量代谢相关的蛋白。并且，在分子诊断领域，快速发展的高通量基因测序和相关统计分析工具的应用为癫痫研究带来了变革，尤其是和癫痫相关的单基因分子研究能够为癫痫的治疗提供帮助。

药物基因组学基于个体遗传背景影响治疗效果的差异，包括有效性和药物不良反应。癫痫治疗作为研究模型，能够将遗传药理学应用于临床研究当中，研究个体对抗癫痫药物的不同反应。患者的遗传差异造成了不同的药效反应。事实上，基因多态性能够在药代动力学（即吸收、分配、转运、代谢、清除）和药效动力学水平改变药物的药效。尤其是个体差异导致的抗癫痫药物的不同效应，影响程度能够被编码参与药物代谢的酶的基因多态性预测出来。分析这些基因的变化能够预测药物反应，提高抗癫痫药物的有效性和安全性（表11-4）。

表 11-4 癫痫遗传基因相关治疗

基因	癫痫综合征	治疗
SCN1A	婴儿严重肌阵挛癫痫	避免钠离子通道阻滞剂
KCNQ2	早发性癫痫脑病	钾离子通道开放剂（瑞替加滨）或钠离子通道阻滞剂（卡马西平）
KCNT1	婴儿迁移性部分性癫痫	钾离子通道开放剂（奎尼丁）
GRIN2A	早发性癫痫脑病	NMDA 受体拮抗剂（美金刚）

例如，我们所熟知的细胞色素 P450（CYP）酶家族成员 CYP2C9 和 CYP2C19 参与大多数抗癫痫药物的代谢，其编码酶的基因多态性能够导致患者出现不同的血药浓度及差异化的药物清除率，而后者会影响浓度依赖的中枢神经系统不良反应风险。对于苯妥英来说，在特定的遗传背景下，对这种药物的正确处理制定了指导方针，尽管其他的变量，如年龄、疾病状态和伴随的药物治疗可以在确定适当的药物剂量方面发挥关键作用。基因多态性也与苯巴比妥和丙戊酸的代谢有关。有缺陷的 CYP2C19 等位基因变异的个体可以减少苯巴比妥的清除，即使没有证据表明基因型的治疗与临床观察和血清药物浓度监测相比改善了这种治疗的结果。此外，在某些多态编码 CYP2C9*2 和 CYP2C9*3 等位基因，以及尿苷二磷酸葡萄糖醛酸基转移酶（UGT）的存在中，丙戊酸的代谢和清除也会发生退化。

通过检测 AED 代谢酶相关基因遗传多态性不仅能预测患者对于 AED 的应答效果，还能帮助患者确定药物耐药风险。最新研究表明，AED 耐药主要由两个不同的机制介导：①血脑屏障中转运蛋白的表达改变限制了 AED 的透过性；②AED 的药物作用靶点敏感性发生变化。在过去的 20 年里，一些研究者评估了遗传因素对于 AED 通过血脑屏障转运蛋白的影响，并且对 AED 靶点也进行了相应的多态性和突变评估。这其中，研究最多的药物转运体为 P-糖蛋白(P-gp)，其为 MDR1 基因(multi-drug resistance gene)表达的产物，是一种药物外排转运蛋白，属于 ABC 超家族（ATP 结合盒超家族 B，ABCB1），通过在癫痫组织中过表达促使 AED 产生耐药。研究表明，MDR1/ABCB1 基因单核苷酸多态性与 P-gp 功能改变和耐药风险相关。

同时也有研究表明，AED 耐药的发生与药物代谢中编码电压依赖的钠离子通道基因单核苷酸多态性相关。例如，SCN1A 基因多态性位点 IVS5-91 核苷酸 G>A 需通过增加卡马西平的剂量才能够达到治疗效果。但 GABA-A 受体、KCNT1 钾离子通道等药物靶点的特殊基因表型则显示与耐药发生无关。因此，目前药物基因组学应用于抗惊厥治疗的临床实践尚处于早期阶段。

　　然而，基因检测在预测药物不良反应方面的价值是毋庸置疑的，如苯妥英和卡马西平的皮肤反应。Chung 等（2008）研究表明，携带 *HLA-B*15:02* 的患者使用卡马西平后患粘连综合征（Stevens-Johnson syndrome，SJS）的风险更高，可能等位基因的变化导致 T 淋巴细胞的杀伤效能激活，从而释放大量粒溶素导致出现表皮坏死松解症。*HLA-B*15:02* 等位基因在白种人群当中频率较低，但在中国（汉族）、泰国、马来西亚、越南和其他东南亚人群中则频率较高，所以卡马西平诱导 *HLA-B*15:02* 相关的粘连综合征和表皮坏死则好发于携带这一等位基因的特定人群。因此，治疗指南建议在卡马西平治疗前需排除汉族和这一区域的其他人群是否携带 *HLA-B*15:02* 等位基因。在亚洲人群当中 *HLA-B*15:02* 等位基因携带者与卡马西平诱导发生的粘连综合征和表皮坏死相关，而携带 *HLA-A*3101* 等位基因的欧洲人群易患卡马西平诱导的过敏反应，发病风险高达26%。因此，通过遗传多态性研究预测药物不良反应风险已成为药物基因组学的主要目标。

第三节　血脑屏障的药物基因组学

　　大约 100 年前就已发现，给动物注入活性染料，动物全身组织都染上色而唯独脑组织不染色。但是如果把染料直接注入蛛网膜下腔，则脑组织迅速被染色。以后的大量实验研究表明，有些物质完全不能由血进入脑组织间液；有些物质进入很缓慢；而有些物质的进入颇为迅速。在血-脑之间有一种选择性地阻止某些物质由血入脑的"屏障"（barrier）存在，称为血脑屏障（blood brain barrier，BBB）。血脑屏障使大脑在吸收外界物质时十分严谨，一些大脑必需的糖类、氨基酸类等分子选择性穿越血脑屏障到达脑细胞，从而有利于维持中枢神经系统（central nervous system，CNS）的机能活动，保证脑的内环境高度稳定，同时阻止毒素等的侵入，消除脑内产生的毒性代谢产物，但是这层屏障也阻碍了许多有潜在价值的药物进入大脑，治疗 CNS 疾病的药物可作为底物被 P-gp 识别并被外排，将极大地影响其疗效。血脑屏障上存在多种转运蛋白，参与多种药物的吸收与外排。

一、血脑屏障的定义

　　血脑屏障是存在于血液和脑组织之间的一层屏障系统，由毛细血管内皮细胞、星形胶质细胞、神经胶质细胞和基膜组成。脑毛细血管内皮细胞间存在高度的紧密连接，缺少跨膜转运的质膜小泡和细胞孔。正常生理情况下只允许气体分子及相对分子质量小于500的脂溶性小分子通过，这与其他组织器官内皮细胞不同。为支持耗能的主动转运，胞质中线粒体数目比其他组织器官细胞的线粒体数目多。

血脑屏障的重要结构是脑毛细血管内皮细胞。它可阻止多种物质进入脑，但营养物质可顺利通过，以维持神经系统内环境的相对稳定。脑毛细血管内皮细胞的这种生理特性与细胞膜上存在许多不同类型的转运蛋白有关，转运蛋白能识别特定分子并将其转运通过血脑屏障。星形胶质细胞具有诱导内皮细胞形成屏障特性的作用。

二、血脑屏障上的转运蛋白

血脑屏障是重要的动态屏障层，其依赖特殊的血管内皮结构及转运蛋白来发挥屏障功能，这些转运蛋白负责识别和外排有害物质并吸收有利物质，其中包括ATP结合盒转运蛋白和溶质载体转运体，后者又包括有机阳离子转运体和有机阴离子转运体等。中枢神经系统疾病如阿尔茨海默病、癫痫等已成为严重危胁人类健康的疾病。这类疾病多为慢性病，且发病机制未明，病程长，治疗难度大，目前药物很难有效透过血脑屏障对这类疾病进行治疗，这在一定程度上限制了新药的开发及对药物作用机制的研究。

很多药物进出脑组织都依赖转运蛋白，药物转运蛋白包括摄取性转运蛋白（uptake transporter）和外排性转运蛋白（efflux transporter）。

ATP结合盒（ATP binding cassette，ABC）转运蛋白：ATP结合盒转运蛋白家族是一类膜相关转运蛋白。它们分子内含有1个或2个ATP结合区域，直接利用ATP分解产生的能量介导多种化合物跨膜转运。编码ABC转运蛋白的基因具有高度氨基酸序列同源性特征，可以分为7个不同的亚族。血脑屏障上研究较多的是ABC转运蛋白家族的多药耐药基因产物P-gp、乳腺癌耐药蛋白（breast cancer resistance protein，BCRP）和多药耐药相关蛋白（MRP）（表11-5）。

表 11-5　临床相关的 ABC 转运蛋白底物

药品	P-gp	MRP
抗精神病药物	帕罗西汀	
抗癫痫药物	非尔氨脂 苯妥英 托吡酯 苯巴比妥 拉莫三嗪 左乙拉西坦 加巴喷丁	左乙拉西坦、苯巴比妥

1. P-糖蛋白

P-gp 利用 ATP 分解产生的能量将各种抗癌药物从细胞内外排,是癌细胞对抗癌药物产生多耐药性的主要原因。编码 P-gp 的基因在人体中为 *MDR1*,其底物范围很广,主要为脂溶性较高的阳离子型药物。P-gp 的抑制剂有环孢素、奎尼丁、维拉帕米等。利福平、地塞米松等则具有诱导 P-gp 表达的功能。

编码 P-gp 的基因 *MDR1*(*ABCB1*)位于人染色体 7q21.1 上,含 28 个外显子,cDNA 长 3843bp。1994 年,Stein 等发现了 *ABCB1* 遗传变种,确定了与耐药相关的 2 个单核苷酸多态性位点,位于人骨肉瘤细胞 *ABCB1* 启动子区域。A+103T>C 变种使氯霉素乙酰转移酶活性显著增加。另一个 *ABCB1* 启动子区域 SNP 位点(+8T>C)在血液肿瘤患者中被发现。

抗抑郁药物是治疗抑郁症的一线治疗药物,但其临床有效性不令人满意,在单一疗法中,常规剂量治疗仅有约 1/3 患者症状得到缓解,而后缓解率随着治疗的深入逐步下降。究其原因,抗抑郁药物的疗效较差与药物本身不能很好地穿透血脑屏障相关,其药物穿透率由主动转运蛋白在血脑屏障微血管腔内皮细胞膜上的表达量来决定。该类分子逆浓度梯度将底物由胞内运输到胞外进入血液循环,从而使大脑的药物浓度降低,使治疗药物不能很好地发挥功效。这类分子当中研究较多的即为 P-gp。

许多研究对 *ABCB1* 基因多态性进行了描述,大批量的单核苷酸多态性公布到公共 SNP 数据库(表 11-6)。其中有 3 个多态性位点、两个同义 SNP(C3435T 和

表 11-6　*P-gp*、*BCRP*、*MRP* 基因遗传多态性

遗传多态性	氨基酸替换	位点	影响
P-gp			
1236C>T	沉默(G412G)	rs1128503	阿片类药物治疗预后及不良反应、药物应答
2677G>T/A	A893S/T	rs2032582	高活性、阿片类药物不良反应、药物应答
3435C>T	沉默(I1145I)	rs1045642	ABCB1 表达活性、生物利用度、抗癫痫药物治疗反应、阿片类药物治疗预后及不良反应
3751G>A	V1251I	rs28364274	降低 ABCB1 功能
BCRP			
34G>A	V12M	rs2231137	药物反应、预后
376C>T	Q126 终止密码子	rs72552713	BCRP 低表达或不表达、药敏
421C>A	Q141K	rs22311142	抗肿瘤药物生物利用度、不良反应
458C>T	T153M		BCRP 低表达、弱耐药性
MRP2			
−24C>T	启动子	rs717620	mRNA 低表达、降低活性
1249G>A	V417I	rs2273697	降低生物利用度、ABCC2 表达、降低药物浓度
3972C>T		rs3740066	患癌风险升高
4544G>A	C1515Y	rs8187710	高表达 ABCC2、提高生物利用度

C1236T）和一个非同义 SNP（G2677）证实能够影响到 P-gp 活性，导致了不同的药物血浆浓度。稀有非同义 SNP（G2677）不仅改变 P-gp 活性，而且影响 P-gp 底物特异性。另有研究小组证实含有同义 SNP（C3435T 和 C1236T）编码的稀有密码子会改变 P-gp 翻译后折叠与插入进入细胞膜的时机，从而改变与底物结合位点的三维结构。

2. 乳腺癌耐药蛋白

BCRP 是体内重要的跨膜外排转运体，主要负责将内源性物质、外源性物质排至细胞外。BCRP 在体内分布广泛，在胎盘、小肠、血脑屏障等重要组织中均有表达，是介导药物-药物相互作用及临床用药个体差异的重要因素之一。目前已发现 200 余种 BCRP 转运体的底物。

BCRP 是分子质量为 72kDa 的跨膜蛋白，由 655 个氨基酸组成，编码基因为 *ABCG2*。因 BCRP 只有一个核苷酸结合区（nucleotide binding domain，NBD）和一个 6 次跨膜区（transmembrane domain，TMD），被称为半转运体（half-transporter）BCRP。ABC 转运体发挥转运功能需要两个 NBD 结构，故 BCRP 常以二聚体的形式存在。作为 ABC 转运体家族一员，BCRP 与 P-gp 类似，也是由 ATP 水解提供能量，NBD 负责结合 ATP，TMD 作为底物的结合部位，决定转运底物的特异性。

目前，已发现约 80 种 *ABCG2* 基因的单核苷酸多态性（SNP），其中，34G>A（V12M）和 421C>A（Q141K）的突变频率最高。研究表明，421C>A 导致的 *Q141K* 突变可引起细胞表面的 BCRP 表达减少，进而降低其外排活性；而 34G>A 导致的 *V12M* 突变与 BCRP 表达及药物不良反应相关。

3. 多药耐药相关蛋白（MRP）

MRP 介导许多有机阴离子的外排转运。该家族包含 9 个亚型，为 MRP1～MRP9，其中 BBB 部位 MRP1、MRP2、MRP4、MRP5 较多。MRP 主要转运谷胱甘肽 *S*-结合物和氧化谷胱甘肽等阴离子化合物。研究表明，癫痫患者 MRP1、MRP2 与 MRP5 表达量会增加。

（汪钦）

参 考 文 献

杨宝峰, 陈建国. 2015. 药理学. 北京: 人民卫生出版社.

Agúndez J A, Garcia M E, Alonso N H, et al. 2013. Anti-Parkinson's disease drugs and pharmacogenetic considerations. Expert Opin Drug Metab Toxicol, 9(7): 859-874.

Can A, Schulze T G, Gould T D. 2014. Molecular actions and clinical pharmacogenetics of lithium therapy. Pharmacol Biochem Behav, 123: 3-16.

Chung W H, Hung S I, Yang J Y, et al. 2008. Granulysin is a key mediator fordisseminated keratinocytes death in Steven-Johnson syndrome an toxicepidermal necrolysis. Nat Med, 14: 1343-1350.

Crentsil V. 2004. The pharmacogenomics of Alzheimer's disease. Ageing Res Rev, 3(2): 153-169.

Dzoljic E, Novakovic I, Krajinovic M, et al. 2015. Pharmacogenetics of drug response in Parkinson's disease. Int J Neurosci, 125(9): 635-644.

Fabbri C, Porcelli S, Serretti A. 2014. From pharmacogenetics to pharmacogenomics: the way toward the personalization of antidepressant treatment. Can J Psychiatry, 59(2): 62-75.

Franco V, Perucca E. 2015. The pharmacogenomics of epilepsy. Expert Rev Neurother, 15(10): 1161-1170.

Gao K, Calabrese J R. 2016. Pharmacogenetics of lithium response: close to clinical practice? Lancet, 387(10023): 1034-1036.

Kautzky A, Baldinger P, Souery D, et al. 2015. The combined effect of genetic polymorphisms and clinical parameters on treatment outcome in treatment-resistant depression. Eur Neuropsychopharmacol, 25(4): 441-453.

Kurzawski M, Bialecka M, Drozdzik M. 2015. Pharmacogenetic considerations in the treatment of Parkinson's disease. Neurodegener Dis Manag, 5(1): 27-35.

Lin J J, Yueh K C, Lin S Z, et al. 2007. Genetic polymorphism of the angiotensin converting enzyme and l-dopa-induced adverse effects in Parkinson's disease. J Neurol Sci, 252: 130-134.

Maimone D, Dominici R, Grimaldi L M. 2001. Pharmacogenomics of neurodegenerative diseases. Eur J Pharmacol, 413(1): 11-29.

Salloum N C, McCarthy M J, Leckband S G, et al. 2014. Towards the clinical implementation of pharmacogenetics in bipolar disorder. BMC Med, 12(90): 1-15.

Striano P, Vari M S, Mazzocchetti C, et al. 2016. Management of genetic epilepsies: from empirical treatment to precision medicine. Pharmacol Res, 107: 426-429.

Tybura P, Trzesniowska-Drukała B, Bienkowski P, et al. 2014. Pharmacogenetics of adverse events in schizophrenia treatment: comparison study of ziprasidone, olanzapine and perazine. Psychiatry Res, 219(2): 261-267.

第十二章 药物基因组学与药物研发

随着人类文明的不断进步，人类对防治疾病的药物需求也在迅速增长，然而，制药工业一直以来就是高风险、高投入的行业，研发周期长、费用高、成功率低成为其最大的特点，国际许多大型制药公司每年投入巨资进行药物研发（drug R&D），一旦研发失败，对企业的影响将非常巨大。因此，如何提高药物研发的成功率、降低成本、缩短研发周期，是新药研发最值得关注的问题。伴随着功能基因组学的快速发展，药物基因组学、药物蛋白质组学、化学基因组学等组学技术在新药发现和研发中的作用越来越突出。本章主要介绍药物基因组学在指导药物设计和研发方面的潜能。

一、靶分子发现和药物设计

人类基因组计划的实施和完成，使研究人员预测具有药理作用的药物靶分子数量接近 8000 个，目前正在研究的靶分子虽然有 1000 余个，但经确认成药的药物靶点不足 500 个。可见，药物靶点的发现还有很大的空间，或者说药物靶点发现研究还需要有更好的方法。正如前面的介绍，药物基因组学主要应用候选基因和全基因组关联分析的方法鉴定与疾病发生和药物应答相关的生物标志物，包括基因、蛋白质和代谢物质，这些标志物往往能成为理想的药物干预候选靶分子。通过阐明候选靶分子的作用机制，筛选或设计能够与其发生药理作用的先导化合物，可极大地促进新药的发现和设计。

（一）靶分子筛选和功能研究

新药发现（drug discovery）是药物研究的最初始阶段，该过程的目的在于发现药物作用靶分子，阐明其生物学机制，筛选药物先导化合物，并通过实验室研究优化先导化合物。

在研究方法上药物靶点研究经历了从经验到筛选到设计的过程，最早的药物靶点发现研究主要依靠经验积累或者偶然发现，如我们中国古代的神农尝百草，20 世纪中期青霉素的偶然发现；后来开始使用有目的的药物筛选，如青蒿素的筛选；还有老药新用，不断发现药物的新适应证，如阿司匹林从最初的解热镇痛，发展到抗血栓预防心脑血管疾病再到预防结直肠癌；直到现在，随着基因组学、结构生物学、计算机科学和信息技术的发展，有了高通量的基因芯片技术，有了计算机辅助药物设计，药物靶点的发现和功能研究如虎添翼。

在药物研究中，仅仅发现某一个家族致病基因的贡献是有限的，但若发现导致某个人群某种疾病的基因则可为药物新靶点发现作出重大贡献。基因芯片技术为复杂疾病药物靶分子发现研究提供了十分重要的工具和手段，因为在基因芯片技术成熟以前对没有遗传关联的人群进行研究几乎不可能，技术上无法对众多个体的遗传标志物进行分析研究。芯片技术的出现使这种研究成为可能，使通过对健康人群和疾病人群基因组比较从而获得药物靶分子成为可能。这方面最值得一提的是 GWAS 在鉴定复杂疾病相关基因研究中的应用。

瑞士某制药公司曾针对与人类疾病具有相关性状的骨质疏松小鼠模型，应用全基因组表达谱芯片鉴定疾病信号通路的关键基因，并成功鉴定到一种可影响骨密度和骨重量的酶分子，为骨质疏松治疗提供了新的候选药物。

研究靶分子与先导化合物在体内的相互作用是一项具有挑战性的工作，因为这种作用可能很微弱或者很复杂，涉及受体、酶分子、信号转导等蛋白质、核酸、代谢产物多种分子，以及这些分子的各种调节因子构成的复杂网络系统。这种研究通常需要结合应用多学科的知识和技术，包括遗传学、基因组学、系统生物学、生物信息学、化学等，在阐明操控细胞和器官功能的多种生物分子以及彼此之间的精细作用当中甄别出与药物相互作用时可产生最好效应比的靶分子。

德国某制药公司应用基因组学技术研究了候选药物的生理作用。在这项研究中他们发现了一种增加对瘦素和胰岛素敏感性的新机制，其小鼠动物模型显示，只需要很少胰岛素的调节，小鼠就可获得明显增强的对葡萄糖的耐受力，相比其他胰岛素敏感效应，他们的模型小鼠不仅不发生肥胖，还可在高脂饮食下保持苗条。研究结果对肥胖和糖尿病治疗靶分子的筛选具有重大的贡献。

可见，对制药企业而言，药物基因组学正成为辅助筛选和鉴定药物靶点的有用工具，它可以针对特定人群筛选和鉴定理想的有效药物靶点，指导药物设计特别是靶向药物设计。

（二）靶向药物的设计与研发

针对药物不良反应频发的问题，开展基于特异性生物标志物的药物研发被认为不仅可提高药物筛选的成功率，而且可提高临床试验的针对性，降低药物不良反应的发生率。因此，靶向药物研究成为药物研发的重要方向之一。其中抗肿瘤的靶向药物研发已取得了很大的进展。

抗肿瘤靶向药物与常规化疗药物最大的不同在于其作用机制：化疗药物通过对细胞的毒性而发挥作用，在杀灭肿瘤细胞的同时也导致正常细胞的损伤，所以产生较大的毒性作用。而靶向药物是针对与肿瘤发生发展密切相关的驱动基因开发的，它能够识别肿瘤细胞特有的基因，通过干扰和阻断细胞生长、增殖相关的信号通路而控制和杀灭肿瘤细胞。因此，应用靶向药物进行的靶向治疗（targeted therapy）具有效果好、毒性作用低的特点。

目前抗肿瘤靶向药物针对的驱动基因主要有两大类，一类是位于细胞膜上的受体分子，另一类是位于细胞内的重要信号通路分子。由于基因发生插入、缺失、重排或扩增等突变而导致的驱动基因的活化，赋予了肿瘤细胞适应性，从而导致癌症的发生和发展。

1. 靶向细胞膜受体

曲妥珠单抗（trastuzumab）是第一个以药物基因组学为基础开发的靶向抗肿瘤药物，也是靶向药物研发成功的例子。*HER2*基因（又称 *HER2/neu*、*ErbB2*）是酪氨酸蛋白激酶家族成员之一，属于细胞膜表皮生长因子类受体，编码一个185kDa的跨膜蛋白，在配体丝裂酶原的触发下与家族其他受体成员发生异二聚化，激活胞内的 Ras/MAPK 信号途径和 PI3K/Akt 途径。*HER2/neu* 通常在胎儿时期表达，成年以后只在极少数组织内低水平表达。信号途径的异常激活可导致早期反应基因如 *c-fos*、*c-jun*、*c-myc* 转录活性的增加，Akt 磷酸化使 p27Kip1在细胞质内聚集，导致细胞周期依赖性蛋白激酶（CDK）受抑制，使细胞转变为更具有侵袭性的表型，增殖能力、侵袭能力增加，并伴随血管增生。研究表明，25%～35%的乳腺癌存在 *HER2/neu* 的扩增和过度表达，使用抗体阻断 *HER2/neu* 与配体的结合可阻止细胞的恶性增长。强烈提示 *HER2/neu* 是一种有效的抗肿瘤靶标。

美国某制药公司依据 *HER2/neu* 靶分子结构设计并开发了人源化单克隆抗体曲妥珠单抗，该抗体可结合 HER2/neu 受体胞外第四结构域并阻止其活化，使细胞停滞在细胞周期的 G_1 期，抑制细胞增殖。这种作用主要通过下调 HER2/neu 受体并干扰受体二聚化，阻止 PI3K 信号途径激活，阻止 P27Kip1 磷酸化，从而有效抑制 CDK 的活性而实现。另外，曲妥珠单抗还具有诱导抗血管生成因子生成和抑制血管生成因子生成的作用，从而抑制血管生成。该项研发于 1998 年 9 月获得美国食品药品监督管理局（FDA）的批准用于治疗 HER2 阳性的转移性乳腺癌。研发中制药公司联合了诊断试剂研发公司，合作开发 HER2 过表达诊断试剂，用于接受曲妥珠单抗治疗适应证的筛选，虽然此筛选限制了使用该药物的人群，但是保障了使用者的有效性。这也正是药物基因组学研究的目的。该产品的研发，成为药物基因组学在新药研发领域的首次成功应用，其产品也成为 FDA 首次批准的药物和诊断试剂组合产品。

曲妥珠单抗虽然有不良反应，但是其危险性比传统的化学治疗已经低了许多。经过上市后的临床应用和进一步研究，发现曲妥珠单抗对早期乳腺癌同样具有良好的疗效，同时发现体内其他部分肿瘤如卵巢癌、肺癌、原发性肾细胞癌、胃癌、膀胱癌等也存在 *HER2/neu* 的高表达，因此 FDA 后续又相继批准了曲妥珠单抗用于一些新的适应证。

在曲妥珠单抗研发成功的基础上，针对多个其他细胞膜受体设计的特异性抗体药物也相继研发成功，代表性药物见表 12-1。

表 12-1 已上市的靶向细胞膜受体的代表性抗肿瘤单克隆抗体药物

药物靶点	药物名称	适应证
EGFR	西妥昔单抗 cetuximab	头颈癌、结直肠癌
CD52	阿仑单抗 alemtuzumab	慢性淋巴细胞性白血病（CLL）、皮肤 T 细胞淋巴瘤（CTCL）、复发性多发性硬化症（MS）
HER2	曲妥珠单抗 trastuzumab	HER2 过度表达的转移性乳腺癌
CD20	利妥昔单抗 rituxumab	复发或耐药的滤泡性中央型淋巴瘤、CD20 阳性滤泡性非霍奇金淋巴瘤、CD20 阳性弥漫大 B 细胞性非霍奇金淋巴瘤

2. 靶向细胞内信号分子

最具代表性的针对细胞内重要信号分子的靶向药物当属酪氨酸激酶抑制剂（tyrosine kinase inhibitor，TKI）。

酪氨酸激酶（tyrosine kinase，TK）的主要功能是催化 ATPγ 位的磷酸基团转移到蛋白质底物的酪氨酸残基上，通过靶蛋白的磷酸化反应，使激酶从非活化构象转变为活化构象，在调控细胞功能上发挥重要作用。研究发现，超过 50% 的原癌基因和癌基因产物都具有异常的蛋白酪氨酸激酶活性，它们的异常表达或非调控活性增高将直接导致细胞增殖调节发生紊乱，与肿瘤的侵袭和转移、肿瘤新生血管的生成、肿瘤的化疗抗性密切相关。因此，蛋白酪氨酸激酶分子成为抗肿瘤药物研发的重要靶点。

小分子 TKI，可通过特异性与 ATP 结合位点发生作用而达到抑制细胞内蛋白激酶活化的目的。针对表皮生长因子受体（epidermal growth factor receptor，EGFR）的单克隆抗体西妥昔单抗虽然已经成功应用于临床治疗，然而研究发现，*EGFR* 基因突变可导致 EGFR 通路不依赖配体而持续激活。这种 *EGFR* 的活化突变占西方高加索非小细胞肺癌（NSCLC）患者的 10%～25%，占亚洲 NSCLC 患者的 40%～43%。如果以突变的 *EGFR* 为靶点，研发针对性的小分子 TKI，则可以阻断 ATP 结合至酪氨酸激酶区域催化位点，从而抑制 EGFR 信号通路的活化。临床实践发现，拥有 *EGFR* 基因突变的 NSCLC 与 TKI 吉非替尼和厄洛替尼的正向应答密切相关。成功上市的还有同时针对突变型 *EGFR* 和 *VEGFR* 多靶点的索拉菲尼、舒尼替尼、拉帕替尼。研究表明，EGFR 信号通路下游的 BRAF 突变同样可以不依赖上游信号而持续活化，导致细胞不受控制地生长和存活。该突变占 NSCLC 患者的 2%，黑色素瘤患者的 50%，甲状腺癌患者的 30%～70%，结直肠癌患者的 10%。成功研发的针对突变型信号分子 BRAF 的威罗菲尼，则为该类肿瘤患者提供了有效的靶向药物。

（三）靶向药物与伴随诊断

精准医疗包含诊断和治疗两个环节，精准诊断是实现精准治疗的前提。有效的方式就是将靶向药物研发与靶基因的精确诊断研发同步进行。一种以预测和提高伴随药物的安全性和有效性为目标、始终与药物研发和应用同步进行的药物伴随诊断（companion diagnostic，CD）应运而生，成为了药物基因组学指导药物研发的新模式。伴随诊断对药物的临床试验和上市后的个体化治疗具有重要的意义，是实现精准医疗不可或缺的部分。诊断公司大多从药物临床试验的早期开始介入，与制药公司的药物审批同步进行。成功的例子有曲妥珠单抗治疗乳腺癌与 *Her2/neu* 过表达诊断试剂的联合研发和审批；克唑替尼治疗间变型淋巴瘤激酶（ALK）基因重排的非小细胞肺癌与 *EML4-ALK* 融合基因扩增检测试剂的联合研发和审批；威罗菲尼治疗晚期（转移性）或不可切除的黑色素瘤与 *BRAF V600E* 基因突变检测试剂的联合研发和审批等。

二、药物临床试验

（一）更新临床试验设计模式

新药研发中决定其成败的两个最关键的问题是药物的有效性和安全性。能否在临床试验之前或试验早期预测候选药物的生物学效应，从而指导临床试验设计，即只征集对药物有应答的患者参加临床试验?又能否在临床试验之前预测候选药物的毒性作用、不良反应或者代谢差异，从而主动排除具有发生药物不良反应危险性的个体参与临床试验呢？这是药物研发者共同关心的两个问题。

传统药物研发中对于药物有效性和安全性的预测是非常困难的，其后果往往转化为临床试验病例数增加、周期延长，以及由此带来的临床试验费用增加。在药物基因组学时代，临床前研究阶段就可能通过体外实验或者动物实验方式阐明候选药物的代谢途径和机制、靶分子及其作用方式，以及与基因多态性之间的关系。一旦发现候选药物有因为基因多态性或基因突变而导致严重药物不良反应的可能性，便可协助决策是否有必要对此候选药物继续进行研发。在临床试验阶段，同样的药物基因组信息可以用作筛选和划分参与临床试验人群的标准，减少参试人群数量，用更少的病例数达到所需的统计学意义，明显节约临床试验的费用和时间，同时提高药物应答率，避免不良反应的发生。

药物基因组学以研究基因变异与药物效应之间的关系为核心，其可应用的遗传标志物（genetic marker）有很多，SNP 是其中最大的一类，除此之外还有单体型、微卫星或者简单重复序列多态性、插入/缺失突变、CNV、非整倍体、杂合性缺失。最常用的方法是基因分型，即用基因分型鉴定个体遗传性状与药物应答的相关性。除此之外，基因表达图谱和酶的活性测试同样可作为遗传变异与药物反应关系监测的代替方法。

（二）加快新药研发速度

伴随着对疾病分子机制的不断深入了解，药物分子靶点不断被发现，新药研发模式已经从随机筛选向着基于发病机制的靶向筛选方式转变。针对靶向药物临床试验的设计和终点判断方式也在进行转变。这种转变不仅提高了药物研发的成功率，还明显加速了药物临床试验的进程乃至整个新药研发的进程。伊马替尼（imatinib）的研发就是一个典型的例子。

伊马替尼是一种信号转导通路的抑制剂，是人们第一次根据对某些癌细胞生理过程的了解，利用分子生物学方法设计出的癌症治疗药物。伊马替尼属于 2-苯胺嘧啶类衍生物，特异性结合细胞内酪氨酸激酶结构域从而抑制其激酶活性。慢性髓细胞性白血病（chronic myelogenous leukemia，CML）患者由于染色体易位突变而形成异常的费城染色体（Philadelphia chromosome，Ph），导致形成融合基因 *BCR-ABL*（breakpoint cluster region-Abelson proto-oncogene），该基因高表达 BCR-ABL 融合蛋白，形成异常高的酪氨酸激酶活性，引发底物磷酸化而导致细胞异常增殖和肿瘤形成。药物研发正是针对 BCR-ABL 激酶的活性结构域开发了特异性抑制剂伊马替尼，特异性阻断底物的磷酸化。

该药物的靶向性决定了其临床试验患者的可选择性。与一般需经过 10～13 年研发历程的新药相比，伊马替尼于 1998 年 6 月进入 I 期临床试验，31 例参与的患者在用药数周后白细胞计数即恢复正常；II 期临床试验显示，干扰素治疗失败后的 CML 慢性期患者可获得 88% 的血液学应答和 49% 的总体主要细胞遗传应答。仅仅 32 个月后制药公司就在全球范围递交了新药申请，美国 FDA 于 2001 年 3 月 27 日通过了给予其优先审批的资格，2001 年 5 月 10 日在尚未完成III期临床试验的情况下就被 FDA 批准提前上市，用于治疗 Ph1 阳性或者 BCR-ABL 融合蛋白高表达的 CML 患者。其审批进程比同类药物快了一倍，其速度之快，可谓空前。继美国之后，该药相继在多个国家上市。

伊马替尼的上市应用，让 BCR-ABL 突变型 CML 患者的 5 年存活率从 30% 提升到了 89%。后来的研究发现，除 BCR-ABL 之外，伊马替尼还可抑制癌基因 *c-Kit* 和血小板源性生长因子受体（platelet-derived growth factor receptor，PDGFR）的酪氨酸激酶活性。经过进一步的临床试验，美国 FDA 于 2002 年 2 月又批准了将伊马替尼用于 Kit 阳性不能进行手术和（或）恶性转移的胃肠道间质瘤

（gastrointestinal stromal tumor，GIST）的治疗，治疗后可明显提高 GIST 病例的手术切除率。

伊马替尼的研发成功开创了靶向性酪氨酸激酶抑制剂研发的新模式，也成为合理应用药物基因组学信息加速新药研发进程的典范。

（三）提高药物研发成功率

不同人群和个体在基因结构上存在的多态性，可直接导致对某些疾病易感性、病程发展、特定药物和治疗方案的有效性、毒性作用及愈后效应的巨大差异。因此通过人群细分，可能发现药物在特定人群中的作用，并可能挽救某些药物的开发，使部分药物研究起死回生，从而开发出针对特定人群的有效药物。这方面一个很好的例子就是抗心力衰竭候选药物 BiDil 的研发。

BiDil 是一种固定剂量的复方制剂，由两种药品复方而成：硝酸异山梨酯 20mg 和肼屈嗪 37.5mg。硝酸异山梨酯为抗心绞痛药物，属于一氧化氮供体，能够扩张血管和抗血栓形成；肼屈嗪为抗高血压药物，是一种抗氧化剂和血管扩张剂，可以保护硝酸异山梨酯生成一氧化氮。一般认为，当上述两种药物合用时可以升高心力衰竭患者体内的一氧化氮水平，改善患者临床症状。

早在 20 世纪 80 年代，美国就开始了 BiDil 对心力衰竭治疗的临床试验，然而并未得出令人满意的结果，导致此药的研发工作一度中断。制药公司在后来的研究中发现，不同人种患者对 BiDil 的临床反应似乎存在明显差异。为此，2001年 5 月，该公司决定再次组织临床试验，专门研究此药在非洲裔美国籍心力衰竭患者中的疗效和安全性。虽然当时并未发现不同人群中是否存在明显的遗传标志物导致对该药物不同的反应，但长期以来，临床医生已经发现不同种族人群对同一疾病的易感性存在差异，故推测患者对某些药物的临床反应也会有所不同。在名为"非洲裔美国人心力衰竭试验（A-HeFT）"的多中心、随机、双盲、安慰剂对照的III期临床试验中，研究者在全美 160 多个临床研究单位总共纳入了 1050名正在接受常规治疗的非洲裔美国籍中度至重度心力衰竭患者，入选患者按照美国纽约心脏病协会（NYHA）分级评定为III～IV级心力衰竭，且左室射血分数（LVEF）≤35%，随机分为治疗组和安慰剂组，分别在原有治疗药物（包括血管紧张素转化酶抑制药、血管紧张素受体阻断剂、β受体阻断剂、利尿剂、螺内酯和地高辛）的基础上加用 BiDil 或者安慰剂。结果显示，与安慰剂组相比，BiDil 可使非洲裔美国籍患者死亡率下降43%，因发生心力衰竭而导致的住院率下降39%，而且患者心力衰竭症状也相对较轻。基于这样的临床试验结果，2005 年 6 月，美国 FDA 批准了 BiDil 用于治疗非洲裔美国籍心力衰竭患者。这是史上首次批准一种专门用于某个种族疾病治疗的药物，也标志着疾病治疗个体化时代的到来。

心力衰竭或终末期心血管病是威胁人类健康的重大疾病。人类尚无法治愈这种疾病,一半以上的患者会在确诊后 5 年内死亡。BiDil 研发的成功,为非洲裔美国人心力衰竭的治疗提供了一种有效的药物。目前研究者正在对 BiDil 产生反应的患者进行基因筛选,希望从中找到某些能够预测患者临床反应的基因,从而使该药物有可能造福于其他种族具有相同遗传信息的患者。

三、药物审批

(一)药物基因组学资料呈递

随着药物基因组学信息在新药靶点发现研究、临床试验和临床用药中的指导和参考价值的肯定及不断提升,2005 年 3 月,由美国 FDA、药品评价和研究中心(Center for Drug Evaluation and Research,CDER)、生物制品评价和研究中心(Center for Biologics Evaluation and Research,CBER)及器械和辐射健康中心(Center for Devices and Radiological Health,CDRH)联合,在全球率先制定和颁发了面向制药企业的行业指南《药物基因组学资料呈递指南》,鼓励药物研发者在药物开发中进行药物基因组学试验,在提交新药申请时,依照必须或者自愿的原则提供该药物的药物基因组学资料,以使患者在获得最大药物疗效的同时,只面临最小的药物不良反应危险。2008 年 4 月,在国际医药法规协会(International Conference on Harmonisation,ICH)的参与下再次修订了行业指南,进一步规定了药物基因组学和遗传药理学领域中一些关键用词的定义,包括基因组学生物标志物、药物基因组学/遗传药理学、基因组资料和样本编码分类等。目的仍然在于将药物基因组学和遗传药理学内容整合进全球的药物研发和审批过程中,药物伴随诊断与新药研发同时进行的新模式正在被越来越多的制药公司所采纳。

(二)药品标签与合理用药

使用基因组学实验指导药物治疗正在从以群体为基础的治疗向个性化治疗的显著转变。随着药物基因组学与药物应答相关性研究信息的不断被阐明,多国药政机构已迅速行动,将具有用药指导意义的信息不断地以售后诊断(after-market diagnostic)的方式添加至药品标签(drug label)之中。到 2015 年 5 月,经美国 FDA 批准的药物中已经有大约 10%,超过 160 种药物在药品标签上标注了药物基因组学信息,明确指出了与药物应答相关联的特异性基因变异(多态性、突变、表达异常等)风险、基因型与用药剂量的相关性、药物作用的机制等。为个体化合理用药、最大限度地提高有效性、避免 ADR 发生提供了直接的指导,详细信息可参考官方网站 https://www.fda.gov/Drugs/ScienceResearch/ucm572698.htm(2017-03-10)。表 12-2 列举了美国 FDA 批准的标注于药品标签上的药物基因组学与用药关联信息。

我国卫生部颁发的《医疗机构临床检验项目目录》自 2007 年开始增补临床分

子生物学及细胞遗传学专业，2013 年版该专业检验目录已经达到 145 项，包括感染性疾病核酸定性定量检测、疾病相关分子生物学及细胞遗传学检验、多种肿瘤的分子生物学检验、用药指导的分子生物学检验等几大类。为了进一步提高个体化用药基因检测技术的规范化水平，国家卫生和计划生育委员会个体化医学检测技术专家委员会在广泛征求意见的基础上，于 2015 年 7 月制定出台了《药物代谢酶和药物作用靶点基因检测技术指南（试行）》和《肿瘤个体化治疗检测技术指南（试行）》，在疾病的精确诊断和指导个体化合理用药方面向前迈进了一大步。

表 12-2　美国 FDA 批准的药品标签有效遗传标志物信息代表

药物	治疗领域	生物标志物	标签
硫酸阿巴卡韦	HIV、HBV 感染	HLA-B	*HLA-B*5701* 等位基因携带者具有发生超敏反应的高度危险，需禁止或谨慎用药
盐酸阿米替林片	抑郁症	CYP2D6	CYP2D6 慢代谢型个体谨慎用药
酒石酸阿福特罗	慢性阻塞性肺疾病	UGT1A1、CYP2D6	UGT1A1 慢代谢型个体谨慎用药；CYP2D6 中间代谢或慢代谢型个体谨慎用药
博赛泼维	丙型肝炎	IFNL3	IL28B rs12979860 T 等位基因携带者（C/T 和 T/T 基因型）慎用
依维莫司	器官移植、肿瘤	ERBB2、ESR1	HER2 表达阴性；雌激素受体阳性
格列美脲、格列吡嗪、格列本脲	糖尿病	G6PD	G6PD 缺乏者慎用

可见，药物基因组学不仅从基因水平关注药物作用的安全性，还指导人们从基因组的研究中寻找新的药物和诊断靶标。自从基因组计划完成以来，研究者已经发现了数百个与疾病相关联的遗传异质性基因，鉴定了若干与药物应答相关联的遗传多态性，成功地开始了分子靶向药物及其伴随诊断的研发。

然而，药物基因组学还是一门发展中的科学，欲使研究结果惠及广大患者，实现真正的个体化医疗和精准医疗，还面临着多方面严峻的挑战，包括如何在复杂的网络中去认识基因、基因产物及它们的功能，如何阐明基因与药物间的相互作用，如何阐明疾病基因型与药物应答表型的关联度，确定具有临床意义的遗传标志物，如何最大限度地降低靶向治疗的脱靶可能性等。

多学科协同研究将是未来发展的方向，药物基因组与药物转录组、药物蛋白质组、药物代谢组、系统生物学、生物信息学等学科的协同应用，将帮助我们从不同的系统层次整合信息，更好地理解和阐述分子结构与功能、基因型与表现型、基因与药物和环境之间的相互反应和相关性，从而实现基因组知识为人类服务的真正意义。

（颜真，汪钦）

参 考 文 献

Evans W E, McLeod H L. 2003. Pharmacogenomics-drug disposition, drug targets, and side effects. N Engl J Med, 348(6): 538-539.

Huang R S, Ratain M J. 2009. Pharmacogenetics and pharmacogenomics of anticancer agents. CA Cancer J Clin, 59(1): 42-55.

The International HapMap 3 Consortium. 2010. Integrating common and rare genetic variation in diverse human populations. Nature, 467(7311): 52-58.

附　　录

附录一　美国食品药品监督管理局（FDA）获批药品的药物基因组学基因检测标志物

药物	治疗领域	生物标志物	指向人群	标志指示处
Abacavir	Infectious Diseases	HLA-B	HLA-B*5701 allele carriers	Boxed Warning, Contraindications, Warnings and Precautions
Ado-Trastuzumab Emtansine	Oncology	ERBB2	HER2 protein overexpression or gene amplification positive	Indications and Usage, Warnings and Precautions, Adverse Reactions, Clinical Pharmacology, Clinical Studies
Afatinib	Oncology	EGFR	EGFR exon 19 deletion or exon 21 substitution（L858R）positive	Indications and Usage, Dosage and Administration, Adverse Reactions, Clinical Pharmacology, Clinical Studies
Alectinib	Oncology	ALK	*ALK* gene rearrangement positive	Indications and Usage, Adverse Reactions, Clinical Pharmacology, Clinical Studies
Alirocumab	Endocrinology	LDLR	LDL receptor mutation heterozygotes	Indications and Usage, Adverse Reactions, Clinical Studies
Amitriptyline	Psychiatry	CYP2D6	CYP2D6 poor metabolizers	Precautions
Anastrozole	Oncology	ESR1, PGR	Hormone receptor positive	Indications and Usage, Adverse Reactions, Drug Interactions, Clinical Studies
Arformoterol（1）	Pulmonary	UGT1A1	UGT1A1 poor metabolizers	Clinical Pharmacology
Arformoterol（2）	Pulmonary	CYP2D6	CYP2D6 intermediate or poor metabolizers	Clinical Pharmacology
Aripiprazole	Psychiatry	CYP2D6	CYP2D6 poor metabolizers	Dosage and Administration, Use in Specific Populations, Drug Interactions, Clinical Pharmacology
Aripiprazole Lauroxil	Psychiatry	CYP2D6	CYP2D6 poor metabolizers	Dosage and Administration, Use in Specific Populations, Clinical Pharmacology
Arsenic Trioxide	Oncology	PML-RARA	PML-RARα translocation positive	Clinical Pharmacology, Indications and Usage
Atomoxetine	Psychiatry	CYP2D6	CYP2D6 poor metabolizers	Dosage and Administration, Warnings and Precautions, Drug Interactions, Clinical Pharmacology

续表

药物	治疗领域	生物标志物	指向人群	标志指示处
Azathioprine	Rheumatology	TPMT	TPMT intermediate or poor metabolizers	Clinical Pharmacology, Warnings, Precautions, Drug Interactions, Adverse Reactions, Dosage and Administration
Belinostat	Oncology	UGT1A1	*UGT1A1*28* allele homozygotes	Dosage and Administration, Clinical Pharmacology
Blinatumomab	Oncology	BCR-ABL1	Philadelphia chromosome negative	Indications and Usage, Clinical Studies
Boceprevir	Infectious Diseases	IFNL3	*IL28B rs12979860 T* allele carriers（C/T and T/T genotype）	Clinical Pharmacology
Bosutinib	Oncology	BCR-ABL1	Philadelphia chromosome positive	Indications and Usage, Adverse Reactions, Use in Specific Populations, Clinical Studies
Brexpiprazole	Psychiatry	CYP2D6	CYP2D6 poor metabolizers	Dosage and Administration, Drug Interactions, Use in Specific Populations, Clinical Pharmacology
Busulfan	Oncology	BCR-ABL1	Philadelphia chromosome negative	Clinical Studies
Cabozantinib	Oncology	RET	RET mutation positive	Clinical Studies
Capecitabine	Oncology	DPYD	DPD deficient	Warnings and Precautions, Patient Counseling Information
Carbamazepine（1）	Neurology	HLA-B	*HLA-B*1502* allele carriers	Boxed Warning, Warnings, Precautions
Carbamazepine（2）	Neurology	HLA-A	*HLA-A*3101* allele carriers	Warnings
Carglumic Acid	Inborn Errors of Metabolism	NAGS	*N*-acetylglutamate synthase deficient	Indications and Usage, Warnings and Precautions, Use in Specific Populations, Clinical Pharmacology, Clinical Studies
Carisoprodol	Rheumatology	CYP2C19	CYP2C19 poor metabolizers	Use in Specific Populations, Clinical Pharmacology
Carvedilol	Cardiology	CYP2D6	CYP2D6 poor metabolizers	Drug Interactions, Clinical Pharmacology
Celecoxib	Rheumatology	CYP2C9	CYP2C9 poor metabolizers	Dosage and Administration, Use in Specific Populations, Clinical Pharmacology

续表

药物	治疗领域	生物标志物	指向人群	标志指示处
Ceritinib	Oncology	ALK	*ALK* gene rearrangement positive	Indications and Usage, Adverse Reactions, Clinical Pharmacology, Clinical Studies
Cetuximab（1）	Oncology	EGFR	EGFR protein expression positive	Indications and Usage, Dosage and Administration, Warnings and Precautions, Adverse Reactions, Clinical Pharmacology, Clinical Studies
Cetuximab（2）	Oncology	KRAS	KRAS codon 12 and 13 mutation negative	Indications and Usage, Dosage and Administration, Warnings and Precautions, Adverse Reactions, Clinical Pharmacology, Clinical Studies
Cevimeline	Dental	CYP2D6	CYP2D6 poor metabolizers	Precautions
Chloroquine	Infectious Diseases	G6PD	G6PD deficient	Precautions
Chlorpropamide	Endocrinology	G6PD	G6PD deficient	Precautions
Cholic Acid	Inborn Errors of Metabolism	AKR1D1, HSD3B7, CYP27A1, AMACR, CYP7A1	Bile acid synthesis enzyme deficient	Indications and Usage, Warnings and Precautions, Adverse Reactions, Use in Specific Populations, Clinical Pharmacology, Clinical Studies
Cisplatin	Oncology	TPMT	TPMT intermediate or poor metabolizers	Adverse Reactions
Citalopram（1）	Psychiatry	CYP2C19	CYP2C19 poor metabolizers	Clinical Pharmacology, Warnings, Dosage and Administration
Citalopram（2）	Psychiatry	CYP2D6	CYP2D6 poor metabolizers	Clinical Pharmacology
Clobazam	Neurology	CYP2C19	CYP2C19 poor metabolizers	Dosage and Administration, Use in Specific Populations, Clinical Pharmacology
Clomipramine	Psychiatry	CYP2D6	CYP2D6 poor metabolizers	Precautions
Clopidogrel	Cardiology	CYP2C19	CYP2C19 intermediate or poor metabolizers	Boxed Warning, Dosage and Administration, Warnings and Precautions, Clinical Pharmacology
Clozapine	Psychiatry	CYP2D6	CYP2D6 poor metabolizers	Dosage and Administration, Use in Specific Populations, Clinical Pharmacology

续表

药物	治疗领域	生物标志物	指向人群	标志指示处
Cobimetinib	Oncology	BRAF	BRAF V600E/K mutation positive	Indications and Usage，Dosage and Administration，Adverse Reactions，Clinical Pharmacology，Clinical Studies
Codeine	Anesthesiology	CYP2D6	CYP2D6 ultrarapid metabolizers	Boxed Warning，Warnings and Precautions，Use in Specific Populations，Patient Counseling Information
Crizotinib	Oncology	ALK	*ALK* gene rearrangement positive	Indications and Usage，Dosage and Administration，Adverse Reactions，Clinical Pharmacology，Clinical Studies
Dabrafenib（1）	Oncology	BRAF	BRAF V600E/K mutation positive	Indications and Usage，Dosage and Administration，Warnings and Precautions，Adverse Reactions，Clinical Pharmacology，Clinical Studies，Patient Counseling Information
Dabrafenib（2）	Oncology	G6PD	G6PD deficient	Warnings and Precautions，Adverse Reactions，Patient Counseling Information
Dapsone（1）	Dermatology	G6PD	G6PD deficient	Warnings and Precautions，Use in Specific Populations，Patient Counseling Information
Dapsone（2）	Infectious Diseases	G6PD	G6PD deficient	Precautions，Adverse Reactions，Overdosage
Dasatinib	Oncology	BCR-ABL1	Philadelphia chromosome positive，T315I mutation positive	Indications and Usage，Dosage and Administration，Warnings and Precautions，Adverse Reactions，Clinical Pharmacology，Clinical Studies
Denileukin Diftitox	Oncology	IL2RA	CD25 antigen positive	Indications and Usage，Warnings and Precautions，Clinical Studies
Desipramine	Psychiatry	CYP2D6	CYP2D6 poor metabolizers	Precautions
Dexlansoprazole	Gastroenterology	CYP2C19	CYP2C19 poor metabolizers	Drug Interactions，Clinical Pharmacology
Dextromethorphan and Quinidine	Neurology	CYP2D6	CYP2D6 poor metabolizers	Warnings and Precautions，Clinical Pharmacology
Diazepam	Neurology	CYP2C19	CYP2C19 poor metabolizers	Clinical Pharmacology

续表

药物	治疗领域	生物标志物	指向人群	标志指示处
Dinutuximab	Oncology	MYCN	MYCN amplification positive	Clinical Studies
Dolutegravir	Infectious Diseases	UGT1A1	UGT1A1 poor metabolizers	Clinical Pharmacology
Doxepin（1）	Psychiatry	CYP2D6	CYP2D6 poor metabolizers	Clinical Pharmacology
Doxepin（2）	Psychiatry	CYP2C19	CYP2C19 poor metabolizers	Clinical Pharmacology
Drospirenone and Ethinyl Estradiol	Gynecology	CYP2C19	CYP2C19 intermediate metabolizers	Clinical Pharmacology
Eliglustat	Inborn Errors of Metabolism	CYP2D6	CYP2D6 ultrarapid, intermediate or poor metabolizers	Indications and Usage, Dosage and Administration, Contraindications, Warnings and Precautions, Drug Interactions, Use in Specific Populations, Clinical Pharmacology, Clinical Studies
Elosulfase	Inborn Errors of Metabolism	GALNS	N-acetylgalactosamine-6-sul fatase deficient	Indications and Usage, Warnings and Precautions, Use in Specific Populations, Clinical Pharmacology, Clinical Studies
Eltrombopag（1）	Hematology	F5	Factor V Leiden carriers	Warnings and Precautions
Eltrombopag（2）	Hematology	SERPINC1	Antithrombin III deficient	Warnings and Precautions
Erlotinib（1）	Oncology	EGFR	EGFR protein expression positive	Clinical Studies
Erlotinib（2）	Oncology	EGFR	EGFR exon 19 deletion or exon 21 substitution（L858R）positive	Indications and Usage, Dosage and Administration, Adverse Reactions, Clinical Pharmacology, Clinical Studies
Escitalopram（1）	Psychiatry	CYP2D6	CYP2D6 poor metabolizers	Drug Interactions
Escitalopram（2）	Psychiatry	CYP2C19	CYP2C19 poor metabolizers	Adverse Reactions
Esomeprazole	Gastroenterology	CYP2C19	CYP2C19 poor metabolizers	Drug Interactions, Clinical Pharmacology
Everolimus（1）	Oncology	ERBB2	HER2 protein overexpression negative	Indications and Usage, Dosage and Administration, Warnings and Precautions, Adverse Reactions, Drug Interactions, Use in Specific Populations, Clinical Pharmacology, Clinical Studies
Everolimus（2）	Oncology	ESR1	Estrogen receptor positive	Clinical Studies

药物	治疗领域	生物标志物	指向人群	标志指示处
Evolocumab	Endocrinology	LDLR	LDL receptor mutation heterozygotes and homozygotes	Indications and Usage，Dosage and Administration，Adverse Reactions，Use in Specific Populations，Clinical Studies
Exemestane（1）	Oncology	ESR1	Estrogen receptor positive	Indications and Usage，Dosage and Administration，Clinical Studies
Exemestane（2）	Oncology	PGR	Progesterone receptor positive	Clinical Studies
Fesoterodine	Urology	CYP2D6	CYP2D6 poor metabolizers	Drug Interactions，Clinical Pharmacology
Fluorouracil（1）	Dermatology	DPYD	DPD deficient	Contraindications，Warnings
Fluorouracil（2）	Oncology	DPYD	DPD deficient	Warnings
Fluoxetine	Psychiatry	CYP2D6	CYP2D6 poor metabolizers	Warnings and Precautions，Drug Interactions，Clinical Pharmacology
Flurbiprofen	Rheumatology	CYP2C9	CYP2C9 poor metabolizers	Clinical Pharmacology
Fluvoxamine	Psychiatry	CYP2D6	CYP2D6 poor metabolizers	Drug Interactions
Fulvestrant	Oncology	ESR1，PGR	Hormone receptor positive	Indications and Usage，Clinical Pharmacology，Clinical Studies
Galantamine	Neurology	CYP2D6	CYP2D6 poor metabolizers	Clinical Pharmacology
Gefitinib	Oncology	EGFR	EGFR exon 19 deletions or exon 21 substitution（L858R）mutation positive	Indications and Usage，Dosage and Administration，Clinical Pharmacology，Clinical Studies
Glimepiride	Endocrinology	G6PD	G6PD deficient	Warnings and Precautions，Adverse Reactions
Glipizide	Endocrinology	G6PD	G6PD deficient	Precautions
Glyburide	Endocrinology	G6PD	G6PD deficient	Precautions
Hydralazine	Cardiology	NAT1-2	NAT 1-2 slow acetylators	Clinical Pharmacology
Ibrutinib	Oncology	del（17p）	Chromosome 17p deletion positive	Indications and Usage，Clinical Studies
Iloperidone	Psychiatry	CYP2D6	CYP2D6 poor metabolizers	Dosage and Administration，Warnings and Precautions，Drug Interactions，Clinical Pharmacology
Imatinib（1）	Oncology	KIT	KIT protein expression positive，c-KIT D816V mutation negative	Indications and Usage，Dosage and Administration，Warnings and Precautions，Adverse Reactions，Use in Specific Populations，Clinical Pharmacology，Clinical Studies

药物	治疗领域	生物标志物	指向人群	标志指示处
Imatinib（2）	Oncology	BCR-ABL1	Philadelphia chromosome positive	Indications and Usage，Dosage and Administration，Warnings and Precautions，Adverse Reactions，Use in Specific Populations，Clinical Pharmacology，Clinical Studies
Imatinib（3）	Oncology	PDGFRB	PDGFR gene rearrangement positive	Indications and Usage，Dosage and Administration，Clinical Studies
Imatinib（4）	Oncology	FIP1L1-PDGFRA	FIP1L1-PDGFRα fusion kinase（or CHIC2 deletion）positive	Indications and Usage，Dosage and Administration，Clinical Studies
Imipramine	Psychiatry	CYP2D6	CYP2D6 poor metabolizers	Precautions
Indacaterol	Pulmonary	UGT1A1	*UGT1A1*28* allele homozygotes	Clinical Pharmacology
Irinotecan	Oncology	UGT1A1	*UGT1A1*28* allele carriers	Dosage and Administration，Warnings and Precautions，Clinical Pharmacology
Ivacaftor	Pulmonary	CFTR	CFTR G551D，G1244E，G1349D，G178R，G551S，S1251N，S1255P，S549N，S549R，R117H mutation positive，F508del mutation homozygotes	Indications and Usage，Adverse Reactions，Use in Specific Populations，Clinical Pharmacology，Clinical Studies
Ivacaftor and Lumacaftor	Pulmonary	CFTR	CFTR F508del mutation homozygotes	Indications and Usage，Adverse Reactions，Clinical Pharmacology，Clinical Studies
Lacosamide	Neurology	CYP2C19	CYP2C19 poor metabolizers	Clinical Pharmacology
Lansoprazole	Gastroenterology	CYP2C19	CYP2C19 intermediate or poor metabolizers	Drug Interactions
Lapatinib（1）	Oncology	ERBB2	HER2 protein overexpression positive	Indications and Usage，Dosage and Administration，Adverse Reactions，Use in Specific Populations，Clinical Pharmacology，Clinical Studies
Lapatinib（2）	Oncology	HLA-DQA1，HLA-DRB1	*HLA-DQA1*0201* or *HLA-DRB1*0701* allele carriers	Clinical Pharmacology
Lenalidomide	Hematology	del（5q）	Chromosome 5q deletion positive	Boxed Warning，Indications and Usage，Adverse Reactions，Use in Specific Populations，Clinical Studies
Lesinurad	Rheumatology	CYP2C9	CYP2C9 poor metabolizers	Clinical Pharmacology

续表

药物	治疗领域	生物标志物	指向人群	标志指示处
Letrozole	Oncology	ESR1，PGR	Hormone receptor positive	Indications and Usage，Adverse Reactions，Clinical Pharmacology，Clinical Studies
Lomitapide	Endocrinology	LDLR	LDL receptor mutation homozygotes	Indication and Usage，Warnings and Precautions，Adverse Reactions，Clinical Studies
Mafenide	Infectious Diseases	G6PD	G6PD deficient	Warnings，Adverse Reactions
Mercaptopurine	Oncology	TPMT	TPMT intermediate or poor metabolizers	Clinical Pharmacology，Warnings，Precautions，Adverse Reactions，Dosage and Administration
Methylene Blue	Hematology	G6PD	G6PD deficient	Precautions
Metoclopramide（1）	Gastroenterology	CYB5R1-4	NADH cytochrome b5 reductase deficient	Precautions
Metoclopramide（2）	Gastroenterology	G6PD	G6PD deficient	Precautions
Metoprolol	Cardiology	CYP2D6	CYP2D6 poor metabolizers	Clinical Pharmacology
Mipomersen	Endocrinology	LDLR	LDL receptor mutation heterozygotes and homozygotes	Indications and Usage，Warnings and Precautions，Adverse Reactions，Use in Specific Populations，Clinical Studies
Modafinil	Psychiatry	CYP2D6	CYP2D6 poor metabolizers	Clinical Pharmacology，Precautions
Mycophenolic Acid	Transplantation	HPRT1	HGPRT deficient	Warnings and Precautions
Nalidixic Acid	Infectious Diseases	G6PD	G6PD deficient	Precautions，Adverse Reactions
Nefazodone	Psychiatry	CYP2D6	CYP2D6 poor metabolizers	Precautions
Nilotinib（1）	Oncology	BCR-ABL1	Philadelphia chromosome positive	Indications and Usage，Dosage and Administration，Adverse Reactions，Use in Specific Populations，Clinical Pharmacology，Clinical Studies
Nilotinib（2）	Oncology	UGT1A1	*UGT1A1*28* allele homozygotes	Clinical Pharmacology
Nitrofurantoin	Infectious Diseases	G6PD	G6PD deficient	Warnings，Adverse Reactions
Nivolumab（1）	Oncology	BRAF	BRAF V600 mutation positive	Indications and Usage，Adverse Reactions，Clinical Studies

药物	治疗领域	生物标志物	指向人群	标志指示处
Nivolumab（2）	Oncology	CD274	PD-L1 protein expression positive	Clinical Pharmacology
Nortriptyline	Psychiatry	CYP2D6	CYP2D6 poor metabolizers	Precautions
Obinutuzumab	Oncology	MS4A1	CD20 antigen positive	Clinical Studies
Olaparib	Oncology	BRCA1-2	BRCA1-2 mutation positive	Indications and Usage，Dosage and Administration，Warnings and Precautions，Adverse Reactions，Clinical Pharmacology，Clinical Studies
Omacetaxine	Oncology	BCR-ABL1	Philadelphia chromosome positive	Clinical Pharmacology，Clinical Studies
Ombitasvir，Paritaprevir，Ritonavir，and Dasabuvir	Infectious Diseases	IFNL3	*IL28B rs12979860 T* allele carriers（non-C/C genotype）	Clinical Studies
Omeprazole	Gastroenterology	CYP2C19	CYP2C19 poor metabolizers	Drug Interactions
Osimertinib	Oncology	EGFR	EGFR T790M mutation positive	Indications and Usage，Dosage and Administration，Adverse Reactions，Clinical Pharmacology，Clinical Studies
PEG-3350，Sodium Sulfate，Sodium Chloride，Potassium Chloride，Sodium Ascorbate，and Ascorbic Acid	Gastroenterology	G6PD	G6PD deficient	Warnings and Precautions
Palbociclib（1）	Oncology	ESR1	Estrogen receptor positive	Indications and Usage，Adverse Reactions，Clinical Pharmacology，Clinical Studies
Palbociclib（2）	Oncology	ERBB2	HER2 protein overexpression negative	Indications and Usage，Adverse Reactions，Clinical Studies
Palonosetron	Gastroenterology	CYP2D6	CYP2D6 poor metabolizers	Clinical Pharmacology
Panitumumab（1）	Oncology	EGFR	EGFR protein expression positive	Clinical Pharmacology，Clinical Studies
Panitumumab（2）	Oncology	KRAS	KRAS codon 12 and 13 mutation negative	Indications and Usage，Dosage and Administration，Warnings and Precautions，Adverse Reactions，Clinical Pharmacology，Clinical Studies

药物	治疗领域	生物标志物	指向人群	标志指示处
Pantoprazole	Gastroenterology	CYP2C19	CYP2C19 poor metabolizers	Clinical Pharmacology
Parathyroid Hormone	Inborn Errors of Metabolism	CASR	Calcium sensing receptor mutation positive	Indications and Usage，Clinical Studies
Paroxetine	Psychiatry	CYP2D6	CYP2D6 extensive and poor metabolizers	Drug Interactions，Clinical Pharmacology
Pazopanib	Oncology	UGT1A1	*UGT1A1*28* allele homozygotes	Clinical Pharmacology，Warnings and Precautions
Pegloticase	Rheumatology	G6PD	G6PD deficient	Contraindications，Patient Counseling Information
Pembrolizumab（1）	Oncology	BRAF	BRAF V600 mutation positive	Indications and Usage，Adverse Reactions，Clinical Studies
Pembrolizumab（2）	Oncology	CD274	PD-L1 protein expression positive	Indications and Usage，Dosage and Administration，Clinical Pharmacology，Clinical Studies
Perphenazine	Psychiatry	CYP2D6	CYP2D6 poor metabolizers	Clinical Pharmacology，Precautions
Pertuzumab	Oncology	ERBB2	HER2 protein overexpression positive	Indications and Usage，Warnings and Precautions，Adverse Reactions，Clinical Pharmacology，Clinical Studies
Phenytoin（1）	Neurology	CYP2C9	CYP2C9 variant allele carriers	Clinical Pharmacology
Phenytoin（2）	Neurology	CYP2C19	CYP2C19 variant allele carriers	Clinical Pharmacology
Phenytoin（3）	Neurology	HLA-B	*HLA-B*1502* allele carriers	Warnings
Pimozide	Psychiatry	CYP2D6	CYP2D6 poor metabolizers	Precautions，Dosage and Administration
Ponatinib	Oncology	BCR-ABL1	Philadelphia chromosome positive；T315I mutation positive	Indications and Usage，Warnings and Precautions，Adverse Reactions，Use in Specific Populations，Clinical Pharmacology，Clinical Studies
Prasugrel（1）	Cardiology	CYP2C19	CYP2C19 poor metabolizers	Use in Specific Populations，Clinical Pharmacology，Clinical Studies
Prasugrel（2）	Cardiology	CYP2C9	CYP2C9 variant allele carriers	Use in Specific Populations，Clinical Pharmacology，Clinical Studies

药物	治疗领域	生物标志物	指向人群	标志指示处
Prasugrel（3）	Cardiology	CYP3A5	CYP3A5 variant allele carriers	Use in Specific Populations，Clinical Pharmacology，Clinical Studies
Prasugrel（4）	Cardiology	CYP2B6	CYP2B6 variant allele carriers	Use in Specific Populations，Clinical Pharmacology，Clinical Studies
Pravastatin	Endocrinology	LDLR	LDL receptor mutation heterozygotes and homozygotes	Indications and Usage，Use in Specific Populations，Clinical Studies
Prilocaine and Lidocaine（1）	Anesthesiology	CYB5R1-4	NADH cytochrome b5 reductase deficient	Warnings and Precautions
Prilocaine and Lidocaine（2）	Anesthesiology	G6PD	G6PD deficient	Warnings and Precautions
Primaquine	Infectious Diseases	G6PD	G6PD deficient	Warnings and Precautions，Adverse Reactions
Propafenone	Cardiology	CYP2D6	CYP2D6 poor metabolizers	Dosage and Administration，Warnings and Precautions，Clinical Pharmacology
Propranolol	Cardiology	CYP2D6	CYP2D6 poor metabolizers	Clinical Pharmacology
Protriptyline	Psychiatry	CYP2D6	CYP2D6 poor metabolizers	Precautions
Quinidine	Cardiology	CYP2D6	CYP2D6 poor metabolizers	Precautions
Quinine Sulfate（1）	Infectious Diseases	G6PD	G6PD deficient	Contraindications
Quinine Sulfate（2）	Infectious Diseases	CYP2D6	CYP2D6 poor metabolizers	Drug Interactions
Rabeprazole	Gastroenterology	CYP2C19	CYP2C19 poor metabolizers	Drug Interactions，Clinical Pharmacology
Rasburicase（1）	Oncology	G6PD	G6PD deficient	Boxed Warning，Contraindications，Warnings and Precautions
Rasburicase（2）	Oncology	CYB5R1-4	NADH cytochrome b5 reductase deficient	Boxed Warning，Warnings and Precautions
Rifampin，Isoniazid，and Pyrazinamide	Infectious Diseases	NAT1-2	NAT 1-2 slow acetylators	Clinical Pharmacology，Adverse Reactions
Risperidone	Psychiatry	CYP2D6	CYP2D6 poor metabolizers	Clinical Pharmacology
Rituximab	Oncology	MS4A1	CD20 antigen positive	Indications and Usage，Dosage and Administration，Adverse Reactions，Use in Specific Populations，Clinical Pharmacology，Clinical Studies

续表

药物	治疗领域	生物标志物	指向人群	标志指示处
Rosuvastatin（1）	Endocrinology	SLCO1B1	SLCO1B1 reduced function allele homozygotes	Clinical Pharmacology
Rosuvastatin（2）	Endocrinology	LDLR	LDL receptor mutation heterozygotes and homozygotes	Indications and Usage，Dosage and Administration，Adverse Reactions，Use in Specific Populations，Clinical Pharmacology，Clinical Studies
Sevoflurane	Anesthesiology	RYR1	Rvanodine receptor mutation positive	Warnings
Simeprevir	Infectious Diseases	IFNL3	*IL28B rs12979860 T* allele carriers（non-C/C genotype）	Clinical Pharmacology，Clinical Studies
Sodium Nitrite	Toxicology	G6PD	G6PD deficient	Warnings and Precautions
Sodium Phenylacetate and Sodium Benzoate	Inborn Errors of Metabolism	NAGS，CPS1，ASS1，OTC，ASL，ABL2	Urea cycle enzyme deficient	Indications and Usage，Dosage and Administration，Warnings and Precautions，Adverse Reactions，Drug Interactions，Use in Specific Populations，Overdosage，Clinical Pharmacology，Clinical Studies
Sofosbuvir	Infectious Diseases	IFNL3	*IL28B rs12979860 T* allele carriers（non-C/C genotype）	Clinical Studies
Succimer	Hematology	G6PD	G6PD deficient	Clinical Pharmacology
Sulfamethoxazole and Trimetho-prim	Infectious Diseases	G6PD	G6PD deficient	Precautions
Tamoxifen（1）	Oncology	ESR1，PGR	Hormone receptor positive	Clinical Pharmacology，Indications and Usage，Precautions，Adverse Reactions
Tamoxifen（2）	Oncology	F5	Factor V Leiden carriers	Warnings
Tamoxifen（3）	Oncology	F2	Prothrombin G20210A allele positive	Warnings
Telaprevir	Infectious Diseases	IFNL3	*IL28B rs12979860 T* allele carriers（C/T and T/T genotype）	Clinical Pharmacology，Clinical Studies
Tetrabenazine	Neurology	CYP2D6	CYP2D6 poor metabolizers	Dosage and Administration，Warnings and Precautions，Use in Specific Populations，Clinical Pharmacology
Thioguanine	Oncology	TPMT	TPMT intermediate or poor metabolizers	Warnings，Precautions，Dosage and Administration

药物	治疗领域	生物标志物	指向人群	标志指示处
Thioridazine	Psychiatry	CYP2D6	CYP2D6 poor metabolizers	Contraindications，Warnings，Precautions
Ticagrelor	Cardiology	CYP2C19	CYP2C19 poor metabolizers	Clinical Studies
Tolterodine	Urology	CYP2D6	CYP2D6 poor metabolizers	Warnings and Precautions，Drug Interactions，Use in Specific Populations，Clinical Pharmacology
Tositumomab	Oncology	MS4A1	CD20 antigen positive	Indications and Usage，Clinical Pharmacology
Tramadol	Anesthesiology	CYP2D6	CYP2D6 poor metabolizers	Clinical Pharmacology
Trametinib	Oncology	BRAF	BRAF V600E/K mutation positive	Indications and Usage，Dosage and Administration，Adverse Reactions，Clinical Pharmacology，Clinical Studies，Patient Counseling Information
Trastuzumab	Oncology	ERBB2	HER2 protein overexpression or gene amplification positive	Indications and Usage，Warnings and Precautions，Clinical Pharmacology，Clinical Studies
Tretinoin	Oncology	PML-RARA	PML-RARα translocation positive	Clinical Pharmacology，Indications and Usage，Warnings
Trimipramine	Psychiatry	CYP2D6	CYP2D6 poor metabolizers	Precautions
Valproic Acid(1)	Neurology	POLG	POLG mutation positive	Boxed Warning，Contraindications，Warnings and Precautions
Valproic Acid(2)	Neurology	NAGS，CPS1，ASS1，OTC，ASL，ABL2	Urea cycle enzyme deficient	Contraindications，Warnings and Precautions
Vemurafenib（1）	Oncology	BRAF	BRAF V600E mutation positive	Indications and Usage，Dosage and Administration，Warnings and Precautions，Clinical Pharmacology，Clinical Studies，Patient Counseling Information
Vemurafenib（2）	Oncology	NRAS	NRAS mutation positive	Warnings and Precautions，Adverse Reactions
Venlafaxine	Psychiatry	CYP2D6	CYP2D6 poor metabolizers	Precautions
Voriconazole	Infectious Diseases	CYP2C19	CYP2C19 intermediate or poor metabolizers	Clinical Pharmacology
Vortioxetine	Psychiatry	CYP2D6	CYP2D6 poor metabolizers	Dosage and Administration，Clinical Pharmacology

药物	治疗领域	生物标志物	指向人群	标志指示处
Warfarin（1）	Hematology	CYP2C9	CYP2C9 intermediate or poor metabolizers	Dosage and Administration，Drug Interactions，Clinical Pharmacology
Warfarin（2）	Hematology	VKORC1	*VKORC1 rs9923231 A* allele carriers	Dosage and Administration，Clinical Pharmacology
Warfarin（3）	Hematology	PROS1	Protein S deficient	Warnings and Precautions
Warfarin（4）	Hematology	PROC	Protein C deficient	Warnings and Precautions

资料来源：http://www.fda.gov/Drugs/ScienceResearch/ResearchAreas/Pharmacogenetics/ucm083378.htm（10/03/2017）

附录二 《药物代谢酶和药物作用靶点基因检测技术指南（试行）》

基因或变异名称	个体化应用的药物
ALDH2	硝酸甘油
CYP2C9	华法林、塞来昔布、洛沙坦
CYP2C19	氯吡格雷、S-美芬妥英、奥美拉唑、阿米替林、伏立康唑、安定、去甲安定
CYP2D6	他莫昔芬、阿米替林、昂丹司琼、美托洛尔、氯丙咪嗪、去甲替林、地昔帕明、多虑平、丙咪嗪、马普替林、奥匹哌醇、三甲丙咪嗪、曲马多
CYP3A5	他克莫司
CYP4F2	华法林
DPYD	氟尿嘧啶、卡培他滨、替加氟
NAT1、NAT2	异烟肼、普鲁卡因胺、吡嗪酰胺、利福平、氨基水杨酸、对氨基苯甲酸
SLCO1B1	辛伐他汀、西立伐他汀、匹伐他汀、阿托伐他汀
TPMT	6-巯基嘌呤、6-硫鸟嘌呤、硫唑嘌呤、顺铂
UGT1A1	伊立替康
药物作用靶点基因	
ACE I	福辛普利、依那普利、赖诺普利、卡托普利
ADRB1	β受体阻断剂如美托洛尔
APOE	普伐他汀
ANKK1	第二代抗精神病药
IFNL3	聚乙二醇干扰素 α-2a、聚乙二醇干扰素 α-2b、利巴韦林
PML-RARα	三氧化二砷
TOP2A	蒽环类化疗药物
VKORC1	华法林
ERCC1	铂类药物（顺铂、卡铂和奥沙利铂）
RRM1	吉西他滨
其他基因	
dMMR	氟尿嘧啶
G6PD	氯喹、氨苯砜、拉布立酶
HLA-B	卡马西平、苯妥英、阿巴卡韦、别嘌呤醇
MGMT	替莫唑胺
MSI	氟尿嘧啶

国家卫生和计划生育委员会医政医管局

2015 年 7 月

附录三 《肿瘤个体化治疗检测技术指南（试行）》

基因突变检测项目

EGFR 基因突变检测

【简介】EGFR 是原癌基因 *c-erbB1* 的表达产物，是表皮生长因子受体（HER）家族成员之一。HER 家族由 EGFR/HER1/erbB1、HER2/neu/erbB2、HER3/erbB3 及 HER4/erbB4 四个分子构成，在细胞的生长、增殖和分化等生理过程中发挥重要的调节作用。

【常见突变】*EGFR* 的突变主要发生在胞内酪氨酸激酶（TK）区域的前四个外显子上（18～21），目前发现的 TK 区域突变有 30 多种。缺失突变主要发生在外显子 19 上，最常见的是 del E746-A750，替代突变最常见的是发生在外显子 21 上的 L858R，复制或插入突变发生在外显子 20 上。发生在外显子 20 上的替代突变 T790M 为耐药突变，研究还发现 L858Q、D761Y、T854A 等耐药突变。

【EGFR 基因突变和 EGFR-TKI 敏感性】EGFR-KTI 的有效性也因突变类型而不同，外显子 19 缺失突变的有效率为 81%，L858R 的有效率为 71%，G719X 的有效率为 56%。吉非替尼初期有效的全部患者，在后期均产生耐药。其中 50% 患者是在 19 外显子缺失或 L858R 点突变等的敏感突变的基础上，又发生了第 790 位密码子苏氨酸向蛋氨酸的突变（T790M）。研究发现有 1%～3% 的患者在 TKI 治疗前即存在 T790M，即原发耐药，这种情况下 TKI 治疗难以有效。

【检测样本类型】经 10% 中性福尔马林固定、石蜡包埋的非小细胞肺癌肿瘤组织。

【检测方法】推荐 ARMS 或 Sanger 测序法进行 EGFR 突变检测，可考虑采用新一代测序技术同时进行肺癌驱动基因的检测。

【临床意义】1）预测药物疗效：EGFR 是 HER/ErbB 家族信号通路的首要分子，吉非替尼、厄洛替尼等小分子 TKI 进入细胞内，直接作用于 EGFR 胞内的激酶区，干扰 ATP 合成，抑制酪氨酸激酶的活性，阻断激酶的自身磷酸化及底物的磷酸化，彻底阻断异常的酪氨酸激酶信号传导，从而阻止配体介导的受体及下游信号通路的激活，阻滞细胞在 G1 期，促进凋亡，抑制新生血管形成、侵袭和转移，达到治疗的作用。小分子 TKI 的疗效与 *EGFR* 基因突变密切相关，是 TKI 疗效预测因子。

2）预后评价：根据是否使用 EGFR-TKI 对肺癌切除后患者进行预后分析，EGFR 敏感性突变并服用 TKI 的患者至少在单因素分析中有预后良好的趋势。但是，*EGFR* 基因突变与女性、非吸烟者等这些传统的预后良好因子有交叉，只分析基因突变进行预后评价几乎是不可能的。

【用药建议】1）吉非替尼、厄洛替尼等小分子酪氨酸激酶抑制剂的疗效与 *EGFR* 基因突变密切相关，特别是当第 19 外显子缺失、第 21 外显子突变（L858R）和第 18 外显子突变（G719X）的患者，使用吉非替尼、厄洛替尼等小分子 TKI 可获益。

2）1%～3% 未经 TKI 治疗的 NSCLC 患者第 20 外显子存在 T790M 突变，但经 TKI 治疗后超过 50% 后耐药的患者出现 T790M 突变阳性，导致 TKI 治疗失败。也有报道认为 L747S、D76IY、T854A 突变阳性时，患者也会对吉非替尼、厄洛替尼等小分子酪氨酸激酶抑制剂耐药。

【局限性】临床实践表明，并不是所有携有 *EGFR* 突变的 NSCLC 患者都对酪氨酸激酶抑制剂有效，EGFR-TKI 的有效性因突变类型而不同，如对外显子 19 缺失突变的肿瘤患者有效率为 81%，L858R 的有效率为 71%，G719X 的有效率为 56%，而有些患者发生第 20 外显子插入突变却对 TKI 无效。另外，约 10% 的 EGFR 野生型 NSCLC 患者对酪氨酸激酶抑制剂有效，但其机制尚不明确。

KRAS 基因突变检测

【基因简介】哺乳动物基因组中普遍存在三种 RAS 癌基因家族成员：*HRAS、KRAS、NRAS*，这三种基因编码的蛋白质大约有 90% 的氨基酸同源序列，分子量均为 21kDa，故称为 RASp21 蛋白，其在功能上与 G 蛋白相似，可与二磷酸尿苷（GDP）结合为非活性状态，与三磷酸尿苷（GTP）结合为活性状态，RASp21 蛋白自身具有弱 GTPase 活性，位于细胞膜内侧参与跨膜信号传递作用。*KRAS* 基因是 *RAS* 基因家族中三种癌基因的一种，位于 12 号染色体上，含有 4 个编码外显子和 1 个 5′端非编码外显子，共同编码含 189 个氨基酸的 RAS 蛋白。KRAS 是表皮生长因子受体功能信号的下游分子，属膜结合型 GTP／GDP 结合蛋白，通过 GTP 和 GDP 的相互转化作用有节制地调节 *KRAS* 基因对信号系统的开启和关闭，传递细胞生长分化信号。

【KRAS 基因的常见突变】*KRAS* 基因突变发生在肿瘤恶变的早中期，并且原发灶和转移灶的 *KRAS* 基因状态基本保持一致。目前研究发现，*KRAS* 基因在膀胱、乳腺、直肠、肾、肝、肺、卵巢、胰腺、胃，还有造血系统等均在一定频率的突变，其中以结直肠癌、胰腺癌和肺癌的发生率比较高，在胰腺癌组织高达 90% 以上，在肺

基因突变检测项目

癌中则以肺腺癌为主，突变率为 20%～30%，结直肠癌患者突变率为 27%～43%。当 KRAS 基因催化活性区突变时，该基因永久活化，不能产生正常的 RAS 蛋白，导致 RAS 蛋白不依赖 EGFR 受体激活而持续活化，造成 RAS 信号通路的异常活化，影响细胞的生长、增殖和分化，促进细胞的恶性转化，导致细胞增殖失控而癌变。

  KRAS 基因最常见的突变方式为点突变，90% 的 KRAS 基因突变位于 2 号外显子的第 12 和 13 密码子位点，另有 1%～4% 为第 61 和 146 密码子突变。其中结直肠癌中第 12 密码子（约 82%）是最常见的突变位点。一般中国人群样本检测数据 G12A 高于 G12S/C，西方人群相反。

【检测样本类型】经 10% 中性福尔马林固定石蜡包埋的结肠癌/肺癌肿瘤组织，或者与原发灶具有同样病理形态的转移组织。

【检测方法】可以采用 Sanger 测序法，也可采用灵敏度高的 ARMS-PCR 等。

【临床意义】西妥昔单抗和帕尼单抗均通过直接抑制 EGFR 从而发挥抗肿瘤的作用，在结直肠癌和头颈部癌的靶向治疗中都有肯定的效果。西妥昔单抗治疗的有效性受其下游基因 KRAS 状态的影响，突变型的 KRAS 无需接受上游 EGFR 信号即能够自动活化该通路并启动下游信号的转导。因此只有 KRAS 基因野生型的患者才能从抗 EGFR 的治疗中获益，而突变型的患者则不能。

【用药建议】KRAS 野生型患者使用西妥昔单克隆抗体和帕尼单克隆抗体治疗效果确切，可显著提高患者的生存率和改善生活状态，建议使用；而 KRAS 的 2 号外显子的 12 号密码子和（或）13 密码子或其他密码子任意突变型患者使用西妥昔单抗和帕尼单克隆抗体抗治疗无效，建议不使用该类药物。而在进行结肠癌靶向药物治疗时，应询问所有结肠癌患者的家族史，如果怀疑患者有遗传性非息肉病性结直肠癌（HNPCC）、家族性腺瘤性息肉病（FAP）和轻表型家族性腺瘤性息肉病（AFAP），除非是进行临床试验，否则不应使用贝伐珠单克隆抗体、西妥昔单克隆抗体、帕尼单克隆抗体或伊立替康。

【局限性】临床实践表明，只有 50% 的野生型 KRAS 患者对抗 EGFR 治疗有效，提示 EGFR 下游信号通路其他分子的激活和变异可能影响了其治疗反应。因此，KRAS 基因突变的检测仅用于预测结直肠癌对抗 EGFR 靶向药物的治疗效果。

BRAF 基因突变检测

【基因简介】BRAF 基因是 1988 年由 Ikawa 等首先在人类尤因肉瘤中发现并克隆确认的一种能转染 NIH3T3 细胞且有活性的 DNA 序列。BRAF 基因与 ARAF、CRAF 基因同属 RAF 家族，命名为鼠类肉瘤滤过性毒菌致癌同源体 B1，位于人染色体 7q34，长约 190kb，编码 783 个氨基酸的蛋白，相对分子质量为 84436，有 CR1、CR2 和 CR3 三个保守区。BRAF 是 Ras-Raf-MEK-ERK 信号转导通路重要的转导因子，具有功能的编码区由 2510 对碱基组成，主要通过有丝蛋白激酶通路中的丝氨酸苏氨酸蛋白激酶来发挥作用，该酶将细胞表面的受体和 RAS 蛋白通过 MEK 和 ERK 与核内的转录因子相连接，启动多种因子参与调控细胞内多种生物学事件，如细胞生长、分化和凋亡。研究表明，在多种人类恶性肿瘤中，如恶性黑色素瘤、结直肠癌、肺癌、甲状腺癌、肝癌及胰腺癌，均存在不同比例的 BRAF 突变。

【常见突变】BRAF 突变主要有两种类型：1.11% 位于 exon11 上的甘氨酸环，如 G463、G465、G468 的点突变；2.89% 的突变发生在 exon15 上的激活区，其中约 92% 位于第 1799 核苷酸上，T 突变为 A（T1799A 以前认为是 T1796A），导致其编码的谷氨酸由缬氨酸取代（V600E 以前被认为是 V599E）。此外，仅不到 1% 的癌组织同时存在 BRAF 突变与 RAS 突变，且在这 1% 中，BRAF 突变几乎均为非 V600E 突变。以上两种类型的突变均能使 BRAF 激酶活性及 NIH3T3 细胞转化能力提高，但以后者更为重要。V600E 突变能模拟 T598 和 S601 两个位点的磷酸化作用，使 BRAF 蛋白激活。

【BRAF 突变与维罗非尼（vemurafenib）】2011 年 FDA 批准维罗非尼用于治疗晚期（转移性）或不可切除的黑色素瘤，尤其是携有 BRAF V600E 基因变异肿瘤者。该药的安全性和疗效评估基于一项国际单中心研究。该研究纳入 675 例 BRAF V600E 变异的初治晚期黑色素瘤患者，入选者被随机分入维罗非尼组或达卡巴嗪组。结果显示，在维罗非尼组患者未达到中位生存期终点时（77% 的患者生存），达卡巴嗪组患者中位生存期为 8 个月（64% 的患者生存）。该药最常见副作用为关节痛、皮疹、脱发、疲乏、恶心和皮肤光敏感。

  中国黑色素瘤患者中 BREF V600E 变异率接近 26%，虽然不如白种人（约 50%）的变异率高，但仍有可能通过这个药物治疗我国 1/4 黑色素瘤患者，因此该药物对于黑色素瘤患者的治疗有着十分重要的意义。

【检测样本类型】经 10% 中性福尔马林固定石蜡包埋的结肠癌肿瘤组织和黑色素瘤组织。

【检测方法】BRAF 基因突变的检测方法可以采用 Sanger 测序法，也可以使用 ARMS-PCR 等方法进行检测。

【临床意义】1）BRAF 是位于 KRAS 下游级联信号通路上的一个重要蛋白，当 BRAF 基因发生突变后，其编码生成的蛋白产物无需接受上游信号蛋白的活化便始终处于激活状态，启动下游细胞信号转导途径，引起细胞增殖，从而使 EGFR 抑制剂西妥昔单克隆抗体和帕尼单克隆抗体等疗效减弱或无效。

  2）BRAF 基因可作为患者预后评价的独立性指标，BRAF V600E 突变患者呈现预后更差的趋势。

3）BREF V600E 基因突变的黑色素瘤患者对维罗非尼治疗有效。

基因突变检测项目

【用药建议】①对于 *KRAS* 基因野生型但同时具有 *BRAF* 基因 V600E 突变的患者，抗 EGFR 单克隆抗体靶向药物治疗可能无效。②回顾性亚组分析显示，无论 *BRAF* 基因 V600E 是否存在突变，一线治疗采用抗 EGFR 单克隆抗体联合有效的化疗药物都有可能使患者获益。目前有限的研究数据提示，一线治疗后病情进展的患者，如果存在 *BRAF* V600E 突变，使用抗 EGFR 单克隆抗体的疗效欠佳。③50%以上表达 *BRAF* V600E 突变的晚期黑色素瘤患者在维罗非尼治疗中可获得临床应答。

【局限性】①*BRAF* 基因突变的检测用于预测结直肠癌抗 EGFR 单克隆抗体靶向药物的治疗效果和预后，必要时必须结合 *NRAS*、*KRAS*、*PI3KCA* 等基因的突变的检测。②研究发现黑色素瘤患者 *BRAF* V600 突变位点外，如携带 *BRAF* L597 和 K601 突变可能对 BRAF 抑制剂药物维罗非尼药物治疗敏感，但目前还需进一步开展研究来证实这些发现。

C-KIT 基因突变检测

【基因简介】*C-KIT* 基因位于人染色体 4q11-21，属于原癌基因，其 cDNA 全长共 5230bp，含有 21 个外显子，编码一个 145KD 的跨膜受体酪氨酸激酶 （receptor tyrosine kinase，RTK）蛋白，命名 CD117。第 1 号外显子编码起始密码子和信号肽，第 2～9 号密码子编码膜外配体结构域，第 10 号外显子编码疏水跨膜结构域，第 11～20 号外显子编码膜内结构域。其中 11 号外显子编码近膜区段。C-KIT 受体属于Ⅲ型 RTK 家族，分布于细胞表面，可以用 CD117 单克隆抗体检测，与血小板衍生生长因子受体（platelet-derived growth factor receptors，PDGFR）有很强的同源性。

【常见突变】多数胃肠道间质瘤（GIST）发生源于 *C-KIT* 基因突变，*C-KIT* 突变主要发生在近膜区的外显子 11，然后是外膜区的外显子 9，酪氨酸区段的外显子 13、14、17 也可发生突变。最近数据显示，8%～50%的大肿瘤 GIST 中可观察到典型的突变，突变频率约 35%。在不同 GIST 中，*C-KIT* 基因突变形式并不完全一样，最常见为第 11 号外显子突变，导致其编码的近膜结构域的空间结构改变，削弱或丧失对激酶结构域的抑制功能。

【*C-KIT* 基因突变与伊马替尼疗效】甲磺酸伊马替尼（imatinib mesylate）（商品名：格列卫）是一种口服的酪氨酸激酶抑制剂类药物，能够有效地选择性抑制所有类型的 abl 酪氨酸激酶活性，包括 v-abl、PDGFR 和 C-KIT 蛋白等。伊马替尼于 2001 年 5 月在美国上市，同年 11 月在欧洲上市，并于 2002 年 4 月在中国上市。最初被应用于费城染色体阳性的（Ph+）慢性粒细胞白血病的治疗，之后被批准用于胃肠道间质瘤的治疗，使得 GIST 治疗进入了分子靶向时代。

　　一般认为 *C-KIT/PDGFRA* 突变类型可以预测伊马替尼的疗效，其中 *C-KIT* 外显子 11 突变者的疗效最佳；*PDGFRA* D842V 突变可能对伊马替尼与舒尼替尼原发耐药。舒尼替尼治疗 GIST 原发 *C-KIT* 外显子 9 突变者和 *C-KIT* 野生型优于 *C-KIT* 外显子 11 突变患者；治疗继发性 *C-KIT* 外显子 13、14 突变患者疗效优于继发 *C-KIT* 外显子 17、18 突变者。

　　CSCO 胃肠间质瘤专家委员会推荐存在以下情况时，应该进行基因学分析：①所有初次诊断的复发和转移性 GIST，拟行分子靶向治疗；②原发可切除 GIST 手术后，中-高度复发风险，拟行伊马替尼辅助治疗；③对疑难病例进行 C-KIT 或 PDGFRA 突变分析，以明确器官的诊断；④鉴别 NF1 型 GIST、完全性或不完全性 Carney's 三联征、家族性 GIST 及儿童 GIST；⑤鉴别同时性和异时性多原发 GIST。

　　检测基因突变的位点，至少应包括 *C-KIT* 基因的第 9、11、13 和 17 号外显子及 *PDGFRA* 基因的第 12 和 18 号外显子。由于大多数 GIST（65%～85%）的基因突变发生在 *C-KIT* 基因的第 11 号或第 9 号外显子，对于经济承受能力有限的患者，在鉴别诊断时，可以优先检测这两个外显子；但是，对于继发耐药的患者，宜增加检测 *C-KIT* 基因的 13、14、17 和 18 外显子。

【检测样本类型】经 10%中性福尔马林固定石蜡包埋的 GIST 肿瘤组织。推荐检测的样本类型为治疗前的原发癌肿瘤组织或转移的肿瘤组织。

【检测方法】*C-KIT* 基因突变的检测方法可以采用 Sanger 测序法、ARMS-PCR 等方法检测特定的突变位点。

【临床意义】①辅助诊断和预测疗效：伊马替尼是一种酪氨酸蛋白酶抑制剂，能阻断酪氨酸蛋白激酶 KIT 受体功能，从而抑制肿瘤的形成。已有研究证实，*C-KIT* 基因突变的位置能影响肿瘤患者对伊马替尼、舒尼替尼等酪氨酸激酶抑制剂的反应。通过检测 *C-KIT* 基因的突变状态，协助 GIST 诊断，也可以进一步地明确诊断 CD117 阴性的患者，诊断家族性 GIST，评价小儿 GIST，指导化疗，评价化疗的效果。②预后评价：当 *C-KIT* 基因第 11 外显子发生突变后，患者预后较发生于 *C-KIT* 基因其他外显子或 *PDGFRA* 基因突变的患者或者未检测到 *C-KIT* 基因或 *PDGFRA* 基因突变的患者预后更差。来源于小肠或结肠的 CIST 如发生 *C-KIT* 基因第 9 号外显子突变，较发生 *C-KIT* 基因第 11 外显子突变者更具有侵袭性。

【用药建议】伊马替尼、苏坦替尼等酪氨酸激酶抑制剂与 *C-KIT* 基因发生突变密切相关，对发生于外显子 9、11、12 和 17 的原发性突变患者，使用伊马替尼、舒尼替尼等酪氨酸激酶抑制剂时，患者可从抗 C-TKI 靶向药物治疗中获益。当发生位于第 13、14、17、18 外显子的继发性突变时，则使用伊马替尼、舒尼替尼等酪氨酸激酶抑制剂出现耐药。

基因突变检测项目

【局限性】 由于存在肿瘤异质性，或肿瘤组织中混有大量正常组织，或坏死组织过多等，均有可能导致假阴性结果的产生。同时还有部分患者无法提供检测所需的组织样本，或组织样本无法满足检测的基本要求，或患者病情发展及治疗过程中会发生 *C-KIT* 基因状态的变化，均可导致治疗的失败。此外，*C-KIT* 基因的突变与伊马替尼、舒尼替尼等酪氨酸激酶抑制剂敏感性之间的关系因人而异。伊马替尼、舒尼替尼等酪氨酸激酶抑制剂在体内的代谢受 CYP450 3A4 状态的影响，因此即使 *C-KIT* 基因突变阳性的患者，伊马替尼、舒尼替尼等酪氨酸激酶抑制剂亦不一定能达到预期临床疗效，需要考虑其他因素的干扰。

PDGFRA 基因

【基因简介】 PDGFR 是分子量为 180kDa 的单链膜糖蛋白，细胞外配体结合区含 5 个免疫球蛋白样结构域，具保守的半胱氨酸残基，单一跨膜片段；胞内的酪氨酸激酶区断裂处，为亲水氨基酸插入序列。受体分子由 α、β 两种亚基组成，成熟后的 PDGFR 以二聚体稳态形式（αα、αβ、ββ）与配体 PDGF（platelet-derived growth factor）相应异构体（PDGF-AA，AB，BB）结合。结直肠癌组织中 PDGFR α 和 PDGFR β 均有表达分布，PDGFR α 分布于结直肠正常组织、息肉组织及肿瘤组织上；PDGFR β 表达于肿瘤细胞、肿瘤间质细胞和微血管细胞（包括微血管周细胞）上。

【*PDGFRA* 基因的突变】 *PDGFRA* 基因突变常见于 GIST、胶质母细胞瘤、恶性外周神经鞘等肿瘤，其中 GIST 中 *PDGFRA* 基因突变率在 5%～10%，突变主要发生于 *PDGFRA* 基因的近膜端区域（外显子 12）和激酶区（外显子 14 和外显子 18），突变频率分别为 0.8% 和 3.9%，其中以外显子 18 突变为主。*PDGFRA* 基因突变后则通过活化 AKT、MAPK 及 STAT 蛋白中 STAT1 和 STAT3 发挥作用。也有研究发现活化的 A-Raf 激酶能调节 PLCG1 经 PDCFR 依赖途径的信号转导，也能调节 PI3K 经 PDCFR 非依赖的信号转导。

【检测样本类型】 经 10% 中性福尔马林固定石蜡包埋的肿瘤组织。推荐检测的样本类型治疗前的原发癌肿瘤组织或转移的肿瘤组织。

【检测方法】 *PDGFRA* 基因突变的检测方法可以采用 Sanger 测序法、ARMS-PCR 等方法检测特定的突变位点。

【临床意义】 ①辅助诊断和预测疗效：伊马替尼是一种酪氨酸蛋白酶抑制剂，能阻断酪氨酸蛋白激酶 KIT 受体功能，从而抑制肿瘤的形成。已有研究证实，*PDGFRA* 基因突变的位置能影响肿瘤患者对伊马替尼、舒尼替尼等酪氨酸激酶抑制剂的反应。研究表明，*PDGFRA* 基因外显子 12 和外显子 18 大部分基因位点突变后使用伊马替尼、舒尼替尼等酪氨酸激酶抑制剂治疗时 GIST 患者可从中获益。但如外显子 18 基因位点发生 D842V、RD841-842KI 或 D1842-843IM 突变使用伊马替尼、舒尼替尼等酪氨酸激酶抑制剂治疗时 GIST 患者不能从中获益。②预后评价：当 *PDGFRA* 基因发生突变后，肿瘤侵袭性较发生于 *KIT* 基因突变的患者侵袭性低。

【用药建议】 伊马替尼、舒尼替尼等酪氨酸酶激酶抑制剂与 *PDGFRA* 基因发突变密切相关，对发生于外显子 12 中的 Tyr555Cys 和 Asp561Val 突变及外显子 18 中的 Asp846Tyr 等突变患者，使用伊马替尼、舒尼替尼等酪氨酸激酶抑制剂时，患者可从中获益。当位于第 18 外显子中的 D842V、RD841-842KI 和 DI842-843IM 突变时，使用伊马替尼、舒尼替尼等酪氨酸激酶抑制剂则出现耐药。

【局限性】 由于存在肿瘤异质性，或肿瘤组织中混有大量正常组织，或坏死组织过多等，无法避免假阴性结果的产生。同时还有部分患者无法提供检测所需的组织样本，或组织样本无法满足进行检测的基本要求，或患者病情发展及治疗过程中会发生 *PDGFRA* 基因状态的变化，均可导致治疗的失败。此外，*PDGFRA* 基因突变与伊马替尼、舒尼替尼等酪氨酸激酶抑制剂敏感性之间的关系因人而异。同时伊马替尼、舒尼替尼等酪氨酸激酶抑制剂在体内的代谢受 CYP450 3A4 状态的影响，即使检测到了 *PDGFRA* 基因的突变，使用伊马替尼、舒尼替尼等酪氨酸激酶抑制剂也不一定能达到预期临床疗效，需要考虑其他因素的干扰。

基因表达检测项目

HER2 基因表达

【基因简介】 原癌基因 *HER2* 位于染色体 17q21，习惯上称为 *HER2 / neu* 基因或 *c-erbB-2* 基因。编码分子量 185kDa 的跨膜蛋白，因此又被称为 p185 HER2，是具有跨膜酪氨酸激酶活性的生长因子受体。HER2 受体介导的信号通路是一个复杂的网络系统，包括输入细胞层（配体或生长因子）、信息加工层（受体、SH2 蛋白、转录因子）和输出层（细胞生长、分化和转移）。配体介导受体的二聚体是关键，使该信号系统能够传递多种生物信息，而缺乏特异性配体的 HER2 在整个信号网络中起调节作用。信号转导涉及的主要通路包括：Ras、Raf-Mek-MAPK、PBK、Akt 激酶、cAMP（蛋白激酶 A）、磷脂酶 C-r 和 src 等。HER2 通过这些信号转导通路使细胞增殖周期变短，恶性表现增强和抗凋亡。

【*HER2* 基因过表达与乳腺癌等】 *HER2* 基因在乳腺癌、膀胱癌、结直肠癌、胃癌和非小细胞肺癌等中均存在表达上调。许多研究资料表明，在 20%～30% 的乳腺癌中存在 *HER2* 基因明显扩增或过表达，临床上 *HER2* 基因过表达的乳腺癌患者往往表现出生存率低、肿瘤恶性程度增强、进展迅速、易于发生淋巴结转移、化疗缓解期缩短，并对他莫昔芬（tamoxifen）和很多细胞毒性化疗药耐药等，但对大剂量蒽环类、紫杉类药物疗效好。由

基因表达检测项目

于 HER2 基因位于细胞表面，易被抗体接近，故 HER2 基因可作为抗肿瘤治疗的一个靶点。

【检测样本类型】经 10%中性福尔马林固定石蜡包埋的乳腺癌肿瘤组织。治疗前的原发肿瘤组织或转移的肿瘤组织。

【检测方法】对 HER2 基因表达的检测方法可以采用 FISH、IHC、扩增显色原位杂交（CISH）等，目前也有实验室使用荧光定量 PCR 等方法进行检测，但该方法用于检测 HER2 基因的表达尚未得到认可。一般来说，实验室首先采用 IHC 方法进行 HER2 蛋白检测，如果检测结果为 2+，则进行原位杂交（FISH）方法进行 HER2 基因检测确认。

【结果判读】

免疫组织化学（IHC）检测：

1）3+，HER2 表达阳性；

2）1+或阴性，表达阴性；

3）2+时则需要进行 FISH 检测。

FISH 检测：

1）HER2 与 CEP17 信号数比值：≥2.0 为阳性，有 HER-2/neu 基因扩增；

2）HER2 与 CEP17 信号数比值：<2.0 时，

　　若 HER2 拷贝数≥6.0 为阳性，有 HER-2/neu 基因扩增；

　　若 HER2 拷贝数<4.0 为阴性，无 HER-2/neu 基因扩增；

　　若 HER2 拷贝数≥4.0，但<6.0 时为不确定，不能确定 HER-2/neu 基因状态。

3）若众多信号 HER2 信号连接成簇时可不计算，即视为基因扩增。

【临床意义】准确分析 HER2 基因扩增状态是乳腺癌患者预后判断及制订有效治疗方案的先决条件，对乳腺癌的诊疗具有重要的指导作用。

1）预后评价：研究显示，HER2 基因的过表达除了与肿瘤的发生发展相关外，还是一个重要的临床预后指标，主要表现为 HER2 基因扩增的乳腺癌浸润性强、无进展生存期（progress free survival、PFS）短、预后差。而且这部分患者就诊时的肿瘤负荷更大，淋巴结转移的概率更高，激素受体阴性的比例更高、组织学分级更差、肿瘤的增殖指数更高、复发风险更高。但没有证据显示 HER2 基因扩增与导管原位癌（ductal carcinoma in situ，DCIS）的预后相关。

2）内分泌药物疗效预测：研究显示，相对于无 HER2 基因扩增的乳腺癌患者而言，HER2 基因扩增的患者应用他莫昔芬治疗后的死亡风险明显增高，因此这类乳腺癌患者可能不适合选择他莫昔芬作为内分泌治疗，而且 HER2 基因扩增的乳腺癌患者对 CMF 化疗方案的反应性降低，宜采用高剂量的蒽环类药物方案。

3）靶向药物疗效预测：大量临床研究数据提示，使用曲妥珠单克隆抗体等治疗乳腺癌时，无论是与常规化疗联合用于乳腺癌患者的辅助治疗，还是用于辅助治疗后的维持治疗，以及用于晚期乳腺癌患者的单药或联合治疗，都能肯定改善 HER2 基因扩增或蛋白过表达患者的生存，使乳腺癌患者获益。

即使在使用曲妥珠单抗治疗过程中出现疾病进展而需要进一步治疗的乳腺癌患者，继续使用曲妥珠单抗治疗仍然有效。而对于 HER2 基因低度扩增或不扩增的乳腺癌患者，使用曲妥珠单抗疗效不佳。

【用药建议】曲妥珠单抗及拉帕替尼等酪氨酸激酶抑制剂等乳腺癌靶向药物治疗乳腺癌的疗效与 HER2 基因表达状态密切相关，当 HER2 基因扩增时，使用曲妥珠单抗和拉帕替尼等酪氨酸激酶抑制剂时，患者可从抗 HER2 靶向药物治疗中获益。但如果发生 PI3KCA 基因突变、PTEN 基因失活及 HER2 某些位点发生突变时，则会对曲妥珠单抗和拉帕替尼等酪氨酸激酶抑制剂耐药。

【局限性】由于方法学本身的局限性，IHC 和 FISH 得出的均有不确定结果，无法对 HER2 基因状态做出明确判断。即使经 IHC 或 FISH 判断为 HER2 基因过表达的患者也未必一定能从靶向治疗中获益，导致这种现象的原因可能是检测体系本身所造成的假阳性，也可能是 HER2 基因的信号通路中还存在其他异常的位点。其次肿瘤异质性的存在导致 IHC 和 FISH 均无法避免假阴性结果的产生。还有部分患者无法提供检测所需的组织样本，或组织样本无法满足进行检测的基本要求，或患者病情发展及治疗过程中会发生 HER2 基因状态的变化，而 IHC 和 FISH 均无法对患者的 HER2 基因状态进行动态、实时的监测。

融合基因检测项目

EML4-ALK 融合基因检测项目

【基因简介】ALK，即人类间变性淋巴瘤激酶（anaplastic lymphoma kinase，ALK），于 1994 年首先发现于间变性大细胞淋巴瘤 AMS3 细胞株中，是由 1620 个氨基酸组成的跨膜蛋白，属于胰岛素受体家族。EML4 是人类棘皮动物微管相关蛋白样 4（echinoderm microtubule-associated protein-like 4，EML4），属于棘皮动物微管相关蛋白样蛋白家族，由 N 端碱基区、疏水的棘皮动物微管相关蛋白区（hydrophobic echinoderm microtubule-associated protein-like protein，HELP）及 WD 重复区三部分构成。该融合基因定位于 2 号染色体的

融合基因检测项目

短臂上（2p21 和 2p23），其 5'端为 EML4 的片段，3'端为 ALK 的片段，由倒置后的 EML4 基因片段与残余的 ALK 片段连接。该融合基因拥有 *EML4* 基因中的 BASIC 区域，疏水的棘皮动物微管相关蛋白区及部分 WD 重复区（后两部分在部分亚型中缺失）和 *ALK* 基因中的 kinase 功能区。EML4-ALK 的信号转导通路为 PI3-K/Akt、STAT3/5、Ras-MEK 和 PLC-γ/PIP2 等，这些通路与细胞存活、增殖和迁移密切相关。

【*EML4-ALK* 融合与克唑替尼】克唑替尼是一种酪氨酸激酶受体抑制剂，靶向分子包括 ALK、肝细胞生长因子受体（HGFR，c-Met）和 ROS1，于 2011 年获得美国食品药品监督管理局（FDA）批准用于治疗间变型淋巴瘤激酶（ALK）基因重排的非小细胞肺癌（NSCLC）。*EML4-ALK* 基因融合可促使 *ALK* 基因引起致癌融合蛋白的表达。ALK 融合蛋白形成可引起基因表达和信号的激活和失调，进而促使表达这些蛋白的肿瘤细胞增殖和存活。克唑替尼在肿瘤细胞株中对 ALK 和 c-Met 在细胞水平检测的磷酸化具有浓度依赖性抑制作用，对表达 EML4-ALK 或 NPM-ALK 融合蛋白或 c-Met 的异种移植荷瘤小鼠具有抗肿瘤活性。在 NSCLC 患者中，ALK 重排的阳性率为 3%～5%，在腺癌、从未吸烟或少量吸烟的患者中 *EML4-ALK* 融合的概率高。

【检测样本类型】经 10%中性福尔马林固定、石蜡包埋的非小细胞肺癌肿瘤组织。推荐检测的样本为治疗前的原发癌肿瘤组织或转移的肿瘤组织。

【检测方法】*EMIA-ALK* 融合基因的检测方法有 FISH、IHC、荧光定量 PCR 等，推荐的检测方法为 FISH。

【临床意义】预测药物疗效：*EMLA-ALK* 融合基因阳性的 NSCLC 患者接受以铂类为基础的化疗，其有效率、疾病进展时间和总生存期与 EGFR 突变阳性 NSCLC 患者相似。相反，*EML4-ALK* 融合基因阳性患者不能从 EGFR-TKI 的基础治疗中受益，表现为原发耐药，治疗结果与无 *EGFR* 基因突变的患者相似。而针对 *EML4-ALK* 融合基因阳性的患者，使用克唑替尼等针对 *ALK* 基因的小分子抑制剂可以获得良好的临床治疗效果。因此在使用针对 *ALK* 基因的小分子抑制剂前，需进行 *EML4-ALK* 融合基因突变的检测。

【用药建议】针对 *ALK* 基因的小分子抑制剂疗效与 *EML4-ALK* 融合基因密切相关，当存在 *EML4-ALK* 融合基因时，可以考虑使用针对 *ALK* 基因的小分子抑制剂治疗如克唑替尼，患者可以从中获益，而不应给予吉非替尼、厄洛替尼等 EGFR-TKI 类药物，患者不会从中获益。

【局限性】由于 *EML4-ALK* 融合基因检测方法 FISH、IHC 和 RT-PCR 检测的灵敏度不足及检测样本受正常组织干扰等因素的影响，容易造成检测结果的假阴性。同时 *EML4-ALK* 融合基因各种亚型患者在接受克唑替尼治疗时是否存在疗效差异尚不明确，也有待进一步研究。因此，使用克唑替尼治疗 *EML4-ALK* 融合基因阳性的 NSCLC 患者时，需要定期监测疗效。

基因甲基化检测项目

MGMT 基因甲基化检测

【基因简介】人 *MGMT* 基因稳定地存在于所有正常组织细胞内，其编码的 MGMT 蛋白以分布在人体肝脏的活性最高，其次为淋巴结和肠道，骨髓细胞中的活性最低。MGMT 蛋白在不需要任何辅助因子或其他蛋白质的条件下，可以催化 DNA 分子中鸟嘌呤 O6 位上的烷基转移至 MGMT 本身第 145 位的半胱氨酸残基上，鸟嘌呤损伤修复，DNA 的结构和功能得以恢复。同时，这种催化作用是一种不可逆的反应，MGMT 作用后由于获得烷基而失活，因此这种酶又是一种自杀蛋白。正常情况下，细胞内 MGMT 具有解除烷化剂对细胞的致癌作用和消除烷化类药物对于细胞毒性杀伤作用的双重生物学功能，而细胞对 DNA 鸟嘌呤 O6 位上烷基化修复能力的大小通常取决于 MGMT 在细胞内的含量和合成的速率。

【*MGMT* 基因启动子甲基化】影响机体 MGMT 含量和活性的因素有很多，环境因素、机体器官状态和基因状态等。其中基因调节是影响 MGMT 蛋白含量和活性的主要因素，*MGMT* 基因启动子甲基化是 MGMT 最常见的异常，多发生于 *MGMT* 启动子 CpG 岛，导致该基因转录停止，表达减少。许多肿瘤如脑胶质瘤、结直肠癌、肺癌、乳腺癌中存在 *MGMT* 基因甲基化并均可观察到 *MGMT* 启动子异常甲基化，启动子甲基化与 19 号染色体长臂丢失或 19 号染色体长臂与 1 号染色体短臂杂合丢失有关。如 *p53* 基因突变后能导致肿瘤细胞 MGMT 表达减少，活性降低。许多机体环境因素也影响 MGMT 蛋白的含量和活性，如乙基亚硝基脲、吸烟等可以使肝细胞中的 MGMT 蛋白表达量和活性明显增加。*MGMT* 启动子发生甲基化的患者才可以从替莫唑胺治疗中受益。

【结果解释】正常人群基因组中 *MGMT* 基因启动子 CpG 位点为非甲基化状态，如果检测到基因组中存在 *MGMT* 基因启动子 CpG 位点的甲基化，提示 *MGMT* 基因编码 MGMT 蛋白的功能下降或 MGMT 活性降低。

【检测样本类型】经 10%中性福尔马林固定石蜡包埋的脑胶质瘤肿瘤组织或者病理确证的活检组织。推荐检测的样本类型为治疗前的原发癌肿瘤组织。

【检测方法】*MGMT* 基因启动子甲基化的检测方法建议采用 MSP（methylation-specific polymerase chain reaction，甲基化特异的 PCR）、甲基化特异性焦磷酸测序、HRM 等方法。

【临床意义】①疗效预测：*MGMT* 启动子发生甲基化的患者明显比未发生甲基化的患者使用烷化剂的疗效好，其总体生存率和无进展生存率更高。*MGMT* 启动子区甲基化对胶质瘤一线化疗药物 TMZ 治疗胶质瘤的化疗疗效具有预测价值，且是独立的预后较好的指示指标。*MGMT* 启动子未甲基化者从 TMZ 常规治疗方案中获益较

基因甲基化检测项目

小，应对这类患者采用更有效的有助于克服耐药的其他化疗方案。②预后评价：40%脑胶质瘤患者有 *MGMT* 启动子甲基化，甲基化程度越高，预后越差，其对肿瘤的预后和生存期的预示作用较肿瘤的分级、临床、年龄等其他特征更有效。

【用药建议】TMZ 等烷化剂疗效与 *MGMT* 启动子区域甲基化状态密切相关，对发生了 *MGMT* 启动子区域甲基化的患者，且发生甲基化比例越高的患者，使用 TMZ 烷化剂治疗时，患者可从中获益。如未发生 *MGMT* 启动子区域甲基化的患者，使用 TMZ 烷化剂治疗则出现耐药。

【局限性】由于脑部肿瘤的特殊性，限制了肿瘤组织的来源，同时肿瘤组织的异质性、大量坏死组织或大量正常组织的存在，干扰了检测结果，导致检测结果的假阴性。同时，*MGMT* 启动子区域甲基化程度与 TMZ 烷化剂的疗效之间的关系尚未阐明，*MGMT* 基因表达水平也影响了 TMZ 烷化剂的疗效，且 TMZ 疗效也受其他因素的影响，因此尚不能根据 *MGMT* 启动子甲基化状态判断 TMZ 的疗效，仅仅根据是否存在甲基化对 TMZ 的疗效进行预测。

国家卫生和计划生育委员会医政医管局

2015 年 7 月